AF493510

BIBLIOTHÈQUE DU VIEUX PARIS

LOUIS DENISE

BIBLIOTHÉCAIRE A LA BIBLIOTHÈQUE NATIONALE

Bibliographie

HISTORIQUE & ICONOGRAPHIQUE

DU

Jardin des Plantes

JARDIN ROYAL DES PLANTES MÉDICINALES

ET

MUSÉUM D'HISTOIRE NATURELLE

Ouvrage orné de 8 planches hors texte

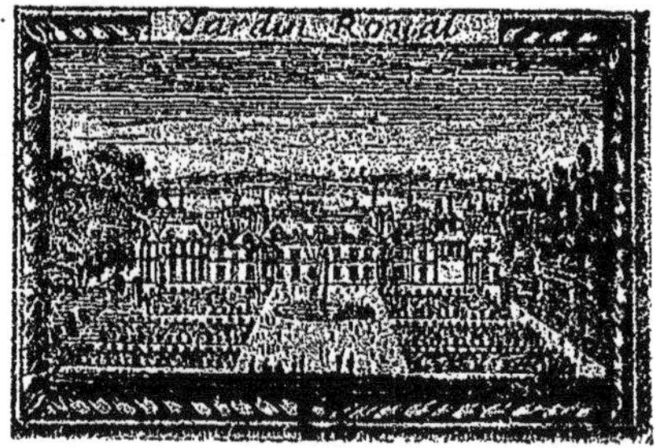

PARIS IXe

H. DARAGON, ÉDITEUR

30, Rue Duperré, 30

M. D. CCCC. III

A Monsieur Edmond Perrier
DIRECTEUR DU MUSÉUM D'HISTOIRE NATURELLE

BIBLIOGRAPHIE

DU

Jardin des Plantes

IL A ÉTÉ TIRÉ DE CET OUVRAGE

Deux cent soixante-cinq exemplaires numérotés

5 exemplaires sur papier du Japon (1 à 5).
10 exemplaires sur papier de Hollande (6 à 15).
250 exemplaires sur papier vergé (16 à 265).

N° 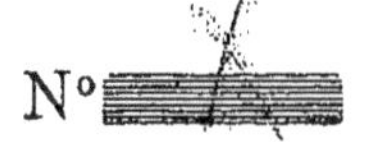

BIBLIOTHÈQUE DU VIEUX PARIS

Louis DENISE

BIBLIOTHÉCAIRE A LA BIBLIOTHÈQUE NATIONALE

Bibliographie
HISTORIQUE & ICONOGRAPHIQUE
DU
Jardin des Plantes

JARDIN ROYAL DES PLANTES MÉDICINALES

ET

MUSÉUM D'HISTOIRE NATURELLE

Ouvrage orné de 8 planches hors texte

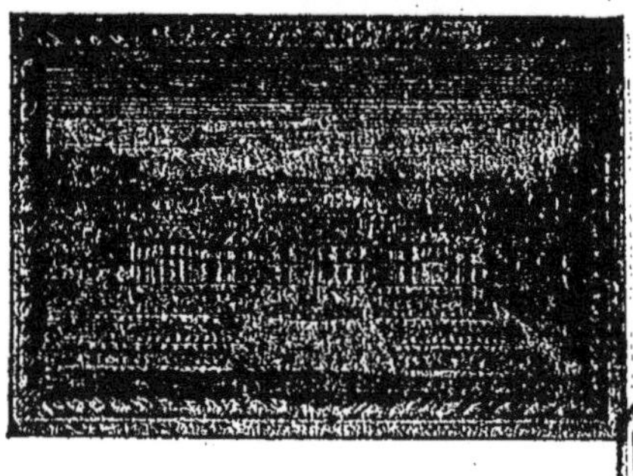

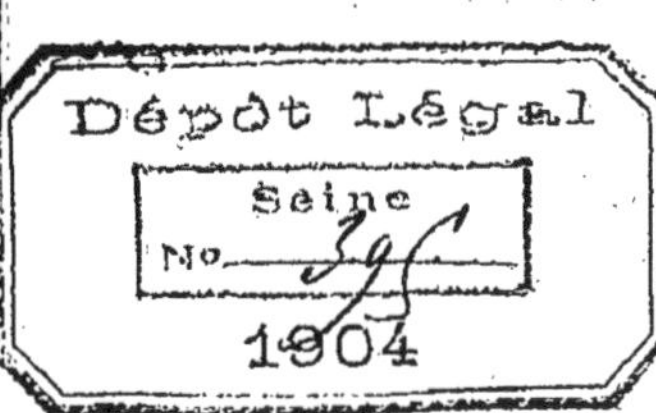

PARIS IXe

H. DARAGON, ÉDITEUR

30, Rue Duperré, 30

M. D. CCCC. III

PRÉFACE

Les origines de cette bibliographie sont d'ordre sentimental. Il ne s'en faut pas étonner : ces manières d'ouvrages, si secs et froids qu'ils paraissent, procèdent d'une passion; passion des livres pour les livres, passion du sujet des livres, passion de la recherche des livres aussi naturelle et légitime que celle du chasseur d'insectes ou du botaniste herborisant, passion. L'auteur a passé toute sa jeunesse au Jardin des Plantes, et maintenant encore, n'étaient quelques fâcheux pâtés de constructions qui lui en cachent la vue, la maison qu'il habite pourrait presque recevoir, au lever du soleil, l'ombre claire des arbres du labyrinthe.

Il a fallu cependant qu'il fût chargé, à la Bibliothèque nationale, de dresser l'inventaire du fonds Sciences naturelles *pour concevoir cette bibliographie ; la moindre brochure dont le titre portait les mots « Jardin des Plantes » évoquait à son esprit des heures de douces promenades et de contemplatives méditations sous les grands arbres, ou le long des merveilleuses vitrines des galeries, voire de glorieuses parties de barres ou d'élégantes courses de cerceau sur le sable. Il lui était trop facile de brasser les éléments d'une bibliographie spéciale pour qu'il n'en profitât pas ; et toutefois il ne songeait en aucune façon à la publier. L'encouragement bienveillant qu'il reçut un peu plus tard de M. Maurice Tourneux, l'offre que lui fit bientôt après M. Daragon de prendre à sa charge la Bibliographie du Jardin des Plantes, le déterminèrent à compléter son travail. Compléter cependant n'est ici qu'une manière de parler, cette bibliographie ayant ceci de commun avec ses sœurs grandes ou petites qu'elle est nécessairement incomplète. Ce défaut inévitable n'est imputable qu'au genre de l'ouvrage et à la maladresse de l'auteur à qui les plus obligeants concours n'ont pas manqué. M. Paul Lacombe, dont la réputation de libérale amabilité n'est plus à faire, lui a ouvert toutes grandes sa bibliothèque et son érudition parisienne. Au cabinet des Estampes de la Bibliothèque nationale, Messieurs Guibert, Moureau et Riat, à la section des cartes et plans, M. Vallée, lui ont facilité les recherches iconographiques. M. Ed. Bonnet, assistant de botanique au Muséum, s'est mis malheureusement un peu trop tard pour que l'auteur ait pu exploiter à loisir sa science et sa bienveillance, à sa disposition. Messieurs Malloizel et Vautier, de la Bibliothèque du Muséum, Viard, des Archives Nationales, ont été les plus empressés des confrères. Enfin l'auteur est heureux d'avoir à remercier M. Lud. Blondin, à qui rien de ce qui intéresse le Jardin des Plantes n'est étranger, et M. Pierre Delcourt, pour qui l'iconographie parisienne n'a pas de secret, de l'aide amicale qu'ils lui ont prêtée.*

Quelques mots, sur la manière dont ce travail a été conçu et exécuté ne seront pas inutiles. Et d'abord le titre indique assez qu'on n'a pas voulu donner une bibliographie scientifique du Muséum d'histoire naturelle, qui serait proprement celle de la science française même, au moins pendant les XVIIe et XVIIIe siècles et la plus grande partie du XIXe, mais simplement l'ensemble des matériaux imprimés et des documents iconographiques relatifs à l'histoire physique, administrative et pittoresque d'un « lieu dit » Jardin des Plantes, coin de Paris aussi recom-

mandable depuis trois siècles par les promenades qu'il offrit aux Parisiens et aux étrangers que par l'éclat de l'enseignement qui en sortit.

Ce n'est pas d'ailleurs sans regret que tout un chapitre consacré d'abord aux états successifs des collections a dû être ensuite supprimé. En réalité, l'auteur prétendait s'en tenir aux catalogues, qui rentraient incontestablement dans son plan; mais comme les catalogues proprement dits sont fort rares au Muséum, ou plutôt qu'on n'en a imprimé aucuns ou presque, on avait suppléé cette lacune par la réunion au contraire assez riche des études spéciales sur des collections d'ensemble, sur les familles ou les genres qui y figurent. C'était tomber dans la bibliographie scientifique du Muséum; c'était du même coup se condamner à choisir parmi les documents de cet ordre qui abondent, soit publiés à part, soit disséminés dans les revues spéciales, et par le fait risquer le reproche d'être resté insuffisant et d'avoir fait un choix peu judicieux. On a donc éliminé tout ce chapitre, pour ne garder que des ouvrages n'ayant que la prétention d'être des guides pour les visiteurs ou l'histoire des collections, et non pas de savants inventaires. Le type des ouvrages qui ont été maintenus dans cette bibliographie, ce sera, par exemple, le livre de M. A Lacroix intitulé : Collection de Minéralogie du Muséum d'histoire naturelle. Guide du visiteur. *Le type des ouvrages éliminés ce sera, si l'on veut, la* Révision des litho-sidérites de la collection du Muséum par M. Stanislas Meunier.

Ensemble disparaissaient les rapports faits sur les voyages d'explorations entrepris pour le compte du Muséum, les catalogues et comptes rendus d'expositions des produits par elles recueillis, les discours d'ouverture et de clôture de cours, les études sur les herbiers, et en général tous les travaux d'allure foncièrement scientifique ou dont le caractère indirectement historique s'éloignait du plan qu'on s'était proposé. Tout cela aurait, réuni avec la biographie des professeurs et attachés du Muséum, triplé l'éten-

due de ce livre. Peut-être y reviendra-t-on plus tard ? En tout cas l'auteur se console du sacrifice, ayant l'esprit ainsi fait, et c'est celui de sa bibliographie, que la date du percement de la petite rivière de la Vallée suisse ou du tracé de la moindre allée l'intéresse plus que les résultats d'une belle expérience de laboratoire. C'est vraisemblablement une des raisons pour lesquelles il est bibliographe de profession et non pas savant de carrière. Au moins n'a-t-il pas épargné sa peine pour mettre en valeur le champ étroit qu'il s'était assigné. Outre les monographies, il a voulu indiquer les grands ouvrages de science ou d'histoire parisienne, relations de voyages ou autres, dans lesquels se trouvent des chapitres intéressants sur le Jardin des Plantes, ou des documents iconographiques. Il a dépouillé aussi les périodiques de toutes sortes, journaux ou revues, pour y recueillir les articles ou les gravures rentrant dans son cadre. Et sa moisson faite, il consent à ce que les glaneuses ramassent encore après lui de beaux épis denses et lourds.

Il y a peu de chôses à dire sur le plan qui a été adopté. La table des divisions y suffit amplement. Le classement chronologique est le seul qui ait paru possible. Il détermine impérieusement la place des matériaux bibliographiques et iconographiques de l'histoire du Jardin du roi *(1626-1789), quelle qu'en soit la nature. Mais il a été nécessaire d'établir quelques divisions dans la partie relative au* Muséum d'histoire naturelle, *tant à cause de l'abondance des documents que pour faciliter les recherches dans les différentes régions si nettement tranchées de l'établissement. Toutefois la chronologie reprend ses droits dans chacune de ces divisions, et l'auteur supplie qu'on ne croie pas qu'il ait voulu faire une bibliographie méthodique. Il a fait simplement en sorte de se retrouver lui-même dans la foule de ses matériaux ; et, pour épargner le temps des chercheurs qui n'ont pas les mêmes raisons que lui d'estimer sa méthode parfaitement claire, il a établi une table alphabétique des auteurs, écrivains, dessinateurs ou graveurs et un index des matières, avec renvoi aux numéros, des articles décrits, qui suppléeront, il l'espère, à tous les besoins.*

Il a pensé aussi qu'on lui saurait gré d'avoir indiqué la cote sous laquelle se trouve classé dans les grands dépôts publics où il l'a rencontré chacun des ouvrages qu'il a signalés, comme l'a fait déjà M. Maurice Tourneux pour sa grandiose Bibliographie de l'histoire de Paris pendant la Révolution, *et M. Paul Lacombe, pour sa* Bibliographie parisienne. *Il faut dire que, les cinq sixièmes de cette bibliographie ayant été fournis par la Bibliothèque nationale, on a cru pouvoir donner sans indication spéciale de provenance les cotes des volumes qui en proviennent. Tout au plus, lorsque l'ouvrage se trouve au département des Estampes ou à celui des Manuscrits, ou encore à la section des Cartes et Plans, a-t-on fait précéder la cote spéciale des initiales B. N. Pour les bibliothèques Saint-Fargeau, du Muséum, et le Musée Carnavalet, leurs noms ont été mis en toutes lettres à la fin des articles qu'ils possèdent, devant les cotes des ouvrages, lorsqu'ils en ont.*

N'y a-t-il pas lieu d'espérer que les reproductions d'estampes, plutôt rares, et clichées ici, la plupart pour la première fois, qui ornent ce volume, feront pardonner à l'éditeur cette inouïe témérité de publier une bibliographie, fût-elle celle du Jardin des Plantes ?

TABLE DES DIVISIONS

§ I. Histoire générale. Ouvrages embrassant plusieurs périodes de l'histoire du jardin. Grandes publications illustrées. Nos 1-8.

§ II. La Création du Jardin Royal des plantes médicinales. a) Le précurseur : Le Jardin de Jean Robin. Nos 9-11. — *b*) Guy de La Brosse. Ses écrits. Documents contemporains. Nos 12-34. — *c*) Ouvrages sur la période de Guy de La Brosse, ou chevauchant sur cette période et la suivante. Nos 35-49.

§ III. Le Jardin du Roi, de Vautier à Cisternay du Fay. Nos 50-119.

§ IV. Le Jardin du Roi. Période de Buffon. Nos 120-150.

§ V. Le Muséum d'Histoire naturelle. Période de la Révolution et période moderne. Détails de l'histoire. Ouvrages relatifs à l'organisation et à l'enseignement. Polémiques et critiques diverses. Actes intérieurs. Cérémonies officielles ; Inaugurations, etc. Nos 151-282.

§ VI. Descriptions générales. Guides et albums. Projets d'embellissement et d'agrandissement. Plans, vues d'ensemble et iconographie collective. Mémoires, fantaisies, romans et poésies sur le Jardin des Plantes. Nos 283-381.

§ VII. Descriptions particulières. 1. Les Jardins et les serres. Nos 382-444. — 2. La ménagerie. Nos 445-589. — 3. La Ménagerie des Reptiles. Nos 590-619. — Les Galeries ; guides spéciaux. Les laboratoires. Iconographie monumentale. Nos 620-713. — 5. La Bibliothèque. Nos 714-721. — Les Périodiques. Nos 722-728.

Bibliographie

du

Jardin des Plantes

I. — Notices historiques sur le Muséum d'histoire naturelle, par A.-L. Jussieu.

Ce travail, excellent pour l'époque où il fut écrit et qui a été largement mis à contribution par les historiens du Muséum, dégage une agréable saveur de mémoires de famille. Les Jussieu, en effet, illustraient déjà depuis un siècle le Jardin du roi, et une grande partie de ces notices est faite de souvenirs pour ainsi dire personnels.

Antoine-Laurent de Jussieu l'a divisé en 6 parties, correspondant à des périodes chronologiques, qui parurent successivement dans les *Annales du Muséum*, ainsi qu'il suit :

I. — Depuis sa fondation jusqu'en 1643. T. 1er, 1802, p. 1-14, avec la réduction d'un des plans d'Abraham Bosse dont nous parlons plus haut.
II. — Depuis 1643 jusqu'en 1683. T. II. 1803, p. 1-15
III. — Depuis 1683 jusqu'en 1718. T. III. 1804, p. 1-17
IV. — Depuis 1718 jusqu'en 1739. T. IV. 1804, p. 1-19
V. — Depuis 1739 jusqu'en 1760. T. VI. 1805, p. 1-29
VI. — Depuis 1760 jusqu'en 1788. T. XI. 1808, p. 1-41 avec un plan du « Jardin des Plantes avec ses Additions en 1788 », *Drouet sc. 1808*.

L'auteur, on le voit, s'est arrêté à la mort de Buffon.

2. — Das Nationalmuseum der Naturgeschichte zu Paris, von seinem ersten Ursprunge bis zu seinem

jetzigen Glanze, von Gotthelf Fischer. Mit Kupfern und einem Plan. — *Frankfurt am Main, verlegt bei F. Esslinger.* 1802-1803. 2 vol. in -8°, 547 et VI-425 p. (S. 21643 -21644).

Le frontispice du tome 1er représente la lionne Constantine allaitant ses petits. *Gapieux sc. Lips. 1802.* Celui du tome II représente deux dromadaires attelés au manège d'un puits, analogue à celui qui existait derrière l'Orangerie, mais sans caractère topographique. *Koeck del. Gapieux sc. 1803.* Le plan in-fol. oblong plié in-8° est relié à la fin du tome II. Dans le coin inférieur droit, sur des rochers formant cartouche, on lit : *Muséum national d'histoire naturelle à Paris. Dessiné par Bruhl. Gravé par F. Contgen, à Mayence.*

Fischer était lui-même naturaliste. Son travail solidement composé contient, outre une partie historique bien documentée et l'état de l'établissement au moment où il écrivait, de bonnes biographies des savants attachés au Muséum, avec la bibliographie de leurs œuvres, et des documents officiels importants, réimprimés à la fin du T. 1er, in-extenso ou par extraits, dont la liste suit :

I. Lettres patentes concernant l'établissement du Jardin royal des plantes. Du 6 juillet 1626 (p. 477). (Ce n'est en réalité que l'arrêt d'enregistrement au parlement des lettres patentes de janvier 1626).

II. Règlement de la première ouverture du Jardin royal des plantes, en 1640 (p. 478.)

III. Règlement du 7 janvier 1699 donnant au premier médecin la surintendance générale du Jardin (p. 479).

IV. Lettres patentes du roi Louis XIV portant que les premiers médecins du roi auront l'entière surintendance de la culture des plantes et direction du Jardin royal, situé au faubourg Saint-Victor, à Paris. Marly, 9 mai 1708 (p. 481).

V. Règlement du roi Louis XIV qui fixe les exercices de chaque professeur du Jardin royal des Plantes. Versailles, 14 février 1708 (p. 484).

VI. Déclaration du roi qui ordonne qu'à l'avenir la surintendance du Jardin Royal sera distincte et séparée de la charge de premier médecin. Paris, 31 mars 1716 (p. 487).

VII. Extrait du Brevet de démonstrateur du Cabinet du Jardin royal donné à Jean-Marie Daubenton. Au camp sous Tournay, 12 juin 1745 (p. 490).

VIII. Extrait d'un mémoire manuscrit de Daubenton au

sujet du Cabinet d'histoire naturelle du Jardin du roi, remis à M. de La Billarderie, le 11 juin 1788 (p. 491).

IX. Décret de la Convention nationale du 18 juin 1793, l'an II (p. 492).

X. Décret de la Convention nationale adoptant l'agrandissement du Muséum proposé par le Comité d'instruction publique à la séance du 21 frimaire an III (p. 500).

XII. Enumération et objet des divers cours institués dans le Muséum (p. 540).

XIII. Extrait de la consigne établie pour les factionnaires et garçons de service des galeries du Muséum d'histoire naturelle. Arrêté dans la séance de l'administration du 4 brumaire an VIII (p. 546).

3. — Histoire et description du Muséum royal d'histoire naturelle. Ouvrage rédigé d'après les ordres de l'administration du Muséum, par M. Deleuze. Avec 3 plans et 14 vues. — *Paris, chez M. A. Royer, au Jardin du Roi ; imp. de L.-T. Cellot*, 1823. 2 vol. in-8°, paginés 1-330 et 331-720. (S. 21647-21648).

Cet ouvrage de Joseph-Philippe-Fr. Deleuze, aide-naturaliste de botanique au Muséum, n'apprendra rien à ceux qui ont lu les notices de Jussieu et le travail de Fischer, au moins pour les premières périodes de l'histoire, mais il est agréablement écrit, avec méthode et clarté.

Le 1er vol. contient l'historique du Muséum et la description de toute la partie botanique, jardins, écoles, serres et herbiers. Le second vol. est consacrée aux Galeries, à la Ménagerie et à la Bibliothèque.

Les trois plans, de 1640, p. 7, de 1788, p. 28 et de 1821, p. 67, ont été gravés par E. Collin. Les gravures d'Aubert, d'après de jolis dessins de G. Cathelineau, sont très soignées, mais les figures d'animaux sont médiocres.

Voici, avec l'indication des pages auxquelles elles doivent se trouver, celles de ces 14 vues qui intéressent la topographie du Jardin.

L'Amphithéâtre....................	Tome I,	page	86
Le Tombeau de Daubenton..........	—	—	213
La Serre tempérée..................	—	—	278
Les Serres chaudes.................	—	—	286
L'Amphithéâtre vu de côté..........	—	—	310

Les Galeries d'histoire naturelle......	Tome II,	—	331
Loges des animaux féroces..........	—	—	673
Grande rotonde dans la ménagerie...	—	—	681

Plus 6 planches d'animaux avec les cabanes qui leur servent d'abris.

4. — History and description of the Royal Museum of natural history... Translated from the French of M. Deleuze. With 3 plans and 14 views... — *Paris, A. Royer*, 1823. In-8°, VIII-606 p. (S. 25987).

5. — Le Jardin des plantes. Description et mœurs des mammifères de la Ménagerie et du Muséum d'histoire naturelle, par M. Boitard. Précédé d'une introduction historique, descriptive et pittoresque, par Mr J. Janin. — *Paris, J.-J. Dubochet et Cie*, 1842. Gr. in-8°, LXVI-472 p. (S. 6956).

Préface de Janin, agréable à lire, p. I.-L . Description du Jardin, p. LI-LXVI. Le reste, y compris un feuillet non chiffré, intitulé : *Description et mœurs des mammifères*, etc., n'est que de la vulgarisation scientifique sans aucun rapport avec l'Histoire du Muséum.

Ouvrage illustré : *Dans le texte*, de 110 grands sujets de mammifères et de 110 culs-de-lampe gravés sur cuivre. *Hors texte*, de 51 grands sujets sur bois tirés sur papier teinté ; de 4 planches gravées sur acier et peintes à l'aquarelle ; des portraits de Buffon et de Cuvier tirés en camaïeu, et d'un plan-perspective du Jardin des Plantes, en tout 58 pièces hors texte. Couverture illustrée imprimée en camaïeu (1re édition).

Les sujets d'animaux sont de Werner, dessinateur du Muséum, d'Édouard Traviès, pour les planches en couleurs, etc. Ils sont fort honorables. Nous nous garderons de les énumérer, mais, comme il n'y a point de table des planches, nous donnerons ici la suite des vues du Jardin, suite intéressante et qui à elle seule justifie, à défaut du texte, le titre de l'ouvrage.

Vue générale du Jardin des Plantes prise du sommet du labyrinthe, par Himely (Frontispice).

Les Galeries d'histoire naturelle et la Bibliothèque, *par le*

même .... Page I
Portrait de Buffon, par Karl Girardet......... — VI
Cuvier, *par le même*......................... — XLVI
Plan-perspective du Jardin, *Paul Legrand del. et sc*................................... — L
Oursons nés à la ménagerie jouant dans leur fosse, par J.-J. Grandville................. — LII
Intérieur de l'amphithéâtre d'anatomie comparée, par Karl Girardet...................... — LXIV
Fontaine monumentale au coin des rues Cuvier et Saint-Victor, *par le même*.............. — LXVI
Galerie des singes, par Marville.............. — 1
Ancienne habitation des singes, *par le même*.. — 14
Singe échappé dans le jardin, derrière les anciennes serres, par Girardet.............. — 46
Intérieur (de la grande cage) du palais des singes, par Marville........................ — 63
L'Amphithéâtre des cours, par Jules David.... — 86
Les grandes Serres, par Marville............. — 88
Aspect des ruines derrière la cabane des Axis, par K. G. (Girardet)...................... — 92
Colonne de Daubenton, par Marville.......... — 96
Galeries de géologie, de minéralogie et de botanique, *par le même*...................... — 103
Anciennes Serres tempérées, par Français.... — 112
La fosse aux ours, par Grandville............. — 133
Loges des animaux féroces, par Marville....... — 162
Les chenils, derrière les loges des animaux féroces, par Karl Girardet..................... — 188
La boucherie, *par le même*.................... — 217
Cabinet d'anatomie comparée, par Marville.... — 280
Entrée de la Vallée Suisse, par Girardet....... — 292
Ancienne cabane des Kanguroos, près de la grande volière, par Himely................. — 296
Le Cèdre du Liban, par Français............... — 301
Maison de Cuvier, par Girardet................ — 319
Intérieur du cabinet d'anatomie comparée *par le même*................................. — 328
Enclos du porc-épic, près des loges des animaux féroces, *par le même*.................... — 361
Vue intérieure de la Grande Serre, par Himely. — 380
Amphithéâtre d'anatomie comparée (vue extérieure), par Girardet..................... — 385

Intérieur des galeries d'histoire naturelle (les combles), *par le même*.................... Page 394
Rotonde de l'éléphant, par Marville........... — 399
Intérieur des galeries d'histoire naturelle (rez-de-chaussée), par Girardet..................... — 414
Cabane et enclos des hémiones, près de la grande rotonde, *par le même*.............. — 418
Puits et manège derrière la Grande Serre tempérée, *par le même*....................... — 425
Cabane des Axis et des chèvres de Sennaar, par Himely.................................. — 429
Cabane et enclos des cerfs d'Europe, *par le même*................................ — 432
L'étable de la girafe, dans la grande rotonde de l'éléphant, par K. Girardet................. — 440
Cabane et enclos des gazelles d'Algérie, *par le même*................................ — 443
Cabane et enclos des chèvres et moutons d'Europe, *par le même*....................... — 454
Enclos de chèvres et de moutons d'Islande, près de la fosse aux ours, par Himely............ — 462

Toutes ces planches sont hors-texte. Deux têtes de chapitre, p. I, vue prise de la porte d'Austerlitz, et p. LXIV, maison de Buffon, et deux culs-de-lampe, p. 131 et 413, appartiennent aussi à l'iconographie du Muséum.

L'exemplaire de la Bibliothèque nationale contient, relié à la suite de l'ouvrage, avec des prospectus :

Mémoire pour MM. Dubochet et Cie, éditeurs du Jardin des plantes. Question de propriété du titre de cette publication. Réponse à M. Curmer (par Jules Favre, 25 juillet 1841). *Paris, imp. de H. Fournier* (*s. d.*). In-4°, 40 p.

6. — Le Jardin des Plantes. Description complète, historique et pittoresque du Muséum d'histoire naturelle, de la ménagerie, des serres, des galeries de minéralogie et d'anatomie, et de la Vallée Suisse. (Mœurs et instincts des animaux, botanique, anatomie comparée, minéralogie, géologie, zoologie.) Par MM. P. Bernard, L. Couailhac, Gervais et Emm. Lemaoût, et une société de savants attachés au Muséum d'histoire naturelle. — *Paris, L. Curmer*. 1842. Gr. in-8°, XXIV-416 p.

Le Jardin des Plantes. Description complète historique et pittoresque du Muséum d'histoire naturelle (Oiseaux, reptiles, poissons, insectes et crustacés), par M. le docteur Emm. Lemaoût. 2e partie. —*Paris, L. Curmer*, 1843. Gr. in 8°, 664 p. (S. 7708-7711).

Descriptif plutôt qu'historique. *L'Introduction historique* n'occupe que les p. I à XXIV. La 1re partie : *Aspect général du Jardin*, par MM. P. Bernard et L. Couailhac est un morceau dans le goût de ces *Physiologies* si à la mode alors. De spirituels croquis de Gavarni lui donnent un incontestable attrait. La 2e partie : *Vallée Suisse, ménagerie*, est de M. Gervais, alors préparateur au Muséum. La 3e partie : *L'Ecole de botanique, les carrés, les serres, les galeries*, est d'Emm. Lemaoût. L'auteur y a joint une Histoire botanique du Jardin qui est intéressante. Les 4e, 5e et 6e parties sont consacrées au *Cabinet d'anatomie comparée*, à la *Galerie de minéralogie et de géologie* et à la *Galerie de zoologie.*

Cet ouvrage est surabondamment illustré de planches hors texte, dont quelques-unes coloriées à l'aquarelle, et de vignettes dans le texte d'après Daubigny, Ch. Jacque, Harvey, Marvy, H. Emy, Raymond Pelez, Leullier, Th. Descourtilz, Féard, etc. Une multitude de figures d'animaux dont les gravures ont été tirées sur les bois originaux au lieu de l'être sur de simples clichés complète l'illustration.

Brivois, dans sa *Bibliographie des ouvrages illustrés du XIXe siècle*, Paris, 1883, in-8°, est fort élogieux pour cette publication qui est en effet bien supérieure à celle de Dubochet. Toutefois c'est un livre typographiquement assez mal composé, à cause de la multiplicité même des planches hors texte : Entre les pages 388 et 389, par exemple, 32 planches d'animaux doivent trouver place, et des cas analogues se présentent plusieurs fois. A la vérité ces hors-texte peuvent constituer un atlas séparé, et c'est ce qui a été fait pour l'exemplaire de la Bibliothèque Nationale ; mais comme il existe une table des gravures hors-texte qui indique les pages où elles doivent être placées, cet arrangement détruit l'unité bibliographique.

Nous n'indiquerons ici que les planches hors-texte ayant un caractère topographique :

Plan topographique, *Belœuf* (contrôleur des bâtiments du Muséum) *del.*, *Vigneulle sc.* .... Page XXVI

Fontaine de la rue Cuvier, *Louis Marvy del. et sc.* .... — 1

Le Café, *par le même* .... Page 8
L'Amphithéâtre, *Daubigny del. et sculp* ...... — 19
Cabane des paons et des cigognes, par Ch. Jacque .... — 23
Cabane des hérons, *L. Marvy del. et sc* .... — 27
La Fosse aux ours, *Leullier del. Collignon sc.*. — 45
Le Réservoir, *Jacque del. et sculp* .... — 71
Vue des grandes Serres, par Louis Marvy .... — 159
Le Cèdre, *Daubigny del. et sculpt* .... — 238
Intérieur de la grande Serre, par Daubigny ... — 243

Le second volume n'est qu'un manuel d'ornithologie et d'entomologie sans rapport avec l'histoire ou l'état du Muséum. Toutefois il contient quelques portraits et des vues du jardin, qui se présentent ainsi : Entre le titre et la page 1 :

Panorama du Jardin pris du kiosque du grand labyrinthe. *Dessiné et gravé par Louis Marvy.*

Flore des deux labyrinthes (plan), *par le même*. Sur la feuille de papier-pelure qui protège cette planche, on a imprimé une *Table alphabétique des noms des arbres et arbustes plantés dans les deux labyrinthes, avec les numéros d'ordre correspondant au plan figuratif.*

Entrée des deux labyrinthes.

Cabanes des chèvres et des moutons du Thibet. *Louis Marvy del. et sc.*

Le Chenil, *Ch. Jacque inv. sc. 1842.*

Volière des rapaces, p. 19.

Volière des passereaux, p. 65.

La véritable place de ces hors-texte est dans le T. Ier, au texte duquel ils se rapportent.

Le Tome Ier est en outre illustré de nombreuses vignettes dans le texte, la plupart fort jolies, représentant des vues du jardin.

« La publication de cet ouvrage a donné lieu à un procès intenté à Curmer par Dubochet, qui avait effectué à la Direction de la Librairie le dépôt du titre de sa publication « Le Jardin des Plantes » quelque temps avant Curmer ; mais ce dernier ayant établi que, dès le commencement de 1841, il s'occupait de son ouvrage, le tribunal de commerce de la Seine, par jugement du 15 septembre 1841, a déclaré Dubochet mal fondé dans sa demande. Ce jugement a été confirmé par arrêt de la Cour royale de Paris, du 21 décembre 1841 ». J. Brivois. *Bibliographie des ouvrages illustrés du XIXe siècle.* 1883. In-8o.

PL. I.

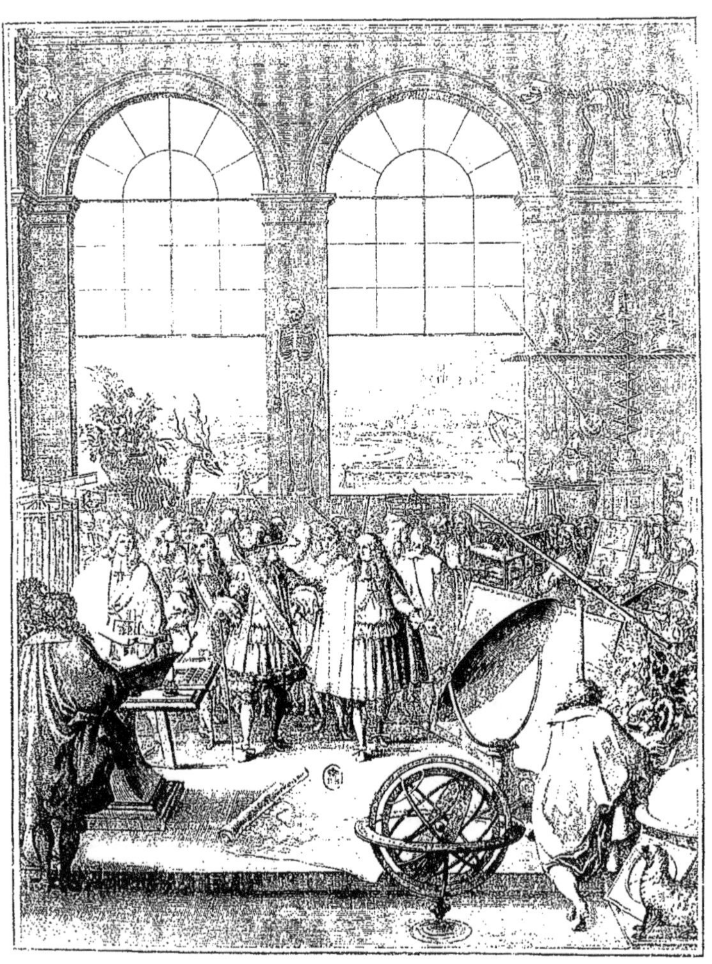

LOUIS XIV, COLBERT ET LA COUR VISITANT UNE DES GRANDES SALLES DU JARDIN DU ROI, PAR SÉBASTIEN LE CLERC, 1671

7. Le Muséum d'histoire naturelle. Histoire de la fondation et des développements successifs de l'établissement. Biographie des hommes célèbres qui y ont contribué par leur enseignement ou par leurs découvertes. Histoire des recherches, des voyages, des applications utiles auxquelles le Muséum a donné lieu pour les arts, le commerce et l'agriculture. Description des galeries, du jardin, des serres et de la ménagerie, par M. P.-A. Cap (Paul-Antoine Gratacap) et une Société de savants et d'aides-naturalistes du Muséum. — *Paris, L. Curmer*, 1854. Gr. in-8°, 180 et 238 p. (S. 7097).

C'est en réalité une seconde édition, reprise sur un plan meilleur, de l'ouvrage précédent. Elle se subdivise en deux parties, la première contenant l'*Histoire*, la seconde la *Description* du Jardin, chacune ayant une pagination spéciale, avec un frontispice particulier.

L'histoire a reçu un grand développement. Elle occupe les p. 1-147. On y a ajouté des notices historiques de naturalistes et de voyageurs célèbres, dont quelques-uns qui n'ont point appartenu au Jardin du roi ni au Muséum. En voici d'ailleurs la liste : Aldrovande, Réaumur, Ch. Bonnet, de Saussure, de Candolle, Adamson, F. Péron, P.-A. de Lalande, C.-F. Chassebœuf, Joseph Fourier, Latreille, Fréd. Cuvier, L. de Freycinet, P.-J. Redouté, Dumont d'Urville, Bibron, Audubon et Duperrey.

La seconde partie décrit le Muséum dans son état actuel : Administration, enseignement, budget. — Topographie, aspect général du Jardin. — L'Ecole de botanique, les carrés, les serres, les galeries. Histoire botanique du Jardin (par Le Maoût). — Vallée Suisse, ménagerie, singerie, fosses aux ours, parcs. — Reptiles (par Duméril). — Anatomie comparée. — Anthropologie. — Minéralogie. — Galeries de zoologie. — Bibliothèque.

Pour ce qui est de l'iconographie, les planches coloriées de la première édition subsistent dans celle-ci. Les portraits ont été également maintenus. Les planches hors-texte ayant un caractère topographique sont réduites à : Fontaine Cuvier, 2e partie, p. 10 ; Vue des grandes serres, p. 12 ; Entrée des labyrinthes, p. 14 ; l'Amphithéâtre, p. 16. Heureusement la plupart des jolies gravures sur bois, dans le texte, ont été maintenues. On y en a ajouté quelques autres, et aussi quelques portraits qui ne valent pas, à beaucoup près, les illustrations de la première édition.

Enfin, ce qui est mieux, on trouve ici un plan du Jardin des plantes médicinales en 1633 (reproduction du plan de Scalberge), 1re partie, p. 6, un plan du Jardin du roi en 1669, *id.*, p. 16, un plan de 1788, *id.*, p. 90; enfin le plan des deux labyrinthes, 2e partie, p. 81.

M. Hamy a pris prétexte de l'erreur commise par Cap au sujet des destinations antérieures du terrain choisi par Guy de La Brosse, pour nous restituer la curieuse physionomie de Gohory et de son jardin, dans l'opuscule suivant : « Un précurseur de Guy de La Brosse, Jacques Gohory et le Lycium philosophal de Saint-Marceau-lès-Paris, 1571-1576, par M. E.-T. Hamy... » (*Nouvelles Archives du Muséum*, 4e série, tome 1er, 1890, p. 1-26.).

8. — Analecta historico-naturalia. Notes sur diverses questions historiques et naturelles présentées à l'Assemblée des naturalistes du Muséum, par M. E.-T. Hamy... 1re série, I à XXV. — *Paris, Imp. Nationale*, 1895-1898. In-8° (8°S. 10464).

Ne consiste que dans la couverture imprimée, le titre, la table et les quatre premières pages du texte. Ce titre n'a été fait que pour réunir des articles publiés antérieurement, mais non réimprimés spécialement pour ce recueil.

Les articles réunis sous le titre d'*Analecta historico-naturalia* ont été d'abord publiés dans le *Bulletin du Muséum* et existent presque tous en tirages à part. Nous avons ainsi donné à leur place et isolément dans le cours de notre bibliographie chacun de ceux qui ont rapport à l'histoire du Muséum. Au reste ils ont gardé dans le recueil leur pagination particulière, concurremment avec la pagination du *Bulletin.*

Voici, dans l'ordre où M. Hamy les a classées, celles des notices composant la 1re série qui intéressent l'histoire du Muséum.

II. Note sur la Thèse de Tournefort.

V. Note sur un médaillon de J.-B. Tuby, représentant le portrait de Cureau de La Chambre.

VI. L'Emeraude du pape Jules II au Muséum.

VIII. Note sur une boîte en laque japonaise portant le monogramme de Linné et donnée par M. Deyrolle au Muséum.

X. Jean Héroard, premier superintendant du Jardin royal... (1626 1628). Notice iconographique.

XII. A propos d'une gravure sur cuivre faite par Michel Lasne pour Guy de La Brosse.

XIII. Sur une table en mosaïque, dite de Florence, donnée par Louis XV en 1748 au cabinet d'histoire naturelle du Jardin du Roi.

XV. Quelques mots sur la mort et la succession de Guy de la Brosse.

XVII. Le fleuriste Pierre Morin le jeune, dit *Troisième.*

XXII. Jean Brémant, jardinier du Jardin royal (1672?-1702).

XXV. Les peintures de Michel Garnier au Muséum d'histoire naturelle.

---

9. — Catalogus stirpium tam indigenarum quam exoticarum quæ Lutetiæ coluntur a J. Robino, botanico regio et iatrici horti celeberrimæ scholæ Parisiensis curatore. — *Parisis, ex typ. Ph. a Prato*, 1601, In-12, 5 ff. liminaires et 67 p. (S. 13732).

Le plan de Paris en 1575, de Belleforest, montre à l'extrémité occidentale de la Cité un petit enclos divisé en quatre compartiments et désigné sous le titre de *Jardin Royal.* C'est celui de Jean Robin, habile jardinier et fleuriste entreprenant qui introduisit en France nombre de plantes décoratives. Henri IV le subventionnait parcimonieusement et la Faculté de Médecine l'avait chargé de l'entretien de son maigre jardin. Guy de La Brosse fréquentait le *simpliciste* de la Cité. A plusieurs reprises, dans ses écrits, il parle de son jardin, notamment aux pages 14 et 15 de la *Description du Jardin Royal. Le sieur Robin, herboriste du Roy*, dit-il encore, *m'en a donné une* (plante) *de la semence du Cap Verd par luy nommée pavot espineux, pour ressembler en quelque chose de feuilles et de fleurs au pavot cornu* (De la Nature des Plantes, p. 188). Aussi lorsqu'il créa le Jardin royal des plantes médecinales sut-il s'attacher Vespasien, fils de Jean, et se faire donner par lui beaucoup de plantes pour ses plates-bandes encore vides. De sorte que par son titre, par l'origine de son premier fonds de plantes, par la présence auprès de Guy de La Brosse, comme démonstrateur de l'extérieur des plantes, de Vespasien Robin, l'histoire du jardin royal de la Cité est intimement liée à celle des débuts du jardin du faubourg Saint-Victor.

Les feuillets liminaires du *Catalogus Stirpium* sont remplis de curieuses pièces de vers grecs, latins et français en l'honneur de Jean Robin.

Pour en revenir au Jardin du Roi de la Cité, nous devons dire que Jean Robin n'en fut pas le créateur. Il existe déjà sous ce titre et à la même place sur le plan dit de Tapisserie (1512-1547) et sur le plan d'Olivier Truschet, dit de Bâle, 1552.

10. — Le Jardin du roy tres chrestien Henri IV roy de France et de Navarre, dédié à la royne, par Pierre Vallet, brodeur ordinaire du roy. — (*S. l.*) 1608. In-fol. (S. 948).

Le Frontispice gravé servant de titre représente un grand portique derrière lequel on voit la perspective d'un jardin. A droite et à gauche les figures de Clusius et de Matthias de Lobel. 6 f. liminaires avec les portraits librement gravés de Vallet et de Jean Robin, celui-ci âgé de 58 ans. 72 planches de fleurs destinées à servir de modèles aux broderies alors à la mode.

Jean Robin a écrit pour ce recueil, sous le titre : *Exoticae quaedam plantae a Johanne Robino juniore ex Guinea et Hispania delatae, anno 1603*, les diagnoses et l'histoire de quelques plantes à fleurs que ni Ch. de Lécluse, ni Lobel n'avaient décrites, et que Vallet avait gravées d'après les exemplaires de son jardin.

11. — Enchiridion isagogicum ad facilem notitiam stirpium, tam indigenarum, quam exoticarum, quæ coluntur, in horto D. D. Joannis et Vespasiani Robin, botanicorum regiorum. — *Parisiis, apud Petrum de Bresche, in via D. Stephani a Lapidibus*, 1624, In-8°, 4 ff. liminaires et 71 p. (2 ex. S. 13648 et 13725.)

Les feuillets liminaires sont remplies de vers, tant grecs que latins et français, à la gloire des Robins.

12. — Le Plan de la Ville, Cité, Université et Faubourgs de Paris, avec la descriptionde son antiquité et singularité. *Mathaeus Mérian Basilensis Fecit.* (1715).

La *Butte Coypeau*, sur laquelle Guy de La Brosse allait dix-huit ans plus tard jeter son dévolu, pour y établir le Jardin royal des plantes médicinales, apparaît ici très nettement dessinée, avec ses buissons et ses arbres. Le moulin qui la surmontait dans le plan de Tapisserie (1512-1547), dans le Plan de Saint-Victor (1555) et dans le Plan de Belleforest (1575), a déjà disparu sur le Plan de Quesnel (1609).

13. — A Monsieur Erouard, premier médecin du Roy. Monsieur, vous ayant communiqué, il y a quelques jours, le désir que j'avoy de proposer au Roy l'utilité de la construction d'un jardin pour la culture des plantes medecinales : vous me tesmoignastes l'avoir de sorte agréable, qu'aussitost encouragé par vostre bon accueil, je me mis en devoir d'en tracer quelques raisons par escrit, pour les présenter à Sa Majesté et les faire veoir à Monsieur le Garde des sceaux... Maintenant les ayant fait mettre soubs la presse ie vous les presente... (*Signé* : Guy de la Brosse.) — (*S. l. n. d.*) In 4°, 2 p. (Sp. 12320.)

14. — Au Roy. Sire, je propose à Vostre Majesté la construction d'un Jardin pour cultiver les plantes medecinales... — (*S. l. n. d.*) In-4°, 14 p. (2 ex. S. 4.003 et Sp. 12396.

Utilité de cet établissement... « *Ceux qui s'entremettent de la vente et cueillette des plantes medecinales ne sont que de pauvres idiots et quelques femmelettes...* » Insuffisance du jardin de Jean Robin. — Les jardins de Montpellier, de Padoue, de Leide. — Projet de Guy de la Brosse : Leçons de plantes deux fois par semaine, de mai à septembre. Cours de l'art distillatoire. Lecture d'un compendium d'astrologie « *pour la connaissance des lieux, des eaux et de l'air, et la science des jours critics* ». — Devis.

On trouve page 11 des renvois à un plan qui n'existe dans aucun des exemplaires de cette requête que j'ai vus.

Réimprimé à la fin du livre *De la Nature des Plantes.*

15. — Edict du Roy pour l'Establissement d'un Jardin des plantes medecinales (Donné à Paris, au mois de janvier 1626). — Extrait des Registres du Par-

lement (6 juillet 1626). — (Commission de Jean Hérouard à Guy de La Brosse pour l'intendance et gouvernement dudit jardin. Nantes, 7 août 1626. — Lettres patentes, datées de Nantes, 8 août 1626, par lesquelles le roi agrée la nomination de Guy de La Brosse à la charge d'intendant du Jardin royal.) — (*S. l. n. d.*) In-4°, 10 p. (S. 4009).

Le bandeau de cette édition représente les quatre saisons sous la forme de divinités. On la trouve généralement jointe à une édition de l'épître au cardinal de Richelieu (n° 17) et à l'*Advis défensif* (n° 20) qui portent la même vignette, mais toujours avec une pagination distincte.

— (S. d.) — (S. l.) In-4°, 10 p. (S. 4011).

Cette édition qui diffère de la précédente par la justification et le bandeau, masque de femme avec enroulements de gerbes et de dauphins, doit être rapprochée de l'*Advis pour le Jardin royal* qui porte l'adresse de J. Dugast et le millésime 1631. (Voir le n° 25.)

L'arrêt d'enregistrement au parlement, du 6 juillet 1626, a été réimprimé dans Félibien, T. V. (3e des pièces justificatives), p. 71 a, et par G. Fischer, T. 1er, p. 477.

16. — A Monseigneur le très illustre et le très révérend cardinal, Monseigneur le cardinal de Richelieu, Monseigneur, Estant nommé au Roy, par Monsieur Heroard son premier médecin, pour avoir la charge et le gouvernement du Jardin Royal des Plantes... (*Signé* : Guy de La Brosse.) — (*S. l. n. d.*) In-4°, 16 p. (2 ex. S. 4904 et Sp. 12317.)

Sans prétendre à indiquer avec certitude l'imprimeur de ces pièces s. l. n. d. nous pouvons dire que le bandeau, à l'Ecusson de France soutenu par deux angelots avec cornes d'abondance, qui figure ici et dans les articles 14, au roi, 18, au garde des sceaux, et 19, au surintendant des finances, se retrouve dans les impressions d'Ant. Estienne.

17. — A Monseigneur le tres-reverend et le tres illustre cardinal, Monseigneur le cardinal de Richelieu. Monseigneur, Estant nommé au Roy, par Mon-

sieur Heroard... — (*S. l. n. d.*) In-4°, 16 p. (Sp. 12.318.)

Dans cette édition, la vignette représente les saisons, comme il est dit au n° 15.

Curieuses raisons théologiques en faveur de l'entreprise.— La Brosse s'élève contre la routine dans laquelle se traînent *les superbes médecins et les glorieux barbiers.* — Eloge de l'Expérience, *cette maîtresse des choses.*

Réimprimé à la fin du livre *De la Nature des Plantes.*

18. — A Monseigneur le garde des Sceaux, Monseigneur, La Chrestienne et dévotieuse probité, qui vous donne une place eminente au rang des plus vertueux, m'assure que vous ne rebuterez la tres-humble prière que je vous fay, de favoriser de vostre pouvoir l'establissement du Jardin des plantes medecinales... Sa Majesté en ayant fait don à Monsieur Heroard... et luy m'ayant nommé à Sa Majesté pour la conduite de l'œuvre... je suis obligé de poursuivre sa construction... (*Signé* : Guy de La Brosse.) — (*S. l. n. d.*) In-4°, 6 p. non numérotées, en italiques. (2 ex. S. 4005 et Sp. 13215.)

« *Il suffit que vous connaissiez que la médecine ne peut estre pratiquée sans les plantes, qu'elles sont très nécessaires pour nostre meilleur estre corporel, et pour le spirituel, qu'elles ont esté tant favorisées que du fruit de quelqu'unes sont pris les signes du plus admirable sacrement de nostre religion, estant après divinement et miraculeusement transmuées en la chose signifiée pour la consolation du fidèle Chrestien, repu par ce moyen du pain des Anges. Prérogative que les plantes ont par dessus toutes les choses créées.* »

Le garde des sceaux était alors Michel de Marillac.

Réimprimé dans le livre *De la Nature des plantes.*

19 — A Monseigneur le superintendant des Finances de France. Monseigneur, si je poursuis une entreprise que des hommes estimez excellens ont négligée... (*Signé :* Guy de La Brosse.) — (*S. l. n. d.*) In-4, 12 p. non numérotées (2 ex. S. 4006 et Sp. 12316.)

« *Il est impossible que celle-ci* (la vertu, la charité) *qui donne du mérite au Chrestien et la couronne au ciel ne vous convie à chérir le Jardin Royal des Plantes medicinales dont Sa Majesté a faict don à Monsieur Hèroard pour le planter à l'un des fauxbourgs de Paris pour le bien de son peuple...* » — Moyens financiers.

Le surintendant des finances était alors le marquis d'Effiat.

Réimprimé à la fin du livre *De la Nature des Plantes.*

20. — Advis defensif du Jardin Royal des Plantes medecinales à Paris. — Ordre du dessein du Jardin des plantes medecinales. (Par Guy de La Brosse.) — (*S. l. n. d.*) In-4°, 46 p. (S. 4007.)

« *Ce serait une très grande merveille, si le Jardin Royal des Plantes Medicinales que ie poursuis estoit bien receu par un adveu general de tous les hommes... ie ne laisseray pourtant d'en continuer la culture...* » — *L'Ordre du dessein du Jardin* commence à la page 41. Il contient des renvois à un plan qui n'existe dans aucun des exemplaires et éditions que j'ai vus. — Cet opuscule est réimprimé dans l'ouvrage *De la Nature, vertu et utilité des Plantes.* Paris, 1628. Il est donc antérieur à cette date. Il a été aussi réimprimé en 1631 sous un titre un peu différent (voir le n° 25). La *Nouvelle Biographie générale*, à l'art. Brosse en signale une édition de 1636, in-4°, qui n'existe vraisemblablement pas : En effet, en 1636, Guy de La Brosse avait son jardin qui mesurait 18 arpents, alors que dans le projet antérieur il en demande au conditionnel 50, sans savoir encore où il les prendrait. « *Il conviendroit achepler cinquante arpents de terre à l'extrémité de l'un des Faux-bourgs de Paris...* » (Voir le n° 15.)

21. — Mémoire des plantes usagères et de leurs parties que l'on doit trouver à toutes occurrences soit récentes ou sèches, selon la saison, au Jardin Royal des plantes médecinales ; ensemble les sucs, les eaux simples distilées, les sels et les essences. (Par Guy de La Brosse.) — (*S. l. n. d.*) In-4°, 22 p. sur 2 colonnes. (Te 143. 49.)

— (*S. d.*) — (*S. l.*) In 4°, de 11 p. sur 2 colonnes. (2 ex. S. 4008 et Te 143.49. A.)

Réimprimé dans le livre *De la Nature des Plantes*, et dans l'*Avis pour le Jardin Royal.*

22. — De la Nature, Vertu et utilité des Plantes. Divisé en cinq livres. Le I. Traicte. De l'excellente nature des Plantes... Le V. est de l'usage général des Plantes. Par Guy de La Brosse, conseiler (*sic*) et médecin ordinaire du Roy — *A Paris, chez Rollin Baragnes, au second pillier de la grand' Salle du Palais*, 1628. Avec privilège du Roy. In-8°, 16 ff. liminaires, 849 p. chiffrées, 3 p. non numérotées, 1 f. blanc et 12 ff. de table. (Te ^{142}. 67.)

Ce livre possède, outre son titre imprimé, un frontispice gravé par Michel Lasne qui a fait l'objet d'une intéressante communication de M. Hamy signalée ci-après. En voici la description : Aux quatre coins, en des cartouches, les figures d'Hippocrate, de Dioscoride, de Paracelse et de Théophraste, avec des devises. En haut un soleil éclaire un jardinet sur lequel est suspendue une banderole portant ces mots : *La vérité et non l'autorité.* En bas, au-dessous de l'adresse, la devise et les armes de Guy de La Brosse, qui furent aussi celles de Fagon, que Guigard en son *Armorial du Bibliophile* décrit ainsi : *D'azur au soleil d'or en chef, au lion regardant le soleil, en pointe d'un mouton paissant ; le tout de même.*

Toutefois l'écu du frontispice dont nous nous occupons diffère sensiblement de ceux qui figurent sur les grandes estampes de Scalberge (1636) et d'Abraham Bosse (1640) et aussi des armes de Fagon, telles que Guigard les donne, quoique les pièces soient les mêmes. Ici la devise, *De bien en mieux,* figure dans l'écu même, en chef, et le mouton cabré se dresse vers le soleil, ainsi que le lion, au lieu d'être *passant*, comme dans la planche de Scalberge, ou *paissant*, comme dans les armes de Fagon. Le chef manque dans ces deux derniers cas, et aussi dans la planche d'Abraham Bosse. N'est-il pas d'ailleurs singulier que Fagon ait les mêmes armes que son oncle maternel ?

Le Traité *de la Nature... des Plantes* se termine à la page 680. A la page chiffrée 681 se trouve le nouveau titre suivant :

Dessein d'un Jardin royal pour la culture des Plantes medecinales à Paris, où est amplement déduit la Raison de sa nécessité, et quel bien il peut apporter au public. Par Guy de la Brosse... Désigné par sa Majesté pour Intendant de ce Jardin... — *A Paris, chez Roolin Baraigne...* 1628. In-8°.

Sous ce titre sont réimprimées et réunies les suppliques antérieures : *Au Roy, au Cardinal de Richelieu, Au Garde des Sceaux, Au superintendant des finances* (p. 683-753); l'*Advis défensif* (p. 754-809); L'*Ordre du dessein du Jardin royal* (p. 809-816) ; l'Edit de 1626 et les lettres de nomination de La Brosse à l'intendance du jardin (p. 817-828) : enfin (p. 829-849), le *Mémoire des plantes usagères...*

Outre l'intérêt historique qui s'attache à la réimpression de ces pièces, le livre *De la Nature, vertu et utilité des plantes* pris en lui-même offre de précieux renseignements sur la vie restée si obscure du fondateur du Jardin des Plantes. Il se montre là tout entier : âme ardente, imagination vive, fanatique amant de l'expérience, « cette belle fille du temps », styliste à la langue claire, énergique et colorée dont telles pages mériteraient de passer dans les anthologies.

Sans parler de ses herborisations autour de Paris, au bois de Boulogne, au Mont-Valérien (p. 75 et 186), de ses déplacements *en la vallée d'Haillan, proche Chanvallon* (Aillan-sur-Thonon, arr. de Joigny, Yonne, p. 170), en Basse-Bretagne (p. 167), à Montpellier, où un passage de sa *Description du Jardin Royal* (p. 25-26) établit qu'il a séjourné, et peut-être même en Italie, à la suite de Monsieur le Prince, dont il fut médecin, comme nous l'a appris M. Hamy, le Traité *de la Nature des Plantes* soulève une très séduisante hypothèse. S'il faut en croire Haller (*Bibliotheca Botanica*, 1771, tome I, p. 440), La Brosse aurait été d'abord soldat : *ex milite botanicus et medicus*. Or, certains passages du livre dont nous nous occupons avaient donné à penser à M. Hamy qu'il avait pu accompagner ce beau fou de Mercœur dans sa chevaleresque équipée contre les Turcs, et nous abondions dans ce sens. La Brosse parle en effet avec une telle précision des endroits où l'on trouve, en Hongrie la Mandragore (p. 81), que c'est à jurer qu'il y est allé. *Il en croit*, dit-il, *d'une espèce en la Haute Hongrie*, tirant vers Canise, proche des Carmentes, ès environs des villages d'Hidevech et de Romme, *si parfaitement distinguées en masle et femelle à la façon des hommes et des femmes, que beaucoup croyent que telles plantes sont ainsi faictes par art... J'estime que de ces racines (desquelles j'ay veu)...* — Où les a-t-il vues ? sans doute on a pu lui en rapporter quelques échantillons. Mais écoutez cette histoire de certain champignon de couleur orangée dont « *dont on se sert en Bohême et Hongrie pour tuer les mouches. Quelques Gascons y estant lorsque Monsieur de Mercœur commandait à l'armée et qu'il fit cette belle retraite de Canise, les voyans tels qu'en leur pays, en mangèrent, aussi tost ils se sentirent saisis d'une violente fiebvre accompagnée d'assoupissement et de resverie estrange. Le mesme escheut à plusieurs qui en gousterent en trois divers temps et lieux. Tous, après leurs accès, disoient avoir veu Dieu en son throsne, ainsi que l'on représente son advènement en la vallée de Josaphat, aucun n'en mourut, ils guérirent après un long vomissement, puis de là les nommèrent les Champignons qui font voir Dieu* (p. 166). N'est-ce pas là un croquis pris sur le vif? Et n'est-ce pas là l'explication de la note sibylline de Haller *ex milite botanicus ?*

Néanmoins, il paraît qu'il faut renoncer à cette glorieuse supposition. Le fondateur du Jardin des Plantes étant mort en 1641, à l'âge de 55 ans, s'il faut en croire l'acte mortuaire cité par Jal, aurait eu tout au plus quinze ans à l'époque de la croisade de Mercœur, et même alors c'était bien jeune pour un soldat. Si cependant il y avait une erreur de dix ans en moins dans le registre des décès de la paroisse Saint-Médard ?

Car enfin si les registres mortuaires des paroisses donnent avec exactitude les dates de décès, il ne faut pas s'en rapporter aveuglément à eux pour ce qui est de l'âge des défunts. En voici un exemple qui nous touche de près. Le même registre de la paroisse Saint-Médard qui attribue 55 ans d'âge à Guy de La Brosse, donne à Fagon, petit-neveu de celui-ci, 81 ans, lorsqu'il mourut. Or, Fagon avait exactement 90 ans et 3 mois. (Jal, article *Fagon.*) Supposez la même erreur pour le fondateur du Jardin du roi, et le voilà parfaitement en âge de suivre Mercœur en Bohême, puisqu'il aurait eu 25 ans en 1601, date de l'expédition : *Ex milite botanicus et medicus.*

Quoi qu'il en soit, Guy de La Brosse ne méritait point le dur jugement décerné contre lui par les *Registres commentaires* de la Faculté de médecine de Paris : *empiricus et omnium bonarum litterarum ignarus.* Et pour le reste, il faut attendre de M. Hamy l'heureuse découverte historique qui éclairera la figure mystérieuse du fondateur du Jardin des Plantes.

23. — A Monsieur Bouvard, conseiller du Roy en ses conseils et son premier médecin. (*Signé* : Guy de La Brosse) — (*S. l. n. d.*) In-4°, 4 p.

Pièce décrite par M. Hamy dans son opuscule : *Les Débuts de l'anthropologie et de l'anatomie humaine au Jardin des Plantes* (p. 2, note 3), Paris, Masson, 1893. In-8°.

Bouvard venait de succéder à Hérouard comme premier médecin et surintendant du Jardin Royal. La lettre à lui adressée par Guy de La Brosse ne figurant pas dans les pièces réimprimées à la suite du traité *De la Nature, Vertu et Utilité des Plantes*, est certainement postérieure à l'année 1628.

24. — Le Plan de la Ville, Cité, Université, faubourgs de Paris (par Melchior Tavernier, 1630). Avec la Description de son Antiquité.

Vue très nette de la *Butte de Coypeau*. Voyez le n° 12.

25. — Advis pour le Jardin royal des plantes medecinales que le Roy veut establir à Paris. Présenté à Nosseigneurs du Parlement par Guy de La Brosse, médecin ordinaire du Roy et intendant dudit jardin. — *Paris, imp. de J. Dugast.* 1631. In-4°, X-58-10 p. (2 ex. S. 4010 et 6751.)

Cet ouvrage contient :

1° Une épître au Parlement dans laquelle La Brosse propose de vendre *quelques terres vaines et vagues, des bois abroutis, des isles, islots, atterrissements... des marets, pastis*, etc., du domaine pour une partie du produit de la vente être employée à la création qu'il poursuit. Il rappelle ces jardins célèbres qui font la gloire des royaumes voisins, même celui de Montpellier. *Mais Paris, la Royne des villes et le cœur de l'Estat n'en a pas.* 8 pages en italiques.

2° *Advis pour le Jardin royal des plantes medecinales...* Suivi de : *Ordre du dessein du Jardin royal des plantes medecinales*. Et du *Mémoire des plantes usagères*... Le tout paginé 1-58.

C'est une réimpression de l'*Advis défensif* à laquelle on a ajouté le *Mémoire des plantes usagères*.

3° On trouve généralement joint à cet opuscule l'Edit de

1626, comme il a été dit au n° 15, avec une pagination spéciale de 1-10.

26. — Pour parfaictement accomplir le dessein de la construction du Jardin Royal, pour la culture des Plantes medecinales. — (S. *l. n. d.*) In-4°, 5 p. (Sp. 13169.)

Le titre de départ de cet opuscule est constitué par le même membre de phrase qui sert de début à l'*Advis défensif* et à l'*Advis pour le Jardin Royal*. C'est en effet la même pièce, toutefois, avec des différences qui marquent une édition postérieure : *Il conviendroit achepter cinquante arpents*, disent les deux Advis. Nous lisons ici : *Il convient achepter vingt-cinq à trente arpents*. Le présent est substitué au conditionnel; les exigences de La Brosse se réduisent, et nous nous rapprochons des dix-huit arpents réalisés.

Il y a également dans cette édition des renvois à un plan qui manque ici comme dans les autres.

27. — A Monseigneur le Chancelier. Monseigneur. Le dessein de la construction d'un Jardin Royal pour la culture des Plantes medicinales, proposé au Roy, et accordé par Sa Majesté à Monsieur Héroard... (*Signé* : Guy de La Brosse.) — (*S. l. n. d.*) In-4°, 15 p. (Sp. 12314).

La page 10 est numérotée 16, les pp. 11 et 12 sont chiffrées 3 et 4.

Evidemment, nous nous rapprochons ici de la réalisation, sans l'avoir encore obtenue. La description de ce que sera le jardin projeté devient d'une précision remarquable, mais elle est encore au futur, et diffère sensiblement de la *Description* de 1636 faite sur le vif : *Or sa disposition sera telle... Il sera en douce pente, exposé au Levant et Midy, ayant en son milieu une Montagnette artificielle de la hauteur de neuf à dix toises et d'un arpent de contenu... Toutes ces parties peuvent être comprises en vingt ou vingt-cinq arpens de terre...* (le jardin réalisé en eut 18.) *Il faut une gallerie de cinquante toises de long...* (le logis du faubourg St-Victor en eut 20.) *Es environs se verra une eau courante finissant en un marais pour les plantes palus-*

tres... (on eut à peu près le marais, mais d'eau courante point). Enfin La Brosse demande 110.000 livres pour l'achat de ses 20 ou 25 arpents, et le clos Coypeaux fut payé 67.000 livres. Or, comme l'aménagement du Jardin royal fut commencé en 1633, il en résulte que la supplique en question est antérieure à cette date. D'autre part les dimensions assignées ici aux différentes parties de l'établissement projeté sont inférieures encore à celles que nous avons vu demander dans l'opuscule précédent: *Pour parfaictement accomplir le dessein du Jardin Royal*, lequel est postérieur à l'*Advis pour le Jardin Royal*, daté 1631. L'épître au chancelier, qui était alors Etienne d'Aligre, est donc de 1632 ou des premiers mois de 1633, avant l'achat du clos Coypeau.

L'acte de vente de ce terrain existe aux Archives Nationales. On le trouvera publié en partie dans le petit livre de Ch. Deslys: *Le Jardin des Plantes*. Paris, 1852. In-16.

Et nous voilà bien près de cette date du 2 mai 1634 où l'on trouve cette *actualité* dans la *Gazette* (n° 54): « La semaine passée fut présenté au Roy par le sieur de La Brosse, l'un de ses medecins, le plan du jardin que Sa Majesté fait construire au faux-bourg Saint-Victor à Paris, pour la culture des plantes medecinales, dont elle lui a donné l'intendance et la démonstration extérieure sous la conduite de son premier medecin: lequel va commettre trois autres docteurs en medecine pour la demonstration des facultez de ces simples qui passent dès cette année le nombre de quinze cens ».

28. — Edit du Roy pour l'Establissement d'un Jardin Royal des Plantes medecinales. Avec confirmation des officiers dudit Jardin. Verifié en la Chambre des Comptes le douziesme jour d'Octobre 1638. — *A Paris chez M. Brunet*, 1644. In-4°, 24 p. (F. 23610.793).

Sous ce titre se trouvent réunis:

Edit du Roy pour l'establissement d'un Jardin Royal des Plantes medecinales (donné à Paris, au mois de janvier 1626. Avec l'arrêt d'enregistrement au Parlement, du 6 juillet même année).

Edit en forme de déclaration pour l'establissement du Jardin Royal estably au Faux-bourg Saint-Victor lez Paris, du mois de May 1635. (Donné à Saint-Quentin.)

Arrêt de vérification en la Chambre des Comptes (du 12 octobre 1638.)

Cet arrêt apporte plusieurs modifications à l'Edit de 1635. Il entend entre autres choses que Michel Bouvard, à qui la survivance de la charge d'intendant, après le décès de Guy de la Brosse, a été promise par l'Edit en question, ne puisse en jouir, qu'*en cas qu'il fasse profession de la médecine*.

Edit du Roy du mois d'octobre 1642 (donné à Saint-Germain-en-Laye). Vérifié en la Chambre des Comptes le vingtiesme novembre ensuivant.

Pour cet édit, voyez le n° 50.

Outre cet édit de mai 1635, des lettres patentes des mois de juin de la même année, dont la Déclaration du 20 janvier 1673 nous révèle l'existence et qui semblent avoir été complètement ignorées des historiens du Jardin des Plantes, ordonnaient que l'un des trois docteurs institués pour faire les démonstrations au Jardin royal « *seroit particulièrement employé pour faire la démonstration oculaire et manuelle de toutes et chacune, les opérations de chirurgie, de quelque nature qu'elles puissent être* ». (Blanchard, *Compilation chronologique*, T, II, colonne 1634.)

29. — Mémoire de Charles Bouvard contre les modifications apportées aux dispositions de l'Edit de mai 1635 par la Chambre des Comptes, en son arrêt d'enregistrement, du 12 octobre 1635. (B. N. Ms. fr. 17308, ff. 150-151.)

L'arrêt de la Chambre des Comptes dont il est question est, selon l'article précédent, du 12 octobre 1638. Cependant un arrêt du Conseil d'État, du 15 avril 1647, le donne comme étant de la même année (*du 12 octobre audit an*) que l'édit qu'il enregistrait, c'est-à-dire de 1635. Il enlevait au premier médecin, surintendant, le droit de nomination aux offices du Jardin Royal, pour les donner à la Faculté de médecine ; il spécifiait que l'administrateur, ou intendant, serait docteur de la Faculté ; il attribuait les fonctions de receveur aux trésoriers des bâtiments. Bouvard réfute avec énergie ces prétentions et en appelle au roi.

30. — Description du Jardin Royal des Plantes medecinales estably par le Roy Louis le Juste à Paris ; contenant le catalogue des plantes qui y sont de présent cultivées, ensemble le Plan du Jardin. Par Guy de La Brosse, medecin ordinaire du Roy et intendant dudit Jardin. — *Paris*, 1636, In-4°, 108 p., 2 plans.

Ex. rel. veau fauve aux armes de Joseph Bonnier de la Mosson, maréchal de camp des armées du roi et trésorier général des Etats de Languedoc. (S. 4012.) Ex. sur grand papier, rel. veau fauve. (S. 4013.)

Epître dédicatoire à Claude de Bullion, paginée 8-10, en italiques. La description occupe les pages 11 à 26. Elle est charmante de clarté et de bonhomie. La joie de l'œuvre réalisée y perce à chaque ligne : *Depuis deux ans que les plantes de divers climats vegettent en ses quarreaux, la porte a été continuellement ouverte aux nations étrangères qui les sont venues visiter et admirer* (p. 9). Il n'y a là aucune exagération, car le succès du Jardin Royal fut dès ses débuts très vif. Voici en effet ce qu'en pouvait écrire John Evelyn, à la date du 8 février 1644 :

Je pris une voiture pour aller voir le fameux *Jardin du roi ; c'est un grand enclos avec toutes les variétés de terrain qu'il faut pour la culture des plantes médicinales. L'emplacement en a été bien choisi, car il contient des buttes, des vallées, des prés, du bois, et il est richement garni de plantes exotiques. Au milieu du parterre, il y a une belle fontaine. Attenant à ce jardin est une belle maison, une chapelle, un laboratoire, une orangerie et tout ce qu'il faut pour son directeur, qui est toujours un des premiers médecins du roi.* (Extraits des ouvrages d'Evelyn relatifs à ses voyages en France, de 1648 à 1661, publiés à la suite du « Voyage de Lister à Paris en 1698... » *Paris, Société des Bibliophiles Français*, 1873, In-8°).

Le 1er plan, gr. in-fol. porte dans le cadre, en haut : *Jardin du Roy pour la culture des plantes médicinales à Paris, 1636.* Dans l'angle supérieur gauche, les armes de Claude Bullion auxquelles, dans un cartouche, est suspendue la légende du plan. En bas, à gauche, on lit : *Frederic Scalberge pict. sculp. et fe. Anno 1636.* Dans l'angle inférieur, à droite, deux écus soutenus par une tête de dauphin de face et des sirènes ; en exergue, la devise : *De bien en mieux.* Le premier écusson contient les armes de Guy de La Brosse, dont nous avons déjà parlé. Le second écu peut se lire ainsi : Une montagne (ou une île) couronnée de deux fleurettes, avec une étoile en chef. Est-ce, à cause de *Berg*, montagne, en allemand, des armes parlantes que se serait composées le graveur ? Ou plutôt un simple *schema* du jardin royal ?

Le second plan, à l'échelle de 40 toises, est celui des quatre grands parterres, avec, au milieu, le bassin.

Le P. Lelong semble croire à l'existence d'une édition qui aurait été publiée en 1665. C'est certainement une confusion avec l'*Hortus Regius* de Jonquet.

On trouvera dans Nagler quelques renseignements sur Frédéric Scalberge, artiste médiocre d'ailleurs. Son plan a été reproduit par Cap, dans l'édition du *Jardin des plantes*, de Curmer, 1852.

31. — L'ouverture du Jardin royal de Paris pour la demonstration des plantes medecinales, par Guy de La Brosse, conseiller et medecin ordinaire du Roy, intendant du Jardin et demonstrateur de ses plantes, suivant l'ordre de M. Bouvard, sur-intendant. — *Paris, par Jacques Dugast*, 1640. In-8°, 38 pages (Te[143], 48.)

Historique de la fondation du Jardin. Ses bienfaiteurs. Comparaison avec les Jardins de Padoue, de Pise, de Leide, de Montpellier. Introduction à l'étude de la botanique. Acclimatation du *Mimosa pudica* : Les plantes ont... *mesme quelque participation de sens, ainsi qu'il nous est apparu en la petite plante sensitive que nous avons fait voir en France les premiers, et qui Dieu aydant paroistra encore cette année* (p. 19).

A la fin : Règlement intérieur pour les étudiants, en italiques.

Ce règlement a été réimprimé par Fischer, T. 1er, p. 478.

32. — Catalogue des plantes cultivées à présent au Jardin royal des plantes medecinales estably par Louis le Juste, à Paris. Ensemble le plan de ce jardin en perspective orisontale. Par Guy de La Brosse, médecin ordinaire du roy et intendant dudit jardin. — *Paris*, 1641. In-4°, XIV et 101 p. (S. 4014.)

Magnifique ex. réglé en rouge sur gr. papier, rel. veau marbré. Le plan est gr. in-fol. En haut une grande bande porte : *La perspective horizontale du Jardin Royal des Plantes médecinales estably à Paris par Louis le Juste roy de France et de Navarre.* En bas dans une autre bande: *Dédiée à haut et puiss[t] seign[r] Mre Claude Bouthilier, surintendent (sic) des finances de France par Guy de La Brosse, intendent de ce Jardin, son très humble et très obligé servite.* En haut, à droite, les armes de La Brosse, avec, en exergue, sa devise, et dans l'angle les armes de Bouthilier. A gauche de la bande inférieure, les armes non identifiées du plan de Scalberge : mais Bosse les a mal lues et a supprimé les deux fleurettes. Enfin en bas et à droite on lit : *Désigné et gravé par Bosse en l'année 1641.*

Outre ce plan A. Bosse en a gravé un autre que Duplessis mentionne dans son *Catalogue de l'œuvre d'A. Bosse,* et qui se trouve au département des Estampes, topogr. de Paris, gr. in-fol. L'ex. des Estampes est avant toutes lettres. La perspective en est prise de la rue du Jardin du roi, aujourd'hui Geoffroy-Saint-Hilaire, et non pas de la Halle aux vins, comme le dit M. Duplessis. Celle du plan de notre *Catalogue...* de 1641 est prise du levant, côté de la Seine.

Le second plan mentionné au département des Estampes a été reproduit, fortement réduit, avec la première *Notice historique* de Jussieu, au T. 1er des *Annales du Muséum.*

L'ouvrage est dédié *A haut et puissant seigneur Messire Claude Bouthilier... sur-intendant des finances de France.* Dédicace de 3 p. en italiques, suivie d'un avis *Au liseur,* 3 p. également non numérotées, car. ronds, Plan. *Liste des estudians à la connoissance des plantes au Jardin royal de Paris et aux opérations qui s'y font l'an 1641,* paginée 1-8. Enfin le *Catalogue des plantes qui sont de présent cultivées au Jardin du roy de Paris,* p. 1-101.

33. — Icones posthumae, seu reliquiae operis historici plantarum in horto regio parisiensi educatarum a Guidone de La Brosse suscepti, ab Abrahamo Bosse aeri incisae. — Gr. in-fol. (Rés. S. 382).

48 planches admirablement dessinées et gravées à l'eau-forte. Il manque à l'ex. de la B. N. les deux plans du Jardin du roi signalés dans Brunet et dans le catalogue de Jussieu. Ce sont ceux d'Abraham Bosse dont nous avons parlé plus haut.

Ce recueil, sans frontispice ni texte, est extrêmement rare. « Guy de La Brosse, dit Brunet, avait fait graver à l'eau-forte, par Abr. Bosse, près de 400 planches qui représentaient les plantes les plus rares du jardin royal. A sa mort, ces planches furent vendues à un chaudronnier, des mains duquel le médecin Fagon, petit-neveu de La Brosse, parvint longtemps après à en sauver 50, dont les botanistes Vaillant et Ant. de Jussieu firent tirer un petit nombre d'épreuves, on dit même (Catalog. Danty d'Isnard, n° 946 et de Jussieu, n° 2023) 24 seulement. »

Brunet a puisé ces renseignements dans l'*Histoire de ce qui a occasionné... le Recueil de peintures de plantes et d'animaux sur des feuilles de vélin conservé dans la Bibliothèque du Roy, par M. de Jussieu.* (Mém. de l'Acad. des Sciences. Année 1727, p. 131-138.)

34. — Recherches des plantes les moins connues et plus rares, avec les noms des plantes rares des pays étrangers, par de Fourqueux, intendant du Jardin Royal. *In-12 br.*

Cet ouvrage figure sous ce titre au n° 673, p. 55, du *Catalogue des livres de Danty d'Isnard*, dont la vente eut lieu le 20 juillet 1744 et jours suivants... On ne l'a plus revu depuis. Le de Fourqueux, dont il est ici question, est Michel Bouvard de Fourqueux, fils du surintendant Charles Bouvard, qui fut en effet intendant du Jardin Royal. Il était tout à fait ignorant en botanique, comme il l'avoue lui-même dans les pièces des procès qu'il soutint contre Vautier ; de sorte que la disparition de son livre importe assez peu à la science et ne met que le bibliophile sur les dents.

J'avais remarqué que dans l'ordre méthodique adopté pour les divisions du catalogue Danty d'Isnard, les manuscrits étaient pour la plupart rejetés à la fin de chaque section. Or l'ouvrage de Michel Bouvard, sans porter la mention MS, venait cependant à la fin du chapitre *Histoire générale des plantes*, immédiatement avant huit autres ouvrages tous manuscrits. De là à conclure que la *Recherche des plantes les moins connues* n'était qu'un manuscrit qu'on avait oublié d'indiquer par le MS traditionnel, il n'y avait qu'un pas. Je fis part de mon hypothèse à M. Hamy qui voulut bien la trouver raisonnable. Ainsi se trouvait expliquée la disparition totale de ce livre.

D'autre part, il est loisible de supposer, avec M. Hamy, que Michel Bouvard, pour se donner les airs d'un botaniste, avait essayé de composer une manière de table des planches que Guy de La Brosse avait fait graver sur cuivre, planches qui étaient entre ses mains. L'arrêt du conseil d'Etat du

15 avril 1647 mentionne en effet un autre arrêt du 2e de juillet 1644, *portant que les planches de cuivre gravées du sieur de La Brosse seront mises ès mains dudit sieur Bouvard.* C'était au moment où Vautier perdait la première manche de la partie qu'il avait dû engager contre les Bouvard père et fils et dont enfin il gagna la belle.

Si l'on en juge par le livre de Charles Bouvard dont M. P. Sue nous a raconté l'histoire, les Bouvard ne savaient pas *faire un livre,* et il est possible que l'exemplaire de la *Recherche des Plantes* qui figure à la vente Danty d'Isnard ne fût qu'une mauvaise épreuve d'imprimerie, analogue à celles qui nous restent de l'*Historicae hodiernae medicinae* logos proteptikos.

Le format in-12 de ce livre me gêne un peu, car celui des planches est in-folio.

Le livre ou le manuscrit a été vendu 2 l. 9 s.

---

35. — Le Fleuriste Pierre Morin, le jeune, dit troisième, par M. le professeur E.-T. Hamy. Extrait du *Bulletin du Muséum d'histoire naturelle,* 1897, n° 6. *Paris, Imp. nationale,* septembre 1897. In-8, 5 p. (Ln27. 45718).

Pierre Morin épousa, le 4 mai 1619, Françoise de La Brosse. Le contrat de mariage retrouvé par M. Hamy et sur lequel Guy de La Brosse, cousin de la mariée, figure comme témoin, nous apprend qu'à cette date le futeur créateur du Jardin des Plantes était attaché à la personne de Henri II de Bourbon, prince de Condé, lequel était précisément prisonnier à Vincennes, avec la belle Charlotte-Marguerite de Montmorency, sa femme, qui avait voulu partager sa captivité.

Sur le titre de son *Traité de la Peste,* publié en 1623, chez Jérémie et Christophe Périer, in-8°, et dédié à Monsieur de Bailleul, seigneur de Valletot de Soisy, prévôt des marchands et lieutenant-civil de Paris, La Brosse s'intitule simplement *médecin.* Il n'était pas encore parvenu jusqu'à la personne du roi. Cependant, dès l'année 1614, il projetait déjà l'établissement de son jardin, comme il prend soin de nous en avertir lui-même, en termes exprès, aux pages 18 et 19 de la *Description du Jardin Royal* (1636) : *En ayant donné,* dit-il, *les mémoires dès 614* (1614) *à feu Monsieur Héroard, vivant aussi premier médecin de Sa Majesté.*

Ainsi le projet de Gui de La Brosse est, au moins dans sa

conception, antérieur de quatre années à celui de Jean Riolan, docteur-régent de la Faculté de médecine de Paris, qui ne publia qu'en 1618 sa *Requête au Roi pour l'établissement d'un Jardin Royal dans l'Université de Paris*, 1618. In-8°. (Le P. Lelong, T. Ier, n° 3391).

36. — L'ancien Jardin des Plantes. (*Magasin pittoresque*. 40e année, 1872, n° 38, p. 301-302. fig. *Le Jardin des Plantes de Paris en 1626*. Dessin de A. de Bar, d'après un document du Cabinet des Estampes.)

Le document qui a servi au dessinateur du *Mag. Pitt.* se trouve en effet au département des Estampes, *Collection relative à l'Hist. de France*, année 1626. La disposition du jardin représentée ici, avec ses plates-bandes hexagonales, et, au centre, une aire nue entourée d'une balustrade de pierre et d'un bassin, aussi hexagonal, coupé de ponts, témoignerait assez qu'il ne s'agit pas du Jardin de Guy de La Brosse, dont le terrain ne fut d'ailleurs acquis qu'en 1633. En outre, les personnages qui figurent dans la planche originale sont vêtus à la mode Louis XV, ce qui nous éloigne bien de la date 1626. Enfin, les constructions qu'on aperçoit au fond, avec leurs toits presque plats et leurs petites ouvertures sont certainement des maisons ou italiennes ou provençales.

37. — J.-A. Adrien Blanchet. Médaillon de Jean Héroard par G. Dupré. (*Revue numismatique*, 3e série, T. XI, 1893, p. 252-258 et pl. IV.)

Le moulage en plâtre qui a servi à la gravure a été offert au Muséum.

38. — Jean Héroard, premier surintendant du Jardin Royal des Plantes médecinales (1626-1628). Notice iconographique, par M. E.-T. Hamy. Extrait du « Bulletin du Muséum d'histoire naturelle ». 1896, n° 5. — *Paris, Imp. nationale*, juin 1896. In-8°, 5 p. (Ln27. 44251).

Le médaillon de bronze de G. Dupré au Musée d'art industriel de Vienne. Médaillon de Warin, au cabinet des médailles de la Bibliothèque Nationale. Portrait gravé par Abraham Bosse. — Notes biographiques.

Pour la biographie du premier surintendant, voir l'introduction du *Journal de Jean Heroard sur l'enfance et la jeunesse de Louis XIII (1601-1628)... publié par MM. Eud. Soulié et Ed. de Barthélemy.* Paris, Firmin-Didot frères, 1868, 2 vol, in-8°.

39. — A propos d'une gravure sur cuivre faite par Michel Lasne pour Guy de La Brosse (1628-1642), par M. E.-T. Hamy. Extrait du « Bulletin du Muséum d'histoire naturelle ». 1896, n° 6. *Paris Imp. nationale*, août 1896. In-8°, 3 p. (8° V. Pièce. 11151.)

Il s'agit du frontispice du livre *De la nature, vertu et utilité des plantes* dont M. Desnoyers a le premier reconnu l'auteur.

40. — Le Jardin des Plantes en 1636, par M. Ernest Roze. (*Journal de Botanique*, directeur M. Louis Morot. 2e année, n° 11, 1er juin 1888, p. 191-296 ; n° 12, 16 juin 1888, p, 210-212 ; n° 13, 1er juillet 1888, p. 218-220. Reproduction du plan de 1636 par Scalberge.)

Analyse et réimpresssion partielle de la *Description du Jardin Royal*.

41. — Le premier Plan du Jardin des Plantes (peinture sur vélin de 1636), par J. Deniker. (Extrait du *Bulletin du Muséum d'histoire naturelle*. 1895, n° 5. — *Paris, Imp. nationale*, juin 1895. In-8°; 3 p. (LK7. 29717 et 8° S. Pièce. 7756.)

Histoire et description d'un bel exemplaire de la *Description du Jardin royal* (1635), provenant de la Bibliothèque Destailleurs. Le plan de Scalberge tiré sur vélin en est peint à la main avec beaucoup de soin. Ce bel ouvrage porte l'ex-libris du marquis de Courtanvaux et était passé en Angleterre au Hamilton-Palace d'où M. Destailleurs l'a fait revenir en France. Un exemplaire du même plan sur vélin, mais grossièrement enluminé et en mauvais état de conservation, existe à la Bibliothèque de l'Arsenal.

42. — Quelques Notes sur la mort et la succession de Guy de la Brosse, par E.-T. Hamy (Extrait du *Bulletin du Muséum d'histoire naturelle*, année 1897, n° 5, p. 152.) — *Paris, Imp. Nationale*, 1897. In-8°, 3 p. (Ln [27]. 44973.)

M. Hamy reproduit, d'après Jal (*Dict. critique de biographie et d'histoire*. 2e édit. Paris, 1872, in-8°), l'acte de décès de Guy de La Brosse qui figure sur le registre mortuaire de la paroisse Saint-Médard. Il réfute les calomnies de Guy Patin. Le jour même de l'enterrement un certain J. Merlet, docteur régent en la Faculté de médecine de Paris, adresse au secrétaire d'Etat Chavigny une requête pour demander la place d'intendant devenue vacante. « Le successeur de La Brosse, écrit Patin à la date du 12 octobre 1641, n'est pas encore arrêté ; on dit néanmoins que M. Bouvard en aura la meilleure part pour son fils qui est premier valet de chambre du roi. » C'était secrétaire ordinaire du cabinet du Roi, et non pas premier valet de chambre qu'il fallait dire ; mais peu importe. Ce qui est certain c'est que Guy Patin, comme Jean Merlet, ignorait que la succession de l'intendant du Jardin Royal était réglée depuis longtemps. Je ne sache pas qu'aucun des historiens du Jardin ait signalé ce fait, mais dès le mois de Juin 1635, Guy de La Brosse avait disposé de la survivance de sa charge, en faveur de Michel Bouvard de Fourqueux, fils du surintendant. (Voir l'édit de 1635.)

En effet parmi les pièces produites par les Bouvard père et fils, au cours des procès qu'ils soutinrent contre Vautier, procès que termina l'arrêt du conseil du 15 avril 1647, en faveur de ce dernier, figurent trois documents que je n'ai vu signaler nulle part. Les voici, tels qu'ils sont présentées audit arrêt :

Démission dudit sieur de La Brosse, intendant dudit Jardin Royal, de ladite charge d'Intendant, en faveur dudit sieur Michel Bouvard du 6 juin 1635 ; Nomination dudit sieur Charles Bouvard père, sur-intendant dudit jardin, de la personne dudit Michel Bouvard, son fils, à ladite charge d'Intendant dudit jardin, du 18 dudit mois de juin 1635 ; Lettres de confirmation du Roy de ladite nomination, du 22 desdits mois et an.

43. — La Famille de Guy de La Brosse, par M. E.-T. Hamy. (*Bull. du Muséum*, année 1900, n° 1, p. 13-16.)

M. Hamy conclut que Guy de La Brosse était parisien et qu'il appartenait à une famille protestante ; conclusions contestables. Si La Brosse eût été parisien, il est vraisemblable qu'il eût été reçu tout comme un autre docteur en la Faculté de médecine de Paris, étant fils du Médecin d'un prince de sang royal. Protestant, eût-il parlé comme il l'a fait du sacrement de l'Eucharistie ? L'aurait-on vu figurer plusieurs fois au premier rang dans des cérémonies religieuses ?

44. — Vespasien Robin, arboriste du Roy, premier sous-démonstrateur de botanique du Jardin royal des Plantes (1635-1662), par le docteur E.-T. Hamy, membre de l'Institut, professeur d'anthropologie au Muséum d'histoire naturelle. (*Nouvelles Archives du Muséum*, 3e série, tome VIII, 1895, p. 1-24.) — *Paris, G. Masson*, 1896, In-4°, 24 p.

P. 15-24 : Correspondance de Vespasien Robin avec Peresc et Valavez.

45. — Ph. Tamizey de Larroque. Deux Jardiniers émérites. Peiresc et Vespasien Robin. — *Aix. imp. de Vve J. Remondet*, 1896. In-8°, 13 p.

Compte-rendu de l'ouvrage précédent.

46. — Lettres de Gui Patin. Nouvelle édition... par J.-H. Réveillé-Parise... — *Paris, J.-B. Baillère*, 1846. 3 vol, in-8°. (Z 57278-57280).

« Ce fut vingt ans après la mort de Gui Patin que l'on publia ses *Lettres choisies depuis 1645 jusqu'en 1672*, Cologne, 1692. 3 vol. in-12. On imprima ensuite un *Nouveau Recueil de lettres choisies*, 1695. 2 vol. in-12, puis *Nouvelles Lettres de feu M. Gui Patin, tirées du cabinet de M. Charles Spon*, 1718, 2 vol. in-12. M. Réveillé-Parise en a donné une nouvelle édition comprenant tous les recueils précédents. » (Vapereau.)

Cette édition est munie d'une table des noms cités qui

permet d'y retrouver sans peine les diffamations que le venimeux et spirituel médecin a répandues comme à plaisir sur ses confrères du Jardin du Roi. Il est impossible d'oublier sa scandaleuse et calomnieuse lettre à M. Belin sur Guy de La Brosse, ses attaques contre Valot qui *nihil est aliud quam ignarus et ineptus*, *nebulo*, *magnus agyrta*, *asinus inter simios*, et la façon indécente dont il rapporte sa mort au Jardin du Roi. Sa lettre CL (T. I, p. 253) contient sur Davisson un passage tout à fait ignoble : *Sa femme*, dit-il, *estoit assez belle et gagnoit plus que lui*. Cela revient à dire que Patin avait horreur de la chimie.

47. — Note sur un médaillon de J.-B. Tuby, représentant le portrait de M. Cureau de La Chambre, démonstrateur au Jardin Royal (1635-1669), par M. E.-T. Hamy. Extrait du « Bulletin du Muséum d'histoire naturelle ». 1895, n° 6. — *Paris. Imp. nationale*, juillet 1895. In-4°, 5 p. (Ln27. 43515.)

Il s'agit d'un médaillon de marbre blanc du Musée de Versailles provenant du monument élevé à Cureau de La Chambre par le cavalier Bernin à Saint-Eustache. (Voir Alex. Lenoir, *Musée des monuments français*). M. Hamy étudie aussi les portraits du même par Masson et par Robert Nanteuil.

48. Les Débuts de l'anthropologie et de l'anatomie humaine au Jardin des Plantes. M. Cureau de La Chambre et P. Dionis (1635-1680), par M. E.-T. Hamy... Extrait de *L'Anthropologie* (T. V, année 1894). — *Paris, G. Masson*, 1894. In-8°, 19 p. (T21. 592.)

Discours prononcé à l'ouverture du cours d'Anthropologie du Muséum, le 3 avril 1894.

P. 9, reproduction du frontispice de l'*Art de connoistre les Hommes, par le Sr de La Chambre...* A Amsterdam, chez Jacques le Jeune, 1669.

49. — Recherches sur les origines de l'anatomie humaine et de l'anthropologie au Jardin des plantes, par M. E.-T. Hamy, membre de l'Institut, professeur d'anthropologie au Muséum (*Nouvelles Archi-*

ves du Muséum, 3e série. T. VII, 1895.) — *Paris, G. Masson* (s. d.). In-4°, 30 p.

P. 23 : *Documents biographiques inédits sur Marin et François Cureau de La Chambre.*

C'est une réimpression à peine modifiée de la pièce précédente. La reproduction du frontispice de l'*Art de connoistre les Hommes* se trouve à la p. 10.

Voir aussi : Docteur P.-E. Le Maguet, *Le monde médical parisien sous le Grand Roi...* Paris, A. Maloine, 1899. In-8°. (T21 674.)

---

50. — Edit du Roy portant union des charges de Sur-Intendant et Intendant du Jardin Medecinal, estably au Faux-bourg Saint-Victor lez Paris, à celles de Sur-Intendant et Intendant des batimens de Sa Maiesté : Avec confirmation des officiers dudit Jardin. (Donné à Sainct Germain en Laye au mois d'octobre l'an de grâce 1642...) Vérifié en la Chambre des comptes le 21e jour de Novembre 1648. — *A Paris, chez Sébastien Cramoisy, imprimeur ordinaire du roy*, 1642. In-fol. 13 p. (F. 5011. 111.)

51. — Raisons du Sr Bouvard sommairement déduites, pour estre maintenu en la ioüssance (*sic*) de la Charge de Surintendant du Jardin Royal. — (*S. l. n. d.*) In-4°, 10 p. (4° F3. 4188. 1)

P. 7-8, Lettres patentes données à Paris, le 30 juillet 1643, qui maintiennent Bouvard dans la surintendance du Jardin royal. P. 9-10. Autres lettres patentes, du même jour, qui, pour justifier les premières, accordent à Bouvard le titre de *premier médecin consultant*.

Vautier, premier médecin du roi, alors Louis XIV, perd la première manche de son procès avec les Bouvard. Il ne se tient pas pour battu, et un arrêt du conseil, du 14 juillet 1646, lui donne enfin gain de cause, avec le droit de prendre un intendant de son choix. Bouvard de Fourqueux évincé proteste, et le procès continue.

« Le sieur de La Brosse, dit Michel Bouvard, prédécesseur du deffendeur en la charge d'Intendant du Jardin Royal, ne fut jamais medecin, ny docteur d'aucune Faculté de medecine ».

52. — Dr. Achille Chéreau. Encore Charles Bouvard... et le Jardin des Plantes de Paris. (*Gazette hebdomadaire de médecine et de chirurgie*, 21e année, n° 31, 31 juillet 1874. Feuilleton, p. 489-498.)

Rôle de Bouvard dans la création du Jardin royal. Dans un feuilleton précédent (n° 29 du même journal) : *Une tempête dans un verre d'eau... minérale*, le docteur Chéreau, avait dit, à propos de la querelle des eaux de Forges, le caractère hargneux et tyrannique de Bouvard.

53. — Causes et moyens d'opposition de Messire Michel Bouvard, sieur de Fourqueux, conseiller du Roy en ses conseils et Cour de Parlement à Paris, secrétaire de sa chambre et de son cabinet, intendant du Jardin des Plantes médecinales estably au fauxboug (*sic*) S. Victor, opposant à l'exécution de l'arrêt du Conseil du quatorzième juillet, et à l'entherinement des lettres en forme de Déclaration du Roy, du mois de septembre de la même année 1646. Contre le sieur Vautier, pourveu de la charge de premier medecin de sa Majesté, demandeur audit entherinement. — (*S. l. n. d.* fin 1646 ou premiers mois de 1647.) In-4° de 10 p. (4° F3 4188.2).

54. — Réponses aux causes d'opposition baillées par les sieurs Bouvard père et fils, en exécution de l'arrêt du conseil, du 28 mars 1647, que fournit contr'eux en tant que besoin seroit, le sieur Vautier, conseiller du Roy en ses conseils et premier medecin de sa Majesté, demandeur. — (*S. l. n. d.*) In-4° de 8 p. (4° F3 4189.)

55. — Arrêt de maintenue du premier medecin du Roy, en la sur-intendance du Jardin Royal, et nomination à la charge d'Intendant, et autres Officiers dudit Jardin, de tels médecins, et de telle Université qu'il jugera à propos. Donné au Conseil d'Etat le 15e

jour d'avril 1647. — *A Paris, chez Antoine Vitré*, 1647. In-fol., 8 p. (F. 5003. 421.)

En faveur de Vautier, premier médecin du roi, contre Charles Bouvard, Michel Bouvard et la Faculté de médecine de Paris, opposants à l'arrêt du conseil du 14 juillet 1646 et lettres patentes de septembre suivant. Cet arrêt annule les déclarations du 30 juillet 1643 qui maintenaient Bouvard à la surintendance du Jardin royal en qualité de premier médecin consultant, et permet à Vautier de nommer un intendant de son choix (ce fut Davidson) au lieu et place de Michel Bouvard de Fourqueux.

Parmi les pièces produites par les Bouvard figure la « démission du sieur de La Brosse, Intendant du jardin royal, de ladite charge d'Intendant en faveur du sieur Michel Bouvard, du 6 juin 1635 », nous en avons parlé plus haut.

Charles Bouvard a laissé un livre singulier que je signale ici, à cause de son extrême rareté, bien qu'il ait peu de titre à figurer dans cette bibliographie. C'est son *Historicae hodiernae medicinae rationalis veritatis* λόγος προτρεπτικός *Ad rationales medicos*. S. l. n. d., in-4°, 299 et un folio d'errata (Rés. T². 1.) L'auteur y reproche à la Faculté, p. 32 et 34, de confier à un simple jardinier comme Robin l'enseignement de la botanique qui, selon lui, devrait être donné par un docteur.

Au surplus tout a été dit sur ce rarissime pamphlet et sur son auteur dans l'opuscule suivant du docteur P. Sue, bibliothécaire et trésorier de l'Ecole de médecine de Paris : *Notice et extraits d'un livre devenu si rare qu'on n'en connaît que deux ou trois exemplaires, avec des notes historiques, littéraires et critiques...* Paris, imp. de Migneret. 1807, in-8°, 52 p. (Rés. T², 2.)

56. — Notice of William Davidson, M. D. (Gulielmus Davissonus), first professor of Chemistry, and Director of the Jardin des Plantes, afterwards Physician to the King of Poland, by John Small, M. A. F. S. A. Scot., Librarian to the University of Edinburgh. (*Proceeding of the Society of Antiquaries of Scotland*, vol. X, part I, p. 265-280, pl. VII ; Edinburgh, 1874. In-4°.)

Voir aussi : *Dictionnary of National Biography*, vol. XIV, art. Davisson.

« Je suis allé au Jardin des Plantes, écrit Evelyn, à la date du 21 octobre 1649, entendre le cours du docteur d'Avinson et voir son laboratoire. C'est lui qui est directeur de ce beau jardin et professeur de botanique. » (*Extraits des ouvrages d'Evelyn relatifs à ses voyages en France*... publiés à la suite du *Voyage de Lister à Paris en 1698*... Paris, 1873. In-8°.)

57. — William Davisson, intendant du Jardin du roi et professeur de Chimie (1647-1651), par le docteur E.-T. Hamy, membre de l'Institut, professeur au Muséum d'histoire naturelle. — *Paris, G. Masson* (1898). In-4°. 38 p. Portrait.

Tir. à part des *Nouvelles Archives du Muséum*, 3e série, T. X. p. 1.

Une excellente page de l'histoire du Jardin Royal toute nourrie de documents de premier ordre et de pièces d'archives inédites. M. Hamy a montré là le parti qu'il y a à tirer de la lecture attentive des œuvres des hommes dont on parle, quelque peu biographiques qu'elles paraissent d'abord. A la fin, bibliographie très complète des écrits laissés par Davisson.

58. — Diverses Veues faites par Israel Silvestre, 1652 (ceci est en haut de l'estampe ; et en bas, il y a) : A Monseigneur le comte de Vivonne Conseillier du Roy en ses conseils, et premier gentilhomme de sa chambre. Maison de Monsieur le premier Président du Parlement de Paris. *A Paris, chez Israel, rue de l'Arbre sec au logis de Monsieur Le Mercier*, etc. In-8°, oblong.

Suite de 30 pièces, y compris le titre gravé ci-dessus décrit d'après L.-E. Faucheux, *Catalogue raisonné de... l'œuvre d'Israel Silvestre*. Paris, 1857, in-8°. P. 121, n° 64. On y trouve un très joli paysage pris au Jardin du roi, sous le titre suivant :

Veuë du Jardin des simples au fautbourg (sic) *Sainct Victor. Israel Silvestre delin. et sculp. Israel Henriet ex. cum privil. Regis.* La planche a 168 mm. sur 96. (BN. Estampes Topographie. Paris, Ve arrond. Jardin des Plantes. In-fol.)

Au fond, à droite, les premières pentes du labyrinthe ; à à l'horizon, au milieu, vers la gauche, le clocher de St-Médard. A droite, au 1er plan, parterres à la française ; à gauche, au second plan, le bassin. On ne voit pas l'intendance.

Il existe du même artiste une seconde vue du Jardin du roi. Le bassin est presque au premier plan, les pentes de la butte sont à gauche ; au premier plan, à droite, un coin de parterre avec une colonne décorative, et au fond, à droite un fin horizon de campagne. Voici sa légende :

Veuë du Jardin du Roy au fautbourg (sic) *St. Victor à Paris. Silvestre delin. et sculp. Israel excud.*

Cette estampe ne mesure que 116 mm. sur 90. Elle fait partie d'une suite de 9 pièces : *Vues d'Italie et de France*, sans titre ni numéros, suite décrite par Faucheux. p. 71, n° 23 du *Catalogue.*

On trouvera une très belle vue d'ensemble du jardin, en cette année 1652 dans le plan de Paris de Gomboust, auquel collaborèrent peut-être Israel Silvestre et sans doute Abr. Bosse.

59. — Catalogus plantarum singularum suis areolis distinctarum Scholæ botanicæ Horti regii Parisiensis, quibus ea instructa erat anno 1656. Accessit index plantarum aliarum quæ passim in cæteris ejusdem horti partibus occurrunt; cur. et dil. M. A. E. P. P. — *Parisiis apud J. Bessin*, 1656. Petit in-12 de 59 p. (S. 13375).

Le P. Lelong, T. I, n° 3397, signale une autre édition de cet ouvrage qu'il décrit ainsi, sans donner les initiales de l'auteur :

Catalogus plantarum Scholæ botanicæ Horti regii Parisiensis, cum indice aliarum quæ in cæteris ejusdem horti partibus solent quotannis demonstrari. — *Paris, Bessin*, 1660. In-12.

Cette édition figure également au catalogue des livres de Danty d'Isnard, n° 714, ainsi qu'au catalogue de Jussieu, n° 2.025.

60. — Journal d'un voyage à Paris en 1657-1658, publié par A.-P. Faugère. — *Paris, B. Duprat*, 1862. In-8°, XVI-518 p. (LK[7] 6474.)

— 1899. Nouv. éd. publiée avec la collaboration de L. Marillier. — *Paris, Champion*. In-8° XXIII-559 p. (LK[7], 6.474 bis)

Ce voyage à Paris de deux jeunes hollandais de distinction est fort intéressant, « *Le 10e (d'avril 1658) nous fusmes au jardin du roy du faux-bourg Saint-Victor...* » Suit une description qui occupe une bonne page. Le surintendant du jardin est « *le sieur Vallot qui y vient deux fois par jour, le matin et le soir, examiner les herbes...* » Je rapporte ceci parce qu'il est convenu que Vallot *rem herbariam plane ignorabat.*

61. — Dionysii Joncquet, medici parisiensis, Hortus, sive index onomasticus plantarum quas excolebat Parisiis, annis 1658 et 1659. Accessit ad calcem stirpium aliquot paulo obscurius denominatarum officinis, Arabibus, aliis per Casparum Bauhinum explicatio. — *Parisiis, apud F. Clouzier*, 1659. In-4°, 140 et 47 p. Frontispice gravé et portrait de Fr. Guenault. (Réserve, S. 676.)

Dans la préface latine de ce catalogue des plantes cultivées, dans les jardins de l'abbaye de Saint-Germain-des-Prez, Joncquet, qui devait, quelques années plus tard, être appelé par Vallot au Jardin royal, se plaint vivement du mauvais vouloir des gardes du cabinet à son endroit. « Je ne sais, dit-il, pourquoi c'est devenu une affaire si difficile de leur acheter des plantes ou d'en échanger avec eux.»

L'exemplaire que j'ai sous les yeux est en bel état et relié en parchemin fleurdelisé. Un autre ex. coté S. 4030 est dépourvu de titre, de frontispice, du portrait de Guenault, de l'épître et de la préface, mais il est interfolié et couvert de notes et d'additions manuscrites. Le recto de la seconde page de garde porte une petite pièce de vers latins en l'honneur du Jardin de Blois, signée : *Jac. Metellanus scotobritannus*. Les notes sont de la même écriture.

62. — Hortus Regius. Pars prior. — *Parisiis apud D. Langlois*, 1665. In-fol. xviij-188 et 4 pages, frontispice. (Réserve. S. 263 et 264)

Deux ex. reliés en maroquin rouge aux armes de France et de Navarre. Un beau frontispice de Le Brun gravé par G. Rousselet orne cet ouvrage. On y voit en haut le roi-Soleil traversant les nues sur son quadrige, la lyre en main, le carquois à l'épaule. Devant le char, entre deux chevaux, le coq gaulois chante sur un globe fleurdelisé. Sous la nue, un angelot porte une corbeille de fleurs sur laquelle on lit : *Hoc numine floret*. A sa droite, trois têtes d'enfants, des zéphirs, soufflent. En bas, la perspective du Jardin royal, avec au fond l'intendance et sa chapelle à coupole ; à droite le labyrinthe émerge derrière une allée d'arbres. Au premier plan une figure allégorique couchée et vue de dos, la tête, de profil, montre à l'*Apollo gallicus* les plantes qu'elle a auprès d'elle, un aloès, un cactus, un lys. La Dédicace au roi, en français, est de Vallot ; la préface latine est de Denys Joncquet. Suit un long poème en alexandrins de Fagon, dédié : *Illustrissimo Horti regii restauratori, Domino D. Antonio Vallot, archiatrorum principi*, sur les embellissements du jardin. Dans son *Discours sur le progrès de la botanique au Jardin royal de Paris*, page 10, note (b), Ant. de Jussieu dit : « *M. Vallot fit dresser par Messieurs Jonquet, Gavois et Morin, docteurs en médecine de la Faculté, et par M. Fagon, qui était alors fort jeune, un catalogue des plantes qui se trouvaient au Jardin royal et présenta au roi ce catalogue qui a pour titre* : *Hortus regius. Pars prior. Parisiis*, 1665, in-fol.

Ce catalogue énumère plus de 4.000 plantes.

Pl. II.

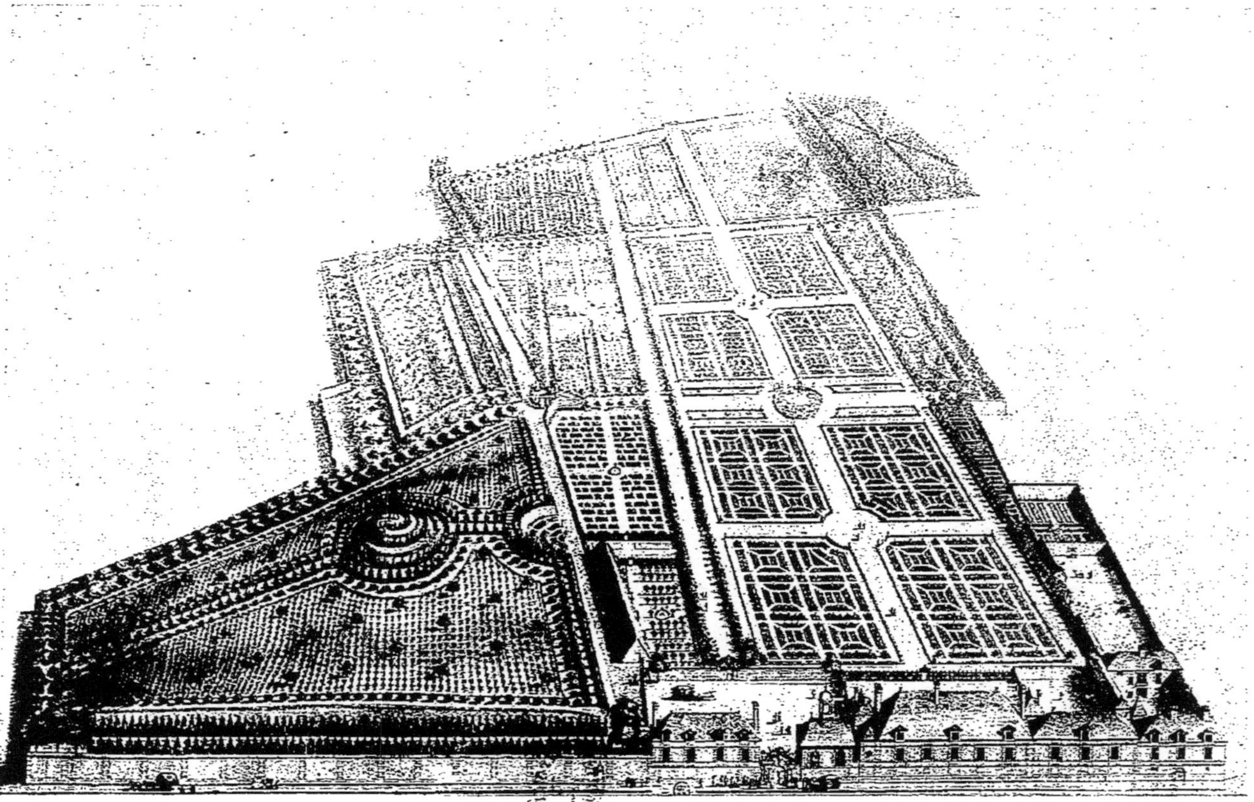

Perspective du Jardin du roi, par Abraham BOSSE, 1641

63. — Hortus Regius. — *Parisiis, apud D. Langlois*, 1666. In-fol. XVIII-188 et 4 p. Même frontispice. (S. 920.)

Le titre de cette édition porte les armes de France et de Navarre. — On a copié au verso du frontispice le passage fort méchant de Patin, lettre 538, août 1671, relatif à la mort de Vallot. Suit cette note : « Les autheurs de ce catalogue sont M. Joncquet qui estoit alors professeur des plantes dans le Jardin royal, M. Gavois qui estoit son bon ami et fort habile homme, et M. Fagon qui estoit le plus jeune et le plus habile de tous. Ils estoient tous trois docteurs en médecine de la Faculté de Paris, et ils s'assemblèrent par ordre de M. Vallot *qui rem herbariam plane ignorabat* pour dresser ce catalogue. » A ces trois auteurs Ant. de Jussieu ajoute, comme nous l'avons dit plus haut, un certain Morin, qui n'est autre que Louis Morin, du Mans, médecin de l'Hôtel-Dieu, suppléant à la chaire de Tournefort pendant le voyage de celui-ci dans le Levant, s'il en faut croire Fontenelle (*Eloge de Louis Morin*). Cependant Joncquet mentionne dans la préface de son *Hortus, seu Index onomasticus plantarum quas excolebat Parisiis* l'aide qu'il reçut des deux frères Pierre et René Morin, grands amateurs de fleurs. Ils n'étaient point parents de Louis. L'un d'eux, Pierre Morin le Jeune, dit troisième, avait épousé une nièce de Guy de La Brosse, et M. Hamy a écrit sur lui une notice biographique et bibliographique que nous avons signalée. Voisin et collaborateur de Joncquet au faubourg Saint-Germain, on peut s'étonner que ce soit un autre Morin qui ait travaillé à l'*Hortus Regius*.

M. Hamy nous a également fait connaître le frère aîné, René, dans une petite notice que nous signalons ici :

Le Jardin de René Morin, par M. E.-T. Hamy. (*Bull. du Muséum*, 1900, n° 3, p. 129-130.)

L'exemplaire de la Bibliothèque Nationale contient de nombreuses notes manuscrites indiquant la concordance des plantes du présent catalogue avec celles du catalogue de Guy de La Brosse, de l'*Hortus de Joncquet* et de l'*Hortus Regius Blesensis*. Ces notes sont de la même main que celles qui figurent au verso du frontispice.

64. — Lettres patentes du roi qui confirment la nomination faite par Vallot, surintendant du Jardin Royal des Plantes, de la personne de Fagon « en la

charge de démonstrateur et professeur des plantes et simples médicinalles (*sic*). » Données à Versailles, le 31 juillet 1671. (Jal. *Dictionnaire historique*, article Jardin des Plantes.)

65. — Comptes des bâtiments du roi, publiés par J. Guiffrey.

9 novembre-6 décembre 1672 : à Le Jeune, pour parfait payement de 2200 l. pour le rétablissement du grand parterre. (T. 1er, 601).

31 janvier 1674-10 janvier 1675 : à Boulogne et consors, à compte des rigolles qu'ils font à la butte du jardin, 300 l. (T. 1er, 747.)

31 mars-3 juillet 1675 : à Boulogne et Langlois, jardiniers, pour parfait paiement de 800 l., à compte du régallement qu'ils font aux allées du grand parterre... 500 l. (*Id.*, 818.)

66. — Mémoires pour servir à l'histoire naturelle des animaux dressez par M. Perrault, de l'Académie royale des sciences... — *Paris, Imp. royale*, 1676. Gr. in-fol., 6 ff. liminaires, 207 p., frontispice, vignettes et pl. d'animaux par S. Le Clerc. (2 ex. Rés. S. 3 et S. 11.)

Plusieurs des mémoires qui composent cet ouvrage ont été d'abord publiés isolément. Ils ont été réunis une première fois en 1671, comme suit :

Mémoires pour servir à l'histoire naturelle des animaux. — *Paris, Imp. royale*, 1671. Gr. in-fol. (Rés. S. 1.)

Brunet dit que l'édition de 1676 est une suite de celle de 1671, ce qui est inexact. Les mêmes articles qui ont été publiés dans le recueil de 1671 se retrouvent dans celui de 1676, avec le même frontispice et la même vignette, mais ils ont été remaniés et complétés et d'autres sont venus s'ajouter aux premiers. Le nom de Perrault ne figure pas sur le titre de la 1re édition.

Jombert, dans son *Catalogue raisonné de l'œuvre de Séb. Le Clerc*, Paris, 1774, 2 vol. in-8°, décrit ainsi le frontispice : « Il représente une des salles du Jardin du Roi, ornée de tout ce qui peut convenir aux arts et aux sciences et à l'histoire naturelle. Le roi, M. Colbert, plusieurs seigneurs et ministres d'Etat, et nombre de savans y paroissent examiner les curiosités de ce cabinet. Il y a dans le fond deux grandes fenêtres en arcades au travers desquelles on voit le Jardin royal des Plantes, et dans le fond sur une hauteur, l'Observatoire de Paris que l'on achève de bâtir. » La grande vignette qui est en tête de la préface appartient aussi à l'iconographie du Jardin des Plantes. Elle représente des savants occupés à disséquer un renard, et « laisse voir, dit Jombert, dans le lointain, à gauche, au travers des fenêtres et d'une porte ouverte... une partie du Jardin du Roi, avec ses bâtiments. »

Ces Mémoires offrent un grand intérêt pour l'histoire de la Ménagerie de Versailles qui fut le berceau de la Ménagerie du Muséum. comme on le verra plus loin. Ils devraient donc figurer dans cette Bibliographie, même s'ils n'eussent point été ornés de la partie iconographique que nous avons décrite. La plupart des animaux disséqués venaient en effet de cette ménagerie, et aussi du parc de Vincennes. D'ailleurs Duverney prit part à ces travaux. Les animaux gravés par Séb. Le Clerc sont dessinés avec une appréciable fidélité et se présentent dans des paysages souvent remarquables. Voici, parmi les plus rares, le Casoar à casque qui, donné au roi, en 1661, par le gouverneur de Madagascar, vécut quatre ans à Versailles. Ils ne durent pas aussi longtemps aujourd'hui au Muséum. La Demoiselle de Numidie se reproduisait dans la ménagerie du roi. L'antilope Bubale y figura. Plus tard on y vit des Eléphants, et, lorsque la révolution éclata, il y vivait un Rhinocéros. De beaux dessins d'Oudry et de Desportes, faits d'après les animaux de cette ménagerie, et qui auraient dû rentrer au Muséum, ont été dispersés dans les musées de province. Enfin le Casoar à casque, la Grue couronnée, la Demoiselle de Numidie figurent aussi dans les magnifiques Gobelins du Musée du Luxembourg.

On retrouve le beau frontispice de Séb. Le Clerc dans :

Mémoires pour servir à l'histoire des plantes dressez par M. Dodart... — *Paris, Imp. royale*, 1076. Gr. in-fol., 39 pl. gravées par Abr. Bosse et Nic. Robert. (S. 44.)

Cet ouvrage est également orné, à la page 1, d'une belle vignette que Jombert, dans son *Catalogue*, T. 1er, p. 219, décrit ainsi :

« Une très belle vignette où l'on voit sur une grande table un tiroir rempli de petits pots contenant différentes drogues. Un vieux ecclésiastique assis à table écrit sous la dictée d'un professeur qui disserte sur une liqueur contenue dans un verre qu'il tient à la main. Autour de la table, plusieurs personnes dans diverses attitudes prennent part aux démonstrations du professeur en chymie. Le fond de la salle représente un laboratoire avec les vaisseaux nécessaires pour les opérations chymiques. A gauche, au travers d'une porte vitrée du haut jusqu'en bas, on voit un cabinet d'apothicairerie. A droite des fourneaux et un alembic. La fenêtre qui est ouverte du même côté, laisse apercevoir une partie du Jardin royal des Plantes, avec des botanistes qui les examinent. On lit à gauche, au bas de la planche, gravé à la pointe de la main de Le Clerc : *Se. Le Clerc in. et f.* »

Le frontispice de Le Clerc a servi aussi au *Recueil des voyages des Académiciens*, et il a été réduit à la grandeur in-4° et gravé par Cl. Duflos le père, en 1730, pour les *Mémoires de l'Académie des Sciences*.

67. — Déclaration du Roy, portant que les démonstrateurs établis au Jardin Royal continueront leurs leçons et exercices sur la vertu des plantes médicinales et pharmacie tant ancienne que nouvelle: Comme aussi qu'ils pourront faire audit Jardin toutes opérations chirurgicales, dissections et démonstrations anatomiques ; et qu'à cet effet le premier corps exécuté leur sera délivré par préférence à tous autres. Donnée à S. Germain en Laye le 20e janvier 1673. Leue, publiée, le sceau tenant, et registrée ès registres de l'Audiance de France, le 26e desdits mois et an. — *Paris, S. Mabre-Cramoisy*, 1673, in-4°, 7 p. (F. 23613. 363.)

68. — Déclaration du Roy pour faire continuer les exercices au Jardin Royal des Plantes. (Donné à Saint-Germain en Laye le 20e janvier 1673.) Registrée au Parlement et Chambre des comptes, le 23e mars

1673. — *Paris, S. Mabre-Cramoisy*, 1673. In-4°, 6 p. (F. 21265. 66, 21276. 13, et 23.613 362.)

— 1673 — *Ibid.* In-4°, 6 p. (F. 23613. 361, et 363.) Tirage différent.

— 1673 — *Paris, F. Muguet*, in-4°, 4 p. (F. 21271. 36, 21289 et 23613. 359.)

— 1673 — *Paris, F. Léonard*, in-4°, 2 p. et un feuillet de titre. (F. 23613. 368 et Ms. fr. 21737, fol. 321.)

— 1673 — *A Paris, par les imprimeurs ordinaires du Roy*, in-4°, 4 p. (F. 20281.)

— 1673 — *A Lyon, chez Ant. Jullieron.* In-4°, 4 p. (F. 16557.)

— (S. l. n. d.) — In-4° (F. 21022. 10 et 23613. 379.)

Cette déclaration, confirmative de celle de décembre 1671, en faveur des démonstrateurs du Jardin royal, ordonne « que le premier corps exécuté leur soit délivré par préférence à tous autres, même aux doyens et docteurs de la faculté de médecine de Paris ».

69. — Docteur Gannal. Cours d'anatomie au Jardin du Roi. (*Bull. de la Soc. de l'histoire de Paris et de l'Ile-de-France*, 20e année 1893, p. 21-24.)

Pour rectifier une erreur commise par M. Bapst dans son article *Marat au Jardin des Plantes* (*Bull. de la Soc. de l'histoire de Paris*, 19e année, 1892, p. 88-90), M. Gannal établit l'existence de cours d'anatomie audit Jardin bien avant Buffon, en reproduisant la partie principale de l'Edit du 20 janvier 1673, et plusieurs documents curieux relatifs aux enlèvements de cadavres que Duverney faisait pratiquer à Clamart pour ses dissections.

Une anecdote moins macabre prouve bien l'intérêt que portait Louis XIV aux progrès de l'anatomie. Un éléphant femelle que Pierre II, de Portugal, avait offert au grand Roi en 1668, étant mort à Versailles en 1681, Louis XIV voulut être le témoin de son autopsie qui fut faite avec une grande solennité par Duverney, Perrault et La Hire, toute l'Académie des sciences étant présente.

« Lorsque les entrailles eurent été examinées, décrites et dessinées, on les enleva de la salle anatomique. Alors Duverney se plaça dans le coffre de l'éléphant pour opérer plus à son aise ; ce fut dans ce moment que Louis XIV entra pour satisfaire sa curiosité et pour inspirer de l'émulation aux académiciens. Le roi, ne voyant pas l'opérateur, dit : Où est donc l'anatomiste ? Dans l'instant Duverney, le scalpel à la main, sortit du ventre de l'animal comme d'une caverne pour répondre à Sa Majesté et le remercier de son intention. »

J'emprunte ce récit au journal *Le Publiciste*, n° du 19 floréal an X, mais le rapport *in extenso* de cette dissection fameuse se trouve dans les *Mémoires pour servir à l'histoire naturelle des animaux dressés par M. Perrault* (*Histoire de l'Acad. des Sciences*, tome III, 3e partie).

Au surplus l'engouement de la société parisienne pour les démonstrations de Duverney est une chose assez connue. Il était de bon ton d'y assister, et les femmes mêmes ne craignaient pas de s'y montrer. Boileau, dans la *Satire X* sur les femmes, laquelle est de l'année 1693, leur reproche aigrement ce goût pour des sciences et des spectacles qui lui semblent peu convenables à leur sexe :

Sa science, je croi,
Aura pour s'occuper, ce jour, plus d'un emploi ;
D'un nouveau microscope on doit en sa présence,
Tantôt, chez Dalancé, faire l'expérience.
Puis d'une femme morte avec son embryon
Il faut chez du Verney *voir la dissection.*

70. — Paris, ou la description succincte et néanmoins assez ample de cette grande ville, par un certain nombre d'épigrammes de quatre vers chacune, sur divers sujets, par M. de Marolles, abbé de Villeloin. — (*Paris*, 1677.) In-4°, 204 p. (Ye. 1405.)

Dans le Jardin royal, pour l'estude des plantes,
On enseigne à connoistre avec utilité
Leur douceur, leur aspresse et leur propriété,
Comme on les peut juger bonnes ou mal-faisantes.

L'Université, quatrain XXI.

Dans le « *Onzième discours de l'excellence de la ville de Paris* » de ses *Mémoires*, discours daté des fêtes de Pâques 1657, Marolles disait déjà : « *Le jardin roïal du fauxbourg S. Victor, où se trouvent des simples de tant d'espèces différentes, est une chose rare* ». Ce curieux livre, (*Paris*) a été réimprimé par l'abbé Valentin Dufour, dans la *Collection des anciennes descriptions de Paris*, en 1879. (LK7. 20869.)

Dans un autre ouvrage de ce fécond, savant et banal auteur : *Le Roy, les personnes de la cour*, etc., Marolles dit, au chapitre des médecins, qu'il a connu...

« *Hérouard, Cousinot, Bouvar, Vaultier conforme,* »

« *La Brosse aussi...*

et il nous apprend que

« *D'Avisson fait un livre de grande invention.* »

Le vers est faux et toutefois ce n'est pas très clair.

71. — Description nouvelle de ce qu'il y a de plus remarquable dans la ville de Paris. Par M. B*** (Germain Brice). — *Paris, Nicolas le Gras*, 1684. 2 vol. in-12. (LK7. 6.000.)

Cet ouvrage est trop connu de tous ceux qui s'intéressent à l'histoire de Paris pour que nous le décrivions autrement. Il a eu de nombreuses éditions que nous indiquerons à leur date, quand les modifications de l'article consacré au Jardin du Roi en vaudront la peine.

La description de ce jardin se trouve dans cette édition, qui est la première, au tome I, p. 247-248.

— 1685. — *La Haye, Abr. Arondeus*. 2 vol. in-12. (Même article, T. I, p. 183-184).

— 1694. — *Paris, Nic. Le Gras*. 2 vol. in-12. (Même article, T. I, p. 247-248.)

L'édition de 1698, qui offre d'intéressantes modifications dans l'article consacré au Jardin du roi, figure plus loin à sa date.

Le Janséniste Nicole, l'ami et le collaborateur du grand Arnauld, l'auteur de la « Logique de Port-Royal » et des « Essais de Morale », fréquenta le Jardin du roi depuis son retour en France, en 1683, jusqu'à sa mort en 1695. Il habita rue Copeau, rue Saint-Victor, chez Mme du Saussay, et enfin, en 1687, il vint se fixer rue du Puits-de-l'Hermite, où il mourut. Parmi les raisons qui avaient déterminé ce choix, Goujet fait entrer : *la proximité du Jardin Royal qui étoit son lieu de promenade le plus ordinaire.* Il fut d'ailleurs soigné dans sa dernière maladie par Louis Morin, qui fit l'intérim du cours de Tournefort au Jardin Royal, pendant le voyage de celui-ci en Orient. (Goujet, *Vie de M. Nicole*, à la suite des *Essais de Morale*, et notamment édition de Luxembourg chez André Chevalier, 1732, in-12, tome XIV, 2e partie, chapitre XVIII, p. 188-190.)

72. — Comptes des bâtiments du roi.

11 octobre 1684 : à Robillard, plombier, pour avoir restably la conduite des tuyaux du Jardin Royal, depuis la porte de la rue jusques au grand bassin et descharge dans le marais, et autres conduites dans led. jardin, 118 l. 5 s. (T. II, 502.)

21 avril 1686 : à Duval, menuisier, pour vingt-quatre bancs et autres ouvrages faits aud. jardin, 115 l. 16 s. (T. II, 1010.)

24 août 1687 : à Honoré Duez, ouvrier en ciment, pour un bassin ovalle qu'il a fait en ciment dans le jardin des fleurs aud. Jardin Royal, 209 l. 2 s.

28 septembre : à luy, pour les réparations qu'il a fait au grand bassin du parterre dud. Jardin Royal des plantes, et avoir fait à neuf le petit bassin rond de la nouvelle échole dud. jardin en 1686, 149 l. 10 s. (T. II, 1199.)

8 février 1688 : au sieur Marchand, remboursement de la dépense par luy faite à la culture des plantes rares du petit jardin qu'il entretient dans led. Jardin royal en 1687, 35 l. 10 s. (T. III, 120.)

Marchand entretenait dans ce petit jardin « des plantes servant aux exercices de l'Académie royale des sciences » (p. 438).

Le 6 juin, même année, Brémant, jardinier du Jardin, est remboursé d'une somme de 116 l. qu'il a avancée « pour le rétablissement du petit jardin des fleurs ».

Plus tard, *le petit jardin des plantes rares, joignant les couches*, rentra dans les attributions de Brémant, qui touche chaque année de ce fait une centaine de livres.

73. — Schola botanica sive catalogus plantarum quas ab aliquot annis, in Horto Regio Parisiensi studiosis indigitavit vir clarissimus Joseph Pitton Tournefort, D. M. Ut et Pauli Hermanni... Paradisi Batavi prodromus, in quo plantæ rariores omnes in Batavorum hortis hactenus cultæ... recensentur. Edente in lucem S. (imone) W. (artono) A. (nglo). — *Amstelædami, apud H. Wetstenium*, CIↃ IↃC XIC (1689). In-12, 5 ff. liminaires non numérotés, 386 p. chiffrées et 13 ff. non chiffrés pour les addenda et l'index. (S. 13.744.)

Titre rouge et noir.

300 pages sont consacrées au catalogue du Jardin du Roi, L'auteur dit dans sa préface latine qu'il a suivi, pendant les années 1686, 1687 et 1688, les démonstrations que faisait *Tournefort, botanophilorum omnium summo oblectamento*, pendant les mois de juin et juillet.

Ce livre a été vendu 1 l. 11 sols à la vente de Danty d'Isnard, et le nom de l'auteur est écrit Warthon dans le Catalogue de Jussieu, nº 2027.

J'en possède un exemplaire dont la page de garde porte la note manuscrite suivante : *Autor Samuel Wharton, vel potius Guglielmus Sherardus, ex Seguierii, bibl. bot. p. 211.* Cependant le passage suivant de l'Eloge de Tournefort par Fontenelle ne laisse guère subsister de doute sur l'auteur :

« *On peut compter parmi les ouvrages de Tournefort un livre ou du moins une partie d'un livre qu'il n'a pourtant pas fait imprimer. Il porte pour titre* : Schola botanica, sive catalogus plantarum quas ab aliquot annis in horto regio Parisiensi studiosis indigitavit... Tournefort... 1689. *Un Anglais nommé Simon Warton, qui avait étudié trois ans en botanique au Jardin du roi, sous Tournefort, fit ce catalogue des plantes qu'il y avait vues.* »

Le P. Lelong et Brunet se sont tenus à l'opinion de Fontenelle.

74. — L'Anatomie de l'Homme, suivant la circulation du sang, et les dernières découvertes, démontrée au Jardin Royal, par M. Dionis, premier chirurgien de madame la Dauphine, chirurgien ordinaire de la feuë Reine et Juré à Paris. — *Paris, L. d'Houry*, 1690. In-8°, 12 ff. liminaires non chiffrés, 550 p. numérotées et 7 ff. non chiffrés pour la table et l'errata. (Ta[9] 136.)

Beau portrait de Dionis, *Boulogne pinxit. F. Thomassin fe. Graveur du Roy, 1689*. Dans le cadre : *Petrus Dionis. Chirurgus Serenissimæ Delphinæ.*

La préface fait l'histoire de la chaire d'anatomie au Jardin du roi : *L'anatomie a beaucoup d'obligations... à Monsieur Daquin, premier médecin du Roy, par le rétablissement qu'il fit des* Démonstrations publiques au Jardin Royal, *où il a voulu que l'anatomie fût démontrée...*

La Bibliothèque Nationale possède les éditions de 1694, 1698, 1705, 1715, 1729 et 1780, de cet ouvrage. Elles sont toutes accompagnées d'une vue de l'*Amphithéâtre des Ecoles de S. Cosme*, et du portrait de Dionis.

75. — Compte des bâtiments du roi.

22 octobre 1690 : à Bernard, sculpteur, pour avoir retouché et doré les lettres de la table de marbre et rétabli la sculpture des armes du Roy dans le fronton au-dessus de la porte de l'entrée du Jardin royal des plantes en 1690, 18 livres. (T. III, 438.)

10 février-21 septembre 1692 : Au s[r] Duvernay, parfait payement de 400 liv. qui luy ont esté accordez par S. M. pour l'indemniser de la dépense qu'il a faite à la construction d'un petit bâtiment au bout dud. Jardin royal, pour faire les dissections anatomiques de démonstrations dudit jardin. (III, 730.)

Le 26 août 1697, Duverney reçoit pour le même bâtiment 2333 l. 2 s. 2 d., *en ce compris l'augmentation qu'il y a faite depuis ladite année 1692.* (T. IV, 210.)

76. — Veüe du Jardin Royal des Plantes medecinales au fauxbourg St-Victor. *A Paris, chez N. Langlois, rue S. Jacques à la Victoire avec Privil. du Roy, dessiné et gravé par Pérelle.*

Cette ravissante estampe qui mesure 266 sur 162 mm. est probablement la plus belle pièce iconographique qui existe sur le Jardin du roi. L'eau-forte de Pérelle donne la perspective des parterres français avec le bassin, dont le jet fonctionne au milieu, et au fond, les bâtiments et la chapelle. A gauche, plates-bandes bordées d'arbustes, avec un berceau de verdure. A droite une allée de grands arbres et la masse verdoyante de la butte. Nombreux personnages.

Autre tirage de la même planche : *A Paris, chez J. Mariette, rue S. Jacques à la Victoire, avec Pr. dessiné et gravé par Pérelle.*

Adam Pérelle, auteur de cette belle estampe, est mort en 1695. D'autre part les deux graveurs et marchands d'estampes chez qui la pièce était en vente ont exercé à la fin du XVIIe et au commencement du XVIIIe. On ne risque pas de se tromper beaucoup en datant de 1690 la *Vue du Jardin Royal* de Pérelle.

77. — Veüe du Jardin Royal des Plantes médecinales au fauxbourg St-Victor. (*Signé dans l'angle inférieur gauche* :) A. Meyer fecit. Chez Jean de Ram. Avec Privilège. (Carnavalet.)

Cette estampe présente les mêmes dispositions que la planche de Pérelle.

Une gravure sur bois de Lebreton : *Le Jardin des Plantes créé par Richelieu en 1626*, qui accompagne le chapitre consacré à cet établissement par Gourdon de Genouillac, dans son *Paris à travers les siècles* (tome II, p. 317), m'a semblé n'être qu'une copie de cette pl. de Meyer.

78. — Elémens de Botanique, ou Méthode pour connoître les Plantes, par M. Pitton Tournefort, de l'Aca-

démie royale des Sciences et Professeur en Botanique au Jardin Royal des Plantes. — *A Paris, de l'Impririe royale*, 1694. Un vol. 10 ff. liminaires non chiffrés, 562 p. et 10 ff. de table non chiffrés, et 2 vol. de planches numérotées de 1 à 451. (S. 13380-13382.)

Chaque vol. est orné d'un joli frontispice *Vermeulen sculp.* représentant une vue d'ensemble du Jardin royal. Dans le ciel des amours portent une pancarte sur laquelle on lit ; *Elémens de botanique.* T. I (II ou III).

P. I, tête de chapitre, jolie vignette non signée donnant une vue particulière de *l'école* qu'on voit, dans la planche d'ensemble, à droite, entre les parterres et la butte. De nombreux étudiants suivent les démonstrations du professeur. Cette vue isolée de l'ancienne école de botanique est, je crois, unique.

Le même frontispice, en tirage différent, et *non signé*, se retrouve dans les *Institutiones rei herbariae*... Parisiis, 1700. 2 vol, in-4° (S. 4110-4112), mais la vignette de la page 1 y est remplacée par une autre tête-de-chapitre : Au premier plan à droite un groupement de plantes exotiques, aloes, bananier, etc. A gauche, au second plan, une belle orangerie à baies cintrées, au fond et au-dessus, le profil d'une éminence plantée d'arbres, le labyrinthe sans doute.

On trouvera de curieuses appréciations sur Tournefort et son œuvre dans *Philosophical Letters between the late learned Mr. Ray and several of his ingenious correspondents... published by W. Derham.* London. 1718, in-8°. (S.21.355).

79. — Illustrissimo Viro Domino D. Guidoni Crescentio Fagon, regis a sanctioribus consiliis et archiatrorum comiti... Quaestio medica, quodlibetariis disputationibus, mane discutienda in Scholis medicorum, die Martis vigesimâ nonâ Novembris. M. Andrea Enguehard... praeside : An ab exlege sanguinis circuitu, morbi ?... Proponebat Parisiis Josephus Pitton Tournefort, Aquisextiensis e Gallo-provincia, Baccalaureus medicus, A. R. S. H. 1695. — Gr. in-fol. plano. (Bibliothèque du Muséum.)

En tête de cette édition de la thèse de Tournefort, qui a servi de prétexte à une manifestation en l'honneur de Fagon, se trouve le très beau portrait du vieux maître, gravé par Edelinck, d'après Rigaud, accompagné d'une épigraphe latine de Santeuil.

Dans une édition, sans la dédicace et sans le portrait de Fagon, *Parisiis, apud Franciscum Muguet,* s. d. In-4°, 4 p. (B. N. Th. P. 15, 39), la date de la discussion, *die Jovis prima Decembris*, a été corrigée à la main et remplacée par la date *die martis 29ª nov.* qui figure sur le grand placard du Muséum. Elle est donc antérieure à celui-ci. Il en existe deux traductions françaises, l'une de Bosquillon, l'autre d'Andry (T⁶. 230 et 231).

80. — Note sur la thèse de Tournefort, par M. E.-T. Hamy. (*Bulletin du Muséum d'histoire naturelle*, 1895, n° 3, p. 76-78.)

Notes biographiques sur Fagon.

M. Deniker s'est aussi occupé de cette manifestation de la Faculté de médecine de Paris en l'honneur de Fagon, et de la belle édition gr. in-fol. de la thèse de Tournefort que possède la Bibliothèque du Muséum, dans sa note *Sur une collection de portraits des professeurs du Muséum formée à la Bibliothèque.* (*Bulletin du Muséum*, 1895, n° 3, p. 75-76.)

81. — Voyage de Lister à Paris en 1698, traduit pour la première fois, publié et annoté par la Société des Bibliophiles français. On y a joint des extraits des ouvrages d'Evelyn relatifs à ses voyages en France de 1648 à 1661. — *Paris*, 1873. In-8°, XXVIII, 344 p. (Lk⁷. 6005 *bis*.)

Je renvoie, pour la bibliographie de cet ouvrage et pour la description de cette édition française, à l'excellente *Bibliographie parisienne* de M. Paul Lacombe, nos 65-70.

Martin Lister, médecin et naturaliste, numismate érudit et auteurs d'ouvrages sur la conchyliologie, attaché au comte de Portland pendant son ambassade auprès de Louis XIV, après la paix de Ryswick, ne pouvait pas manquer de nous donner de curieux renseignements sur le Jardin du Roi.

Avec lui, nous pénétrons chez Tournefort, qui ouvre toute grande sa collection de coquilles, « *toutes très belles, parfaites et rangées en bon ordre* », sa collection de graines, de fruits et de plantes desséchées, qui « *égale, si elle ne surpasse pas, les plus beaux herbiers d'Europe* ». Il nous mène aussi chez Duverney, qui a « *son appartement au bout du Jardin du roi* », à l'amphithéâtre d'anatomie, dont il fait une description assez réaliste, p. 68-69, à son cours, p. 72.

Le chapitre IX de l'ouvrage est consacré à la description des jardins de Paris et de ses environs. Il visite le Jardin du roi en compagnie de Tournefort et de M. Braman, « *jardinier d'une grande intelligence et d'une grande activité* » (pour ce dernier, voir aussi p. 16 et la note 3). D'ailleurs « *en fait de gens honnêtes s'y promène qui veut* ». Il en énumère avec complaisance les bosquets, les bassins, les collines, les parterres, les serres. Tournefort fait trente leçons dans son été et dans chacune d'elles *démontre* 100 plantes, p. 167. Plantes curieuses, dotations, logement des employés, la butte, vue qu'on y a sur la maison de campagne du P. Lachaise, p. 168. « *Il y a aussi à Paris, au Jardin du roi, des raisins précoces* », p. 199. « *Le premier médecin actuel, M. Fagon, est un homme de beaucoup d'honneur, de savoir et de zèle*. »

82. — Description nouvelle de la ville de Paris, ou recherche curieuse des choses les plus singulières et les plus remarquables qui se trouvent dans cette grande ville... A quoi l'on a joint un nouveau plan de Paris... Par Germain Brice, Parisien. — *Paris, Nic. Le Gras*, 1898. 3 vol. in-12, plan et fig. (Lk[7]. 6001.)

Article très intéressant sur le Jardin du roi, tome II, p. 13-18 : Tournefort, son cabinet, son « *jardin sec* » de plus de 7000 plantes. Il loge rue Saint-Victor. Nous voyons apparaître un jardinier-chef : *Le nommé Braman a le soin particulier de la culture des simples, et a la direction de tout ce qui dépend du Jardin. Ses soins et son habileté ont été si loin qu'il est parvenu à assembler jusqu'au nombre de cinq mille plantes différentes des quatre parties du monde, qui sont disposées dans un ordre admirable.* ... C'est celui dont Lister dit : « *J'avais plus de plaisir à voir M. Braman bêcher en veste blanche dans le Jardin du Roy et y semer des couches que de voir M. de Sainctot introduire un ambassadeur...* » « *M. Breman me dit*, rapporte ailleurs Lister, *qu'au commencement d'avril il avait fini de semer ses couches, et qu'il avait mis en terre deux mille espèces de graines.* »

— 1706. 5e édition. *Ibid.* 2 vol. in-12, plan et fig. (LK7. 6001. A.)

Tome II, p. 16-21.

Peu de changements. Braman, ou plutôt Jean Brémant est remplacé par Saintard. Voir l'intéressante notice que M. Hamy a écrite sur Brémant.

Il convient de se méfier des renseignements donnés sur le Jardin du Roi par les éditions postérieures du livre de Brice. M. Hamy a constaté que le nom du jardinier Saintard figure encore dans les éditions de 1725 et même de 1752. Or Saintard est mort en 1721.

Pour les éditions antérieures de cet ouvrage, voir à la date de la première, 1684, et pour les suivantes à l'année 1713.

83. — Jean Brémant, jardinier du Jardin Royal (1672 ?-1702), par M. E.-T. Hamy. Extrait du *Bulletin du Muséum d'histoire naturelle*, 1898, n° 3, p. 130. — *Paris, Imp. nationale*, avril 1898. In-8°, 3 p. (Ln27. 45790.)

Singulière fortune que celle de ce modeste collaborateur de Tournefort. Martin Lister a tracé de lui dans ses notes de voyage une intéressante silhouette. Germain Brice lui fait une place dans sa *Description nouvelle de Paris*, au milieu des illustres professeurs du Jardin Royal. M. Hamy retrouve des traces du paiement de ses gages et services, dans les *Comptes des bâtiments du roi sous le règne de Louis XIV* et lui consacre la notice substantielle que voilà, en même temps qu'à son successeur Saintard, dont le billet d'enterrement est le plus ancien document de ce genre que les archives du Muséum possèdent.

84. — Règlement ordonné par le Roy pour le Jardin Royal des Plantes. Du 7e de janvier 1699, à Marly. — *Paris, Imp. royale,* 1698. In-f°, 2 p. et un feuillet pour le titre. (Ms. Clair. 687. fol. 31.)

Réimprimé à la suite des Lettres patentes du 9 mai 1708. (*Paris, Muguet,* 1708, in-4°), dans Félibien, T. IV, 2e des pièces justificatives, p. 433, et par Fischer. T. Ier, p. 479.

Ce règlement rétablit le premier médecin dans la surintendance générale du Jardin qui lui avait été enlevée par le règlement du 25 juillet 1691, mais il laisse au surintendant des bâtiments la gestion financière de l'établissement.

85. — *(Affiche annonçant l'ouverture du cours de Tournefort pour 1702).* Imperante Ludovico magno. Sub auspiciis domini Guidonis Crescentii Fagon, archiatrorum comitis et summi moderatoris Horti regii parisiensis. Plantas omnes... in Hortum regium asportatas ad sanitatis humanæ tutelam, Plantarum historiæ illustrationem et oculorum delicias, studiosis indigitabit Josephus Pitton Tournefort... Auspicabitur die Lunæ 10 Julii anni 1702, hora sexta matutina, in horto regio. De Par le Roy. Défenses d'entrer dans le Jardin avec épées et bastons. — *Parisiis, typis viduae Fr. Muguet* (S d.) In-fol. plano oblong.

86. — Les Herborisations de Tournefort et de Bernard de Jussieu aux environs de Fontainebleau, par M. Edm. Bonnet. (*Bull. Soc. bot. de France.* T. 28e. 2e série, tome III, comptes-rendus, p. XV-XXIV.)

M. Bonnet réimprime, p. XVIII et XIX, deux affiches annonçant l'une le cours de Tournefort pour 1702, et l'autre, les herborisations de B. de Jussieu pour 1723.

87. — De par le Roy. Nous Guy-Crescent Fagon, conseiller du roy en ses conseils... premier médecin de Sa Majesté et surintendant du Jardin royal des Plantes à Paris... Fait à Versailles le 6e jour de juillet 1701. (Ordonnance concernant la police à observer par les étudiants pendant les démonstrations de botanique.) — *Paris, imp. de Vve Fr. Muguet*, 1709. In-fol. plano. (Sp. 120.)

Ce curieux placard nous montre les *Ecoliers* de l'*Ecole des plantes* faisant du bruit pendant les leçons, marchant et sautant à travers les plates-bandes, et se confectionnant des herbiers avec les plantes du jardin. — L'écart qui existe entre la date de l'arrêté (1701) et celle de l'impression (1709) semble prouver que ces désordres ne cessèrent pas tout d'un coup, malgré la sévérité de la répression. — L'ex. de la B. N. a la signature mns. de Fagon.

88. — Cours d'opérations de chirurgie démontrées au Jardin Royal, par M. Dionis, premier chirurgien de feue Madame la Dauphine, à présent de Madame la Duchesse de Bourgogne, et Juré à Paris. — *Paris, L. d'Houry*, 1707. In-8°, 14 ff. liminaires non chiffrés, 746 p. et 13 ff. de table non numérotés. (Te^{36}. 22.)

Au frontispice une grande planche représente le *Jardin royal* dont le nom figure dans le ciel sur une banderole. En bas à gauche : *J. B. Scotin le jeune sculp.* Au premier plan les parterres et le bassin. Au fond les bâtiments précédés de la grande cour, et à droite la chapelle et l'entrée précédées d'une autre cour dont la porte est ouverte sur une allée du jardin. Des groupes de personnage sont disséminés partout. Le jet d'eau fonctionne. Il y a des buis taillés aux coins des parterres. Autre planche : portrait de Dionis, *Bou-*

logne pinxit ; dans le cadre : *Petrus Dionis, chirurgus Serenissimae Delphinae primarius.*

3e planche, *page 1re* : L'Amphithéâtre de Saint-Cosme. *J. B. Scotin le jeune sculp.* Les autres planches sont toutes techniques.

La préface est à lire : « *Le concours des étudiants étoit si grand*, dit Dionis, *que la plus grande salle destinée à ces démonstrations n'en pouvoit pas tenir la moitié.* »

— 1714. 2^{e}éd. — *Ibid.* In-8°, 16 ff. liminaires non chiffrés, 752 p. et 16 ff. non numérotés pour la table. (Te^{36}. 22. A.)

Mêmes planches.

— 1740. 4e éd. — Revue.., par G. de la Faye. — *Ibid.* In-8°, XXXII-924 p. (Te^{36}. 22. B.)

Mêmes planches.

— 1757. 5e éd. — *Paris, Vve C.-M. d'Houry.* In-8°, XXXII-923 p. (Te^{36}. 22. C.)

Mêmes planches, très mauvais tirage.

— 1777. 8e éd. — *Paris, Vve d'Houry.* In-8°, XVI-724 p. (Te^{36}. 22. D.)

Les planches ont été regravées très grossièrement. Le portrait de Dionis et l'amphithéâtre sont en sens opposés, le portrait dirigé à gauche, tandis qu'il est à droite dans les gravures antérieures ; et ainsi pour l'amphithéâtre et le nom de Scotin a disparu.

— 1782. 8e éd. — *Paris, Méquignon l'aîné*, 2 parties en 2 vol. in-8°, XXXII-480 et 481-918 p. (Te^{36}. 22. E.)

La seconde partie a un titre et un faux-titre.
Dans cette édition la vue du Jardin du roi de Scotin a dis-

paru complètement pour faire place à une autre planche beaucoup plus naïve et non signée, où le détail des bâtiments est moins apparent. Les buis des plates-bandes sont en cônes simples, et l'on voit au premier plan des espaces plantés d'arbustes et séparés des plates-bandes par des murs ; à droite d'autres carrés, avec une porte s'ouvrant sur la campagne. La banderole portant les mots *Jardin royal* a disparu du ciel, et le titre de la planche est gravé dans la marge inférieure. On a restitué ici le portrait de Dionis par Boulogne et la vue de l'amphithéâtre de Saint-Cosme tels qu'ils étaient, sauf différences de tirage, dans les éditions antérieures.

89. — Règlement du Roy qui fixe les exercices de chaque Professeur du Jardin Royal des Plantes à Paris. (Fait à Versailles, le 14e jour de février 1708.) — (*S. l. n. d.*) In-4o, 3 p. (F. 21228, 121 et 23619, 58.)

Réimprimé par Félibien, T. IV. (2e des pièces justificatives), p. 433 b. et par Fischer, T. Ier, p. 484.

90. — Lettres patentes pour confirmer le Premier Médecin du Roy dans la Sur-Intendance du Jardin Royal des Plantes. (Donné à Marly, le 9e jour de may, l'an de grâce 1708.) — (*S. l. n. d.*) In-4°, 3 p. (F. 23619, 173.)

91. — Lettres patentes du Roy, portant que les premiers Médecins du Roy auront l'entière Sur-Intendance de la culture des plantes et direction du Jardin Royal sis au Fauxbourg Saint-Victor à Paris. Données à Marly, le 9 may 1708. — Règlement ordonné par le Roy pour le Jardin Royal des Plantes. (Marly, 7 janvier 1699.) — *A Paris, chez la veuve Fr. Muguet et H. Muguet*, 1708. In-4°, 4 p. (F. 21060. 123, et 23719. 194.)

Réimprimé dans Félibien, T. IV (2e des pièces justificatives), p. 432 a, et par Fischer, T. 1er, p. 481.

92. — Sur la génération des limaçons. (*Hist. Acad. des sciences*, 1708, p. 48-52.)

Observations faites par Duverney au Jardin du roi. Il est question ici d'un *Mémoire* sur ce sujet *que la maladie de l'auteur empêche de paroistre cette année.*

Voici ce que dit Fontenelle dans son Eloge de Du Verney, sur cette phase de l'activité scientifique de l'anatomiste :

« Il avait entrepris un ouvrage sur les insectes, qui l'obligeoit à des soins très pénibles. Malgré son grand âge, par exemple, il passoit des nuits dans les endroits les plus humides du Jardin, couché sur le ventre, sans oser faire aucun mouvement, pour découvrir les allures, la conduite des limaçons qui semblent en vouloir faire un secret impénétrable. »

93. — Description de la ville de Paris et de tout ce qu'elle contient de plus remarquable, par Germain Brice. Enrichie d'un nouveau plan et de figures dessinées et gravées correctement. 6e édition revue... par l'auteur. — *Paris, F. Fournier*, 1713. 3 vol. in-12. (Lk7. 6002.)

Ex. aux armes du comte de Toulouse. — Le plan est assez grand pour donner d'une façon très nette la disposition du jardin du roi, n° 16 du plan, p. 196-201 du Tome II. — Curieuse origine supposée de la butte. Jussieu a remplacé Tournefort, et Vaillant est *sous démonstrateur pour les plantes des environs de Paris où il mène les écoliers le mercredy de chaque semaine* ». « *Saintard a le soin de la culture et de tout ce qui en dépend* ». « *Aubriet s'occupe à dessiner et à peindre au naturel les plantes les plus curieuses et en fait des recueils pour le cabinet du roy.* »

Origine des collections : « *Dans un appartement sur le laboratoire, disposé tout exprès, boisé et ajusté fort proprement, on montre aux curieux le rare et nombreux cabinet de Joseph Pitton de Tournefort... Quelque temps avant sa mort arrivée en 1708, il donna par testament son cabinet au Roy, qui comprenait aussi une suite assortie de coquilles* (voir Lister), *la plus nombreuse et la plus complette qui eut*

encore été faite, laquelle à cause de sa Beauté a été transportée à Versailles. » Description des collections. L'herbier, « *son jardin sec* », comme il l'appelait.
(Pour les éd. antérieures voyez 1684 et 1698.)

— 1717. 7e édit. — *Ibid.* 3 vol. in-12. (Lk7. 6002. A.)

(T. II, p. 212-218.)

— 1725. Nouvelle description de... Paris, par Germain Brice... 8e édition. — *Paris, J.-M. Gandouin, et F. Fournier.* 4 vol. in-12. (Lk7. 6003.)

(T. II. p. 382-390. On signale le 1er plant de café.)

— 1752. Description de... Paris... — *Paris, les libraires associés,* 4 vol. in-12. (Lk7. 6002. B.)

(T. II. P. 374-382.)

94. — Description de la ville et des fauxbourgs de Paris en vingt planches... Dressée et gravée (par Boudin, Scotin le jeune, etc... — Paris, par Jean de La Caille, 1714. In-fol. (Lk7. 6007.)

Voir pour le Jardin du Roi le quartier de la place Maubert.

95. — Déclaration du roy pour conserver au sieur Fagon la surintendance du Jardin Royal des plantes pendant sa vie. Donnée à Vincennes le 18 septembre. 1715. — (*S. l. n. d.*) In-4o, 4 p. (F. 23621. 163.)

Fagon n'étant plus premier médecin du roi devait, selon le règlement du 7 janvier 1699 et les lettres patentes du 9 mai 1708, abandonner la surintendance du Jardin royal. En considération des services rendus et du haut point de prospérité où il a porté l'établissement, le roi le maintient dans sa charge.

96. — Voyage de l'Arabie heureuse par l'Océan oriental et le détroit de la Mer rouge : fait par les Français pour la première fois, dans les années 1708, 1709 et 1710. Avec la relation particulière d'un voyage fait du port de Moka à la cour du roy d'Yemen, dans la seconde expédition des années 1711, 1712 et 1713. Un mémoire concernant l'arbre et le fruit du café... Et un Traité historique de l'origine et du progrès du Café, tant dans l'Asie que dans l'Europe ; de son introduction en France, et de l'établissement de son usage à Paris. (Par Jean de La Roque.) — *Paris, C. Huguier*, 1715. In-12. (O²g. 1.)

Le *Traité historique... du Café*, occupe les p. 295-403. Il est excellent et il a été copié à souhait ; la partie littéraire et bibliographique en est très complète. L'auteur, voyageur illustre, raconte, p. 399 et seq., la visite qu'il fit au Jardin du roi, le 29 juillet 1715, en compagnie de *M. Galland, professeur en arabe au Collège royal*, de *M. Parent, de l'Acad. des sciences*, et de *M. Ouangé, chinois lettré et fort curieux*, pour y voir les pieds de café arrivés de Hollande qu'Ant. de Jussieu y cultivait. Il vante la science et l'amabilité du botaniste. Celui-ci a publié une *Histoire du café* [voir *Histoire de l'Acad. des sc. pour l'année 1713, avec les Mémoires...* P., 1716. In-4°] où l'on trouvera tous les renseignements nécessaires sur l'introduction du Café au Jardin du roi et les soins dont sa culture était l'objet. Il l'appelle *Jasmin d'Arabie à feuille de laurier*.

(Comme c'est du Jardin du roi qu'est parti le pied de café dont les descendants ont enrichi les Antilles françaises, je donnerai du jeune enseigne de la marine, chevalier de Clieu, qui le reçut des mains d'Ant. de Jussieu et le fit parvenir sain et sauf à la Martinique, en partageant avec lui sa ration d'eau pendant le voyage, l'excellente biographie suivante :)

Notice sur le chevalier de Clieu et bibliographie du café, par M. Louis Dubois,... — Caen, Le Gost-Clérisse, 1855. In-8°. (Ln²⁷. 4429.)

(Bibliographie normande. — Extrait des *Mémoires de l'Académie de Caen*.)

Il n'y avait pas que des Chinois *fort curieux* et des professeurs d'Arabe au Collège Royal pour visiter le Jardin lointain du faubourg Saint-Victor. Le *Journal du Marquis de Dangeau* nous montre le jeune roi Louis XV qui devait plus tard, entre autres passions, professer un culte si fervent pour la botanique, s'y promenant avec plaisir.

Lundi 11 mai 1716, à Paris. *Le roy alla l'après-midi se promener au Jardin Royal où M. Fagon est retiré depuis la mort du feu roy, et il donna la collation à Sa Majesté qui se promena beaucoup.* (Tome XVI, p. 317.)

97. — Description du cierge épineux du jardin du Roi appelé en latin *Cereus peruvianus*, Tabern. icon. 705. Par M. de Jussieu. (*Mémoires de l'Acad. des Sciences*, année 1716, p. 146.)

98. — Nouveau Plan de la ville, cité et université de Paris, dédié à Son Altesse Royale Monseigneur le Duc d'Orléans, petit-fils de France, régent du royaume. Par son très humble serviteur Roussel. 1716. *Roussel le fils inv. gravé par Roussel. Se vend à Paris, chez Roussel graveur Rue S. Jacques devant la rue du Plâtre.* — Gr. in-fol. (Bibl. Nat. Section des cartes et plans.)

Ce plan est entouré d'une encadrement qui donne la série des principaux monuments de Paris. Au milieu de la bordure inférieure se trouve une vue du Jardin des Plantes avec, au fond, l'intendance. Dans le ciel, en exergue, on lit : *Jardin royal.* Cette petite estampe *(voir la vignette de notre titre)* est accompagnée d'un court historique gravé.

99. — Description de deux nouvelles espèces de *Lamium* cultivées au Jardin du Roy, par M. Danty d'Isnard. (*Hist. Acad. des Sciences*, 1717. Mémoires, p. 268.)

100. — Discours sur la structure des fleurs, leurs différences et l'usage de leurs parties, prononcé à l'ouverture du Jardin royal de Paris, le Xe jour... de

juin 1717. Et l'établissement de trois nouveaux genres de plantes, l'Araliastrum, la Sherardia et la Boerhaavia, avec la description de deux nouvelles plantes rapportées au dernier genre. Par Sébastien Vaillant, démonstrateur des plantes au Jardin royal à Paris. — *Leide, P. Vander Aa*, 1718. In-4°, 56 p. (S. 6181.)

Il existe à la B. N. un second exemplaire dont la date en chiffres romains, comme dans le premier d'ailleurs, MDCCXVIII, est surchargée d'un second X, ce qui donne la date 1728. Il est coté S. 4115.

Ce livre a deux titres, le premier en français, donné plus haut, qui est au verso du 1er feuillet, le second en latin, au recto du f. 2 : *Sermo de structura florum*, etc. Les deux titres, imprimés en rouge et noir, ont la même vignette gravée : Un enfant, dnns un cartouche, scie une pierre de taille sur laquelle on lit : *Tempore et industria.* Le fond du cadre de la gravure est occupé par des monuments au second plan. Le texte français du *Discours* est en italique, au verso des feuillets ; le texte latin en regard, en caractères ronds.

C'est une des grandes pages de l'histoire de la botanique. Vaillant y démontrait d'une façon positive la sexualité des végétaux qui n'avait été encore que devinée. Voir pour les stades successifs de cette découverte *L'Histoire de la Botanique* de Sachs.

Faisons remarquer en passant que Sébastien Vaillant est qualifié *garçon du Laboratoire*, dans les *Comptes des bâtiments du roi*, années 1703, 1704, 1705, 1708 et 1709, titre qu'il partage avec un modeste employé subalterne chargé des plus minimes fonctions. En 1710 seulement il devient *garde du Cabinet des drogues*.

101. — Eloge de Guy-Crescent Fagon, par Bernard de Fontenelle. (*Mém. Acad. des Sciences*, 1718, p. 94.)

Fontenelle a écrit dans cette biographie l'histoire même du Jardin du roi.

On trouvera dans Jal, *Dictionnaire critique de biographie et d'histoire*, 2e éd. 1872, in-8°, des détails très précis sur Fagon, et sa famille. On voit Guy de la Brosse « médecin du

Roy » figurer comme témoin, le 27 juillet 1637, à Saint-Médard, au mariage de sa nièce Louise de la Brosse avec Henry Fagon, et comme parrain de Guy Fagon, le 11 mai 1638. Jal reproduit aussi à l'article *Jardin des Plantes* les Lettres patentes du 31 juillet 1671 nommant Fagon « en la charge de démonstrateur et professeur des plantes et simples medicinalles » (*sic*) du Jardin du Roy... « pour en jouir en survivance du sieur Denis Jonquet seulement ». Il cite plusieurs pièces justificatives signalant des paiements faits à Fagon en cette qualité ; donne les armoiries prises par Fagon en 1697, sans paraître se douter qu'elles avaient déjà servi à Guy de La Brosse, et l'extrait mortuaire du 12 mars 1718, des registres de Saint-Médard, en signalant l'erreur d'âge dont nous avons parlé plus haut.

102. — Déclaration du Roy qui ordonne qu'à l'avenir la Sur-Intendance du Jardin Royal sera distincte et séparée de la charge de Premier Médecin. Donnée à Paris le 31 mars 1718. — *A Paris, chez la veuve de Fr. Muguet, H.Muguet*, 1718. In-4°, 4 p. (F. 21080. 28, et Ms. fr. 21737, folio 323.)

Réimprimé dans Félibien, T. IV, 2e des pièces justificatives, p. 466 b, et par Fischer, T. 1er, p. 487.

Fagon venait de mourir, le 11 mars 1717. Son *Eloge* par Fontenelle (*Hist. Acad. des Sciences*, 1718) dit admirablement quel homme il fut et ce qu'il fit pour le Jardin du roi. Voir aussi les *Mémoires de Trévoux*, août 1722. Les *Mémoires* de Saint-Simon sont également précieux à consulter, de même que le *Journal* de Dangeau qui montre le premier médecin de Louis XIV de plus près encore. On lit dans celui-ci, à la date du *vendredi 11 Mars 1718* (tome XVII, p. 265) : *M. Fagon est mort ; c'étoit un homme d'un grand mérite et qui, depuis la mort du feu roi, dont il était premier médecin, s'était retiré au Jardin Royal, où il vivait solitaire, ne voulant pas même voir ses meilleurs amis.*

Le *Mercure* de mars rapporte ainsi la mort de Fagon : « *Le 12 toute la cour a fait compliment à M. Fagon, conseiller au conseil des finances, sur la mort de M. Fagon, son père, décédé la veille. On parle fort de son testament qui ne contient que deux lignes. Il recommande son âme à Dieu, implore sa miséricorde et fait M. son fils son légataire universel et signe : Fagon. Le billet d'enterrement que*

M. Fagon, son fils, a envoyé à ses amis et parents n'est pas moins simple. **Messieurs et Dames sont priés d'assister à l'enterrement de M. Fagon, docteur en médecine, décédé au Jardin Royal.** *Il sera enterré à St-Médard, sa paroisse.* » (Cité par les éditeurs de Dangeau.)

On lira dans Saint-Simon, tome XIV, p. 379, édition Chéruel, par quelle intrigue Chirac, qui n'était point médecin du roi, se fit donner l'intendance du Jardin, et le jugement d'infamie qu'il porte sur lui, et dans quel état déplorable Chirac laissa l'établissement qui lui avait été confié. Cependant comme le passionné duc a souvent besoin d'être amendé, il ne sera pas inutile, si l'on tient à se faire une idée exacte de Chirac, de lire son *Eloge* par Fontenelle (*Hist. de l'Acad. des Sciences*, 1732, p. 120).

103. — Discours sur le progrès de la Botanique au Jardin royal de Paris ; suivi d'une introduction à la connoissance des plantes. Prononcez à l'ouverture des démonstrations publiques, le 31 may 1718, par Antoine de Jussieu, docteur-régent en la Faculté de médecine de Paris, de l'Académie royale des sciences, démonstrateur des plantes et professeur pour l'explication de leurs vertus au Jardin du Roy. — *Paris, Et. Ganeau*, 1718. In-4°, 24 p. (2 ex. S. 6176 et 6709.)

Le *Discours sur le progrès de la Botanique* est en réalité l'histoire du Jardin du roi jusqu'en 1718, date de la mort de Fagon, une histoire précieuse en documents biographiques et bibliographiques, sous un petit volume. Il occupe les 16 premières pages. L'*Introduction à la connoissance des Plantes*, est imprimé sur deux colonnes, en latin et en français.

Quérard, dans la *France Littéraire*, attribue à Ant. de Jussieu un ouvrage qu'il donne sous le titre suivant :

104. — Eloge de M. Fagon, avec l'Histoire du Jardin royal de Paris et une Introduction à la Botanique. — *Paris*, 1718. In-4°.

C'est certainement une erreur. Il n'existe rien sous ce titre qui répond d'ailleurs parfaitement au contenu du *Discours sur le progrès de la Botanique*. C'est, à n'en pas douter, ce même ouvrage qu'un correspondant de Quérard lui aura signalé sous un titre rédigé de fantaisie, par analogie peut-être avec l'*Eloge de Fagon* par Fontenelle.

105. — La Botanique à Montpellier, études historiques, notes et documents. L'Herbier de Chirac, improprement dit de Magnol, par J.-E. Planchon,.. (Extrait de la *Revue des Sciences naturelles*, 3e série, t. III, sept. et déc. 1883.) — *Montpellier, imp. de Boehm et fils*, 1884. In-8°, 39 p. et 3 ff. de fac-simile d'autographes. (8° S. Pièce. 3157.)

M. Planchon établit que l'herbier en question est celui du successeur de Fagon dans la surintendance du Jardin du roi.

106. — (*Affiche pour annoncer l'ouverture du cours d'Ant. de Jussieu.*) Imperante Ludovico XV°, sub auspiciis D. D. Petri Chirac,... Horti regii parisiensis præfecti... Antonius de Jussieu... plantas omnes indigenas, exoticasque... hunc in hortum undequâque adsportatas et educatas, indigitando nuncupabit, ad genera et ad species proprias referet; earum usus... edocebit... *Incipiet oratione gallica, quâ botanices ediscendae normam explicabit, die Jovis quintâ Junii, horâ sextâ vespertina, anno R. S. H. 1721, deincepsque horâ sextâ matutina perget.* In Horto regio. De par le Roy, défenses d'entrer dans le jardin et dans l'amphithéâtre avec épées et bâtons. — (*Parisiis*), *ex typog. L. d'Houry* (s. d.) In fol. oblong plano. (Fol. S. 2395.)

Le laboratoire de botanique (classification et familles naturelles), au Muséum, possède les années 1715, *typis viduæ F. Muguet*, 1722, 1723, *ex typ. L. d'Houry*, 1727, 1730 et 1731, *imp. de P.-N. Lottin*. L'affiche de l'année 1732 est à la B. N., Sp. 202.

107. — (*Affiche annonçant les herborisations de Bernard de Jussieu pour l'année 1723.*) Imperante Ludovico XV°, sub auspiciis D. D. Petri Chirac,... Bernardus de Jussieu... stirpium in Horto regio prodemonstrator, ut quas in eodem horto Botanophili stirpes, professore regio indigitante, viderint ; easdem in arvis, pratis, collibus, sylvis, stagnisque, sponte nascentes agnoscant, rure indicabit. Incipiet die mercurii secunda Junii, pergetque cæteris uniuscujusque hebdomadæ mercurii diebus Anni R. S. H. 1723. — (*Parisiis*), *ex typog. L. d'Houry* (s. d.). In-fol. plano. (Muséum. Laboratoire de Botanique ; classification et familles naturelles.)

108. — Histoire et recherches des antiquités de la ville de Paris, par Me Henri Sauval, avocat au Parlement. — *Paris Ch. Moette ; et J. Chardon*, 1724. 3 vol. in-fol.

Sauval a eu l'intention d'écrire une description du Jardin royal. Voir T. II, p. 285 : *Dans le Jardin royal il y a un valon arrosé d'eau de fontaine ; une coline, des lieux sombres, d'autres exposés au soleil pour y nourrir les plantes et les arbres qui ont besoin de ces différentes situations.*

Dans la description que je ferai de ce beau jardin, *il sera parlé de la plante sensitive qu'on y a longtemps nourrie. Quant à son assiette, elle est si bien pratiquée qu'il semble renfermer toute la campagne voisine, et une partie de la Seine : ce qui fait qu'aux heures de la promenade quantité de personnes de qualité y viennent.*

Sauval est mort en 1670. C'est donc à cette date que son ouvrage aurait dû être placé. Nous avons cru devoir le laisser à la date de publication, bien que ce soit un Paris et un *Jardin Royal* antérieur de plus de 50 ans qu'il décrive.

109. — Histoire de la ville de Paris, composée par D. Michel Félibien. Revue augmentée et mise au jour par D. Guy-Alexis Lobineau, tous deux prêtres religieux Benedictins de la Congrégation de Saint-Maur. — *Paris, G. Desprez ; J. Desessartz*, 1725. 5 vol. in-fol.

On trouvera au T. II, p. 1361, un court historique du Jardin du roi. Félibien donne en outre en ses pièces justificatives plusieurs arrêts, déclarations et règlements concernant cet établissement et dont l'énumération suit :

I. Arrêt du parlement du 6 juillet 1626 pour l'enregistrement des lettres patentes de janvier 1626. (T. IV, p. 71 a.)

II. Règlement du 7 janvier 1699, en faveur du premier médecin (T. IV, p. 433.)

III. Lettres patentes du 9 mai 1708, en faveur du premier médecin. (T. IV, p. 432 a.)

IV. Règlement du 4 février 1708, pour les exercices des professeurs. (T. IV, p. 433 b.)

V. Déclaration du 31 mars 1718, qui enlève au premier médecin la surintendance du Jardin. (T. IV, p. 466 b et 467.)

110. — Botanicon Parisiense, ou dénombrement par ordre alphabétique des plantes qui se trouvent aux environs de Paris compris dans la carte de la prévoté et de l'élection de ladite ville par le sieur Danet gendre, année 1722. Avec plusieurs descriptions des plantes, leurs synonymes, le temps de fleurir et de grainer, et une critique des auteurs de botanique, par feu M. Sébastien Vaillant, de l'Académie royale des sciences et démonstrateur des plantes au Jardin royal de Paris. Enrichi de plus de trois cents figures dessinées par le sieur Claude Aubriet, peintre du cabinet du roy. — *Leide, et Amsterdam, chez J. et H. Verbeek et B. Lakeman*, 1727. In-fol. (S. 924.)

Œuvre publiée par Boerhaave après la mort de Vaillant survenue en 1722. Elle est accompagnée d'une remarquable *Préface où l'on traite de l'ouvrage* et *de la vie de l'Auteur*, pleine de détails intéressants pour l'histoire du Jardin du Roi, et d'un beau portrait de Vaillant par Houbraken.

111. — Histoire de ce qui a occasionné et perfectionné le Recueil de peintures de plantes et d'animaux sur des feuilles de vélin conservé dans la Bi-

bliothèque du Roy, par M. de Jussieu. (*Mémoires de l'Académie royale des Sciences*, année 1727, p. 131-138.)

Outre l'histoire des vélins de Gaston d'Orléans, des peintures de Robert et d'Aubriet, Ant. de Jussieu donne ici celle des planches gravées pour Guy de La Brosse par Abraham Bosse.

112. — Elévation de l'hôtel de Vauvray du côté de la cour. Plan au rez-de-chaussée de l'hôtel de Vauvray, 16, rue de Seine, fauxbourg S. Victor, à Paris du dessein de M. Bulet, architecte. *Chevotet del.* — Elévation du côté du jardin de l'hôtel de Vauvray. *Chevotet del. Hérisset scul.* A Paris, chez Mariette, rue Saint-Jacques, aux Colonnes d'Hercules. (*L'Architecture françoise.* T. Ier, 1727. In-fol. V. 2132.)

Ces deux pl. ont été reprises par Blondel, dans son *Architecture Françoise.* Paris, 1752, 4 vol. in-fol. Voyez: T. II, *Liv. III, n° XVIII*, pl. 1re et 2e ; texte p. 93-95. Le nom de l'éditeur Jean Mariette ne se trouve plus sur les pl. de ce tirage, mais elles sont numérotées comme il est dit plus haut.

Pour l'affectation ancienne des terrains et maisons (démolies d'ailleurs dans l'hiver 1902-1903) réunis au Jardin des Plantes, rue Cuvier, voir : Lefeuve, *Les Anciennes maisons de Paris sous Napoléon III* (Paris, 1873. 2 vol. in-8°), tome 2, p. 453. — L'article consacré à la rue de Buffon, même volume, p. 216-222, est aussi très intéressant.

113. — Règlement du roi pour le Jardin royal des Plantes, du 28 avril 1729.

Il existe une copie manuscrite de cet acte au Département des Estampes de la Bibliothèque Nationale. *Topographie de Paris, Quartier du Jardin des Plantes,* in-fol.

114. — Arrêt du Conseil d'Etat du Roy, du 9 août 1732, qui exempte les officiers du Jardin Royal de prendre l'attache du Bureau des Finances. — *Paris, G. Saugrain* (*s. d.*). In-4°, 4 p. (2 ex. F. 23657. 408, et Ms. français, 21737. fol. 325.)

Un arrêt du Conseil d'Etat du 4 avril 1719 ordonnait que la somme de 21500 livres affectée à l'entretien du Jardin Royal serait prise sur le chapitre de la recette générale des bois de la généralité de Paris. En 1732 le sieur Charron, receveur général en exercice, refusa, sur une ordonnance du Bureau des finances du 7 février de ladite année, de payer l'état de 1731, faute par les officiers du Jardin d'avoir rapporté leurs lettres d'attache à ce bureau. Du Fay, alors intendant, en appela au Conseil qui, par l'arrêt ci-dessus, dispensa les officiers du Jardin Royal de rapporter leurs lettres d'attache au bureau des finances.

115. — La Soirée du Labyrinte, débauche d'esprit, suivie du Portefeuille galant par Monsieur***. — *Paris, C. Guillaume* (*de l'imprimerie de Gissen*), 1732. In-12, 4 ff. liminaires non chiffrés, 284 p., plus 2 ff. non chiffrés pour l'approbation et le privilège. Frontispice. (2 ex. Y². 7972 et 68783.)

Le héros de la *Soirée du Labyrinthe* est un jeune seigneur qui, *occupé d'une nouvelle passion*, cherche au Jardin du roi la solitude ;

« L'aimable fraîcheur d'une Soirée d'Eté m'avoit arrêté dans le Jardin du Roi : l'air qu'on y respire et la vue qu'on y découvre en rendent la promenade charmante ; et l'on peut dire que ce séjour délicieux ne doit pas moins ses agrémens aux soins de la nature, qu'à ceux que l'art prend tous les jours de l'embellir, en y conservant ces plantes rares et curieuses qui naissent sous les climats les plus contraires au nôtre...

«... Pour être encore plus seul, je pris le chemin du Labyrinte et je fus m'y enfoncer dans une allée sombre et propre à donner naissance aux rêveries les plus tendres et les plus langoureuses. Que je trouvai de charmes dans ce lieu! Sa situation est favorable au tête à tête ; plusieurs petites routes entrecoupées s'y présentent aux Amans, et les conversations les plus passionnées s'y tiennent sans pouvoir être entendues...

Que ces lieux ont d'attraits pour le tendre mystère !
L'amour y règne avec sa mère
Sur les cœurs qui portent ses fers :
Ce Dédale amoureux offre mille retraites,
Où les faveurs les plus secrètes
Dédommagent l'amant des maux qu'il a soufferts...

« Comme je traversois une allée sombre pour gagner le haut du Labyrinte... j'aperçus sur le petit banc placé au sommet de cet endroit quatre personnes. »

Coupons la parole à l'auteur : Ces quatre personnes sont une marquise, une bourgeoise, un riche marchand et un abbé. On s'y raconte des histoires galantes jusqu'au moment où l'on s'aperçoit « qu'on alloit fermer les portes du jardin, et que d'ailleurs la fraîcheur du soir avoit fait place à un serain nocturne, dont les influences malsaines étoient à éviter ». Le héros daigne aussi nous informer que l'objet de sa « nouvelle passion » en a été reconnu depuis indigne.

Frontispice : Un jeune seigneur rêve au bord du bassin du Jardin du roi qui est au premier plan. A gauche une porte fermée à laquelle on accède par quelques marches doit s'ouvrir sur le labyrinthe dont on voit les pentes couvertes de bouquets d'arbres au fond. A droite un rang de buis taillés derrière lequel sont des carrés de cultures et des châssis de verre appuyés au mur du labyrinthe. Dans le ciel où brille le croissant de la lune, deux amours supportent un cartouche sur lequel on lit : *Est labyrintus Amor*. En bas à gauche : *J. B. Scotin Sculp. et inv.*

P. 165, *Le Portefeuille galant*, qui n'a rien de commun avec le Jardin du roi.

116. — Catalogue raisonné de coquilles et autres curiosités naturelles. On a joint à la tête du catalogue quelques observations générales sur les coquilles, avec une liste des principaux cabinets qui s'en trou-

Veuë du Jardin des Simples au faubourg Sainct Victor
Israel Silvestre delin. et Sculp.
Israel Henriet ex. cum priuil. Regis

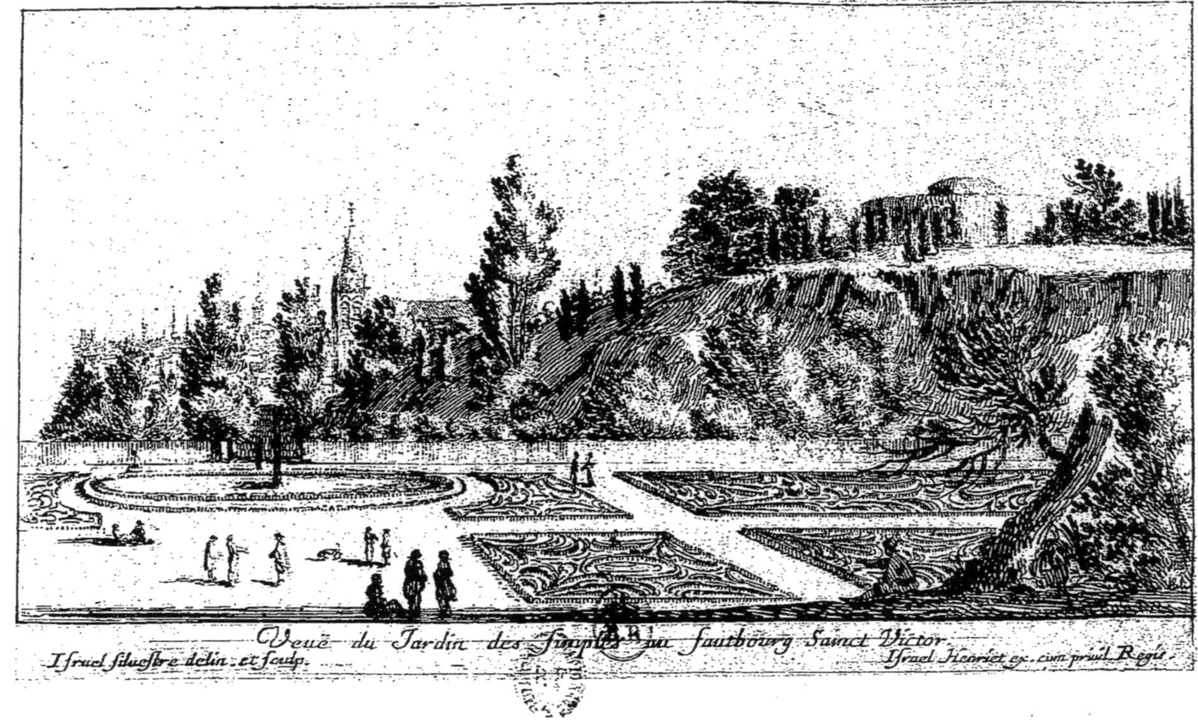

PL. III.

vent, tant dans la France que dans la Hollande... (Par le sieur Morrain, d'après une note ms.) — *Paris, Flahault*, 1736. In-12, VI-167 p., frontispice (coquilles et madrépores). (S. 21115.)

La Liste des principaux cabinets de curiosités naturelles, p. 30, s'ouvre par quelques lignes sans intérêt sur le « très-beau cabinet... dont M. Bernard de Jussieu a la garde ». Puis vient la collection du duc de Bourbon dont les coquilles « formaient le cabinet de M. de Tournefort ».

117. — Plan de Paris (dit Plan de Turgot), commencé l'année 1734... achevé de Graver en 1739... Levé et dessiné par Louis Bretez. Gravé par Claude Lucas. Et écrit par Aubin.

118. — Eloge de Charles-François de Cisternay Du Fay (1698-1739), par Fontenelle. (*Hist. Acad. des Sciences,* 1740, p. 73.)

Réimprimé dans les *Eloges des Académiciens* et dans les *Œuvres* de Fontenelle, *Eloges*, tome II, p. 384-397 (éd. Salmon, 1825, in-8°).

C'est une page de l'histoire du Jardin du roi pendant l'intendance de Du Fay qu'on ne peut oublier dans cette bibliographie, non plus que l'*Eloge* de Fagon.

119. — Notice sur Charles-François de Cisternai Du Fay, physicien, intendant au Jardin royal des Plantes (1698-1739), par Henri Becquerel,... — *Paris, Imp. nationale*, 1893. Gr. in-4°, 23 p.

(Extrait du *Volume commémoratif du Centenaire de la fondation du Muséum d'histoire naturelle.*)

120. — Correspondance inédite de Buffon, à laquelle ont été réunies les lettres publiées jusqu'à ce jour,

recueillie et annotée par M. Henri Nadault de Buffon, son arrière-petit-neveu. — *Paris, L. Hachette*, 1860. 2 vol. in-8°. (Z. 44255-44256.)

Il semblerait que les faits intéressant directement le Jardin du roi dussent tenir dans la correspondance de Buffon une place plus grande que celle qu'ils y occupent en réalité. Néanmoins la part du Jardin est encore belle et les notes de l'éditeur donnent à ce recueil de lettres un intérêt de premier ordre. La correspondance de Buffon avec Thouin, lequel était chargé des affaires du Jardin en l'absence de Buffon, est surtout très instructive.

Voir notamment les Lettres CCXLIX, CCL, CCLV, CCXCVII, CCCX, CCCXXI, CCCXXXVIII, CCCXXXIX, CCCXLIII, CCCXLV, etc., adressées à Thouin, sur les échanges de terrains négociés avec les religieux de Saint-Victor, sur la plantation des allées de tilleuls, sur le carré des plantes aquatiques, sur les grilles que l'intendant faisait fabriquer dans ses forges, sur les vols commis au Jardin du roi, sur le corps-de-garde, sur les travaux en cours, etc. Des notes de l'éditeur sur la nature des rapports de Buffon avec Thouin, p. 352-353, sur les agrandissements du jardin, p. 350-351, 354-355, 362, sont à lire. La note à la lettre CCCXLI, p. 522-525, reproduit les *Lettres patentes* d'avril 1782 et plusieurs documents originaux relatifs aux échanges de terrains avec l'Abbaye de Saint-Victor.

Une curieuse lettre à Mme Necker (Lettre CCXXI), la prie d'intervenir auprès du ministre pour qu'on ne mette pas la Régie des fiacres à l'hôtel de Magny que l'instituteur Verdier occupait encore et sur lequel Buffon avait déjà jeté son dévolu ; note p. 328.

Le projet de M. de Beaubois pour l'embellissement du quartier du Jardin du roi occupe la lettre CCCVIII et sa note, p. 478.

Une note sur la lettre CCLXXVII raconte une visite de Marie-Antoinette au Jardin du roi, alors que grondait déjà l'orage révolutionnaire. Enfin on lira avec intérêt la note, p. 595 et suiv., sur la succession de Buffon.

L'éditeur de la *Correspondance* de Buffon n'a pas manqué de rapporter dans ses notes tous les passages des *Mémoires* de Bachaumont qui sont relatifs au Jardin du roi.

On trouvera dans *Fragments biographiques, précédés d'études sur la vie, les ouvrages et les doctrines de Buffon*, *par Geoffroy Saint-Hilaire* (Paris, 1838, in-8°), une appréciation motivée du rôle du grand naturaliste au Jardin du roi.

La correspondance de Métra présente aussi un très grand intérêt pour l'histoire du Jardin royal sous l'intendance de Buffon. Malheureusement elle a été publiée sans table et les recherches relatives à un point spécial de l'histoire y sont difficiles.

121. — Buffon, sa famille, ses collaborateurs et ses familiers. Mémoires par M. Humbert-Bazile, son secrétaire, mis en ordre, annotés et augmentés de documents inédits, par M. Henri Nadault de Buffon,... Avec cinq portraits sur acier. — *Paris, Vve J. Renouard*, 1869. In-8°, XV-432 p. (Ln[27]. 3230.)

Il y a peu de chose à prendre là, après la *Correspondance*. On y trouve en note, p. 219, l'anecdote du fils de Buffon découronnant le Cèdre du Liban, en tirant au pistolet sur la flèche, anecdote controuvée ; des pages intéressantes sur les collaborateurs et les familiers de Buffon : Thouin, Lucas, garde du cabinet, Verniquet, etc.

122. — Vie de Buffon, par M. A de Chesnel. — *Paris. Debécourt*, 1843. In-12, 425 p. (Ln[27]. 3228.)

Au chapitre IV, *Vie privée de Buffon*, p. 378 et suiv., résumé daté des agrandissements du jardin et des travaux qui y furent exécutés sous Buffon.

Pour la part de Thouin dans cette œuvre on consultera : *Eloge historique de André Thouin*, par *M. Arsène Thiébaut de Berneaud*,... Paris, 1825, in-8° (Ln[27]. 19617), et *Notice historique sur M. André Thouin, par A.-F. Silvestre*..., Paris, avril 1825, in-8° (In[27]. 19616).

123. — Description de Paris, de Versailles, de Marly, de Meudon, de S. Cloud, de Fontainebleau et de toutes les autres belles maisons et châteaux des environs de Paris, par M. Piganiol de la Force... avec des figures en taille-douce. — *Paris. Th. Le Gras*, 1742. 8 vol. in-12. (Lk[7]. 6015. B.)

Bon article, T. IV, p. 634-641. Le plan du Jardin du roi est fort lisible dans celui du quartier de la place Maubert, p. 524.

Description historique de... Paris et de ses environs, par feu M. Piganiol de La Force. Nouvelle édition... *Paris, G. Desprez*, 1765. 10 vol. in-12. (Lk[7]. 6016.)

Même plan, même article, sauf changement de personnel, T. V, p. 249-257.

M. S. Dupain, dans son livre *La Bièvre, recherches historiques sur cette rivière et ses affluents*... Paris, 1886, in-8° (L[19]. 53), a publié un plan dressé en 1740 par Bonamy, historiographe de la ville, qui montre le Jardin Royal dépassant notablement le bras de la Bièvre qui le bornait à l'est dans les plans antérieurs.

124. — L'Histoire naturelle éclaircie dans deux de ses parties principales, la Lithologie et la Conchyliologie, dont l'une traite des pierres et l'autre des coquillages... Enrichi de figures dessinées d'après nature. Par M... (A.-J. Dézallier d'Argenville) de la Société royale des sciences de Montpellier. — *Paris, De Bure l'aîné*, 1742. In-4°. Frontispice de Boucher. (S. 4140.)

Le Ch. X, *Des plus fameux cabinets de l'Europe touchant l'histoire naturelle*, donne, p. 198-200, une fort bonne description de la Galerie du Jardin des plantes médicinales. On trouvera aussi, p. 207, quelques lignes sur le cabinet de *M. Jussieu, démonstrateur roial des plantes au Jardin du roi.*

Une nouvelle édition de cet ouvrage a été publiée en 1757, également chez de Bure, sous le titre suivant, qui correspond à la suppression de la partie relative à la Lithologie : *L'Histoire naturelle éclaircie dans une de ses parties principales, la Conchyliologie, ou traité des coquillages de mer, de rivière et de terre... augmenté de la zoomorphose...* 2 parties en un vol. in-4° (S. 4141-4142).

La description du cabinet du Jardin royal des plantes n'y

est pas modifiée. Il en est tout autrement pour la 3e édition de 1783 que nous décrirons à sa date.

125. — Sur une Table en mosaïque dite de Florence donnée par Louis XV en 1748 au Cabinet d'histoire naturelle du Jardin du Roy, par M. E.-T. Hamy. Extrait du *Bulletin du Muséum d'histoire naturelle*. 1896, n° 7. — (*Paris*), *Imp. nationale*, décembre 1896. In-8°, 4 p. (Lj9. 3497.)

126. — Histoire naturelle générale et particulière, avec la Description du Cabinet du Roy. — *Paris*, *Imp. royale*, 1749-1804. 44 vol. in-4°.

La dédicace au roi est signée : Buffon, *intendant de votre Jardin des Plantes*. Daubenton, *garde et démonstrateur de votre Cabinet d'histoire naturelle*.

On trouvera dans le *Manuel du Libraire*, de Brunet, la description de ce magnifique ouvrage, et des différents états dans lesquels on le trouve. Il est inutile d'y revenir. Outre les belles planches d'histoire naturelle qui donnent encore un prix élevé à cette première édition, de Sève l'a embellie d'adorables têtes-de-chapitre qui furent gravées avec beaucoup de soin. J'en signalerai particulièrement deux au T. III qui sont peut-être la représentation exacte de deux salles du cabinet du roi, quoique de jolis amours nus y jouent seuls le rôle de savants et de curieux.

La 1re vignette, p. 1, gravée par Sornique, représente un droguier, avec ses meubles à tiroirs et ses vitrines remplies de bocaux. Sur les armoires, accrochés aux boiseries, suspendus au plafond, des madrépores, des poissons, des coquillages. La seconde vignette, p. 13, gravée par Babel, représente une salle dont les armoires sont pleines de bocaux contenant des animaux conservés dans l'alcool.

La Description du Cabinet qui est, comme la partie anatomique, l'œuvre de Daubenton, se présente par fragments intercalés à la suite des descriptions anatomiques, lesquelles suivent déjà les articles de Buffon particuliers à chaque animal. Ainsi au tome IV on trouve d'abord le célèbre morceau de Buffon sur le cheval, puis la description anatomique par Daubenton, et enfin p. 368, la *Description de la partie du Cabinet qui a rapport à l'histoire naturelle du cheval*, *par le même.* Et ainsi de suite pour chaque animal ou groupe d'animaux. Les pièces entrées au cabinet pendant le cours de la publication de l'ouvrage sont décrites dans les T. XIV, p. 375, et XV, p. 165, sous cette rubrique : *Description* (et *Suite de la description*) *des choses qui sont arrivées au Cabinet depuis l'impression des articles auxquels elles ont rapport.*

Chaque objet de la collection est décrit isolément sous le numéro qu'il portait dans le cabinet.

Daubenton n'a exécuté ce précieux travail que pour les tomes III à XV de l'ouvrage, *Histoire naturelle de l'Homme et des animaux quadrupèdes*, qui furent publiés de 1753 à 1767. Il n'existe pour l'*Histoire naturelle des oiseaux*, T. XVI-XXIV, 1780-1783, ni pour le *Supplément*, 1774-1789 (le dernier vol. est l'œuvre de Lacépède), aucune analyse du cabinet.

On sait que cet ouvrage fut complété, pour les reptiles, les poissons et les cétacés, par Lacépède, dont l'œuvre parut entre les années 1788-1804, formant avec les 36 vol. publiés par Buffon les 44 vol. de cette belle publication.

Les réimpressions contemporaines de Buffon, de *La Haye* et *Amsterdam*, in-4°, et de *Paris*, 1752-1805, 90 vol. in-12, contiennent aussi la Description du Cabinet, qui disparut rapidement des éditions postérieures.

Pour revenir un peu sur les vignettes de de Sève et authentiquer le luxe des armoires et l'élégance des boiseries qu'elles nous présentent, je citerai, entre autres auteurs qui ont parlé de la beauté du cabinet, le court passage que Désallier d'Argenville a consacré au Jardin du roi : « Quoique le détail des différentes raretés qu'il renferme soit étranger, dit-il, à cet ouvrage, la beauté de ses serres, l'arrangement, l'ordre et la *magnificence de la Galerie destinée à l'Histoire naturelle,* méritent bien d'être placés avec tout ce qui porte des empreintes de génie et de goût. M. de Buffon est intendant du Jardin Royal des Plantes, et M. Daubenton est garde et démonstrateur du Cabinet. » (*Voyage pittoresque de Paris... par M. D****. 3e édition. Paris, de Bure, 1757. 2 vol. in-12 (LK7. 6018. b). Les deux premières éditions de cet ouvrage, 1749 et 1752, ne parlent point du Jardin du roi.)

On trouvera dans : *Notice historique sur Daubenton*, lue à la séance publique de l'Institut... le 15 germinal an VIII, par G. Cuvier... Paris, Baudoin, an IX, in-4°, l'histoire de la part prépondérante de Daubenton dans la création, c'est le mot qu'on peut employer, quoiqu'il existât déjà, du cabinet.

127. — Voyage au Labirinthe du jardin du Roi. A Monsieur***... — *A La Haye, chez les libraires associés*, 1755. In-8°, 4 ff. non chiffrés et 32 p. (Zz. 4302.)

Les 3e et 4e feuillets liminaires non chiffrés portent en titre de départ et en titre courant le mot *Préface*, mais ils sont blancs. C'est ce qu'il y a de plus spirituel dans le livre.

Cet opuscule anonyme, mêlé de prose et de vers, est de Linguet, et probablement le premier ouvrage imprimé du fécond et remuant écrivain. Il est d'ailleurs aussi insignifiant que possible. L'auteur va en plein hiver *faire un tour au Jardin du Roi, voisin de son logis*, accompagné d'un ami qui moralise en vers les incidents de la route, boues des chemins, portes fermées, difficultés de l'ascension, etc. Il conclut qu'*il n'y avait que deux extravagants comme nous, qui pussent se trouver en hiver à cinq heures et demie du soir dans le Jardin du Roi.*

128. — Premier Livre de Veuës en XII feuilles, des Environs de Paris d'après Lantara, sous la direction de M. J. Ph. Le Bas. *A Paris, chez J. P. Le Bas. Graveur du Cabinet du Roy rue de la Harpe.* In-8° oblong.

Ce très beau recueil a été suivi d'une seconde série de 20 planches. On les trouvera mêlées aux premières et sous le même titre-frontispice dans l'Œuvre de Le Bas au cabinet des Estampes.

Le Jardin Royal et le quartier St-Victor y figurent à plusieurs reprises. Citons :

1° Vue du Jardin Royal des Plantes. *Dessiné d'après nat. par Lantara. J.-P. Le Bas Direxit.*

Au 1er plan un mur, derrière lui deux enclos carrés entourés de palissades de verdure, dans l'enclos de droite une cabane. Au fond, les bâtiments de l'intendance. A droite une serre de forme gracieuse appuyée sur la grande butte, et l'allée des tilleuls.

2° Vue du côté du Jardin du Roy.

Au 1er plan : au coin à droite un arbre, vers la gauche une

maison pittoresque. Entre cette maison et l'arbre on voit très nettement au fond le bâtiment de l'intendance.

L'une des planches de cette suite, une vue de Venvres (*sic*) qui semble faire partie de la seconde série donne une date moyenne à la composition de ces estampes ; elle porte : *Dessiné d'après nature par M. Lentara* (sic) *1760*.

Henri Béraldi ne mentionne pas cette suite.

129. — Sur deux Lettres inédites de Bernard de Jussieu, par M. Auguste Gras. — *Paris, imp. de Martinet* (1863). In-8°, 6 p. (Sp. 9843.)

(Extrait du *Bulletin de la Société botanique de France*, t. VIII, 1861, p. 670 et suiv.)

Bernard de Jussieu n'était guère épistolier. Voici deux courtes lettres adressées à Allioni, datées de Paris, 4 mars 1761 et 9 avril 1763, dont l'une — un simple billet — indique un envoi de graines d'Amérique. « *J'aurai aussi l'attention d'y joindre les plus rares qui sont cultivées au Jardin du roi.* » M. Gras a fait suivre ces lettres d'une curieuse étude sur la nature des relations qui existaient entre Linné et Bernard de Jussieu.

130. — (*Affiche pour annoncer l'ouverture du cours de Le Monnier* :) Deo favente, imperante Ludovico XV, Ludovicus-Guillelmus Le Monnier,... plantas omnes... hunc in Hortum... educatas indigitando nuncupabit... Incipiet gallicâ oratione in quâ *exponet horti publici utilitates et commoda*... die lunæ 9ª junii 1766... — (*Parisiis*) *typis Quillau*, 1766. In-fol. oblong plano. (Sp. 203.)

Les affiches du cours de Le Monnier pour les années 1769 et 1778 sont à la B. N. Sp. 204 et 209, et aussi celle de 1776, Ant.-Laur. de Jussieu étant suppléant, *vices gerens*, Sp. 208. Enfin le laboratoire de botanique du Muséum possède les annonces du même cours pour les années 1784 et 1785.

131. — Collection des plantes usuelles, curieuses et étrangères, selon les systèmes de Mrs Tournefort et Linnæus, tirées du Jardin du roi et du Jardin de

MM. les apothicaires de Paris, gravées et imprimées en couleur et en leur forme naturelle... par M. Gautier d'Agoty, botaniste et anatomiste pensionné du Roi. — *Paris, l'Auteur*. 1767. 3 livraisons in-4°. (S. 656-659.)

Trois livraisons seulement ont paru. Voir pour cet ouvrage et le suivant *La France Littéraire*.

131 *bis*. — Plantes purgatives d'usage tirées du Jardin du Roi et de celui de MM. les apothicaires de Paris, représentées avec leur couleur naturelle, et imprimées selon le nouvel art, avec leurs vertus et leurs qualités... par M. G. d'Agoty, père,... Premier cahier. — *Paris, l'Auteur*, 1776. In-4°, XXIV-24 p., 8 pl. (Te[142]. 102.)

Pour en finir avec ces sortes d'ouvrages qui n'ont rien de commun, malgré leur titre, avec l'histoire du Jardin des Plantes, rappelons que le copieux polygraphe Buc'hoz a publié en 1792, sous le titre : *Le Jardin du Roi*, un recueil in-fol. de pl. coloriées de fleurs.

132. — Dictionnaire géographique, historique et politique des Gaules et de la France, par M. l'abbé Expilly,... Tome V. — *A Amsterdam, et se trouve à Paris, chez Desaint et Saillant*... 1768. In-fol. (L[16]. 5.)

P. 464, colonne 2 et p. 465, col. 1, *Du Jardin royal des Plantes*. Ce n'est qu'une description du cabinet, mais elle est excellente, donnant salle par salle la disposition des meubles et des collections. Ces sortes de descriptions sont assez rares pour que l'on signale celle-ci.

133. — 1re Planche du Jardin du Roi (*Les édifices et parties du jardin sont désignés sur le plan même ainsi qu'il suit* :) Cabinet d'histoire naturelle — Plantes communes de Parterres — Plantes d'Orangerie qui peuvent se passer de feu l'Hiver — Grainiers —

Logements des Jardiniers sur l'Orangerie — Oignons du Cap — Serre à Tan des cierges du Pérou — Serres des cannes à sucre — Serres à Plantes grasses — Rampe — Labyrinthe — Limaçon du Labyrinthe.

2e Planche. Projet pour le petit bois — Pépinière — Parterres — Ecolles de toutes les Plantes — Couches où l'on sème les Plantes du Jardin.

3e Planche (numérotée 14). Projet de prolongation jusqu'à la Rivière. (Carnavalet.)

Ce très intéressant plan-projet date au plus tard de 1772, car on n'y voit pas la nouvelle maison qui servait d'intendance et que Buffon acquit cette même année, ni la serre Buffon qui fut construite quelques années plus tard.

134. — Exposition d'un nouvel ordre de plantes adopté dans les démonstrations du Jardin Royal, par Ant.-Laurent de Jussieu. (*Mémoires de l'Académie des Sciences*, 1774, p. 175-197. Lue le 13 avril 1764.)

Dans *Un Herbier de Jean-Jacques Rousseau*, signalé par M. E. Gonod d'Artemare (Le Mans, 1899, in-8°, 8. p.) quelques plantes sont indiquées comme provenant du Jardin royal de botanique. Cet herbier que le philosophe compléta à Ermenonville, en 1778, devint plus tard la propriété du comte de Girardin, petit-fils de l'ami de Rousseau, lequel le donna à M. de Bengy dont le petit-fils mit ledit herbier en vente en 1899.

135. — Almanach parisien en faveur des étrangers et des personnes curieuses... (Année 1775.) — *Paris, Vve Duchesne*. Petit in-12. (Lc31. 368.)

Jardin royal des Plantes, p. 114. « Rien n'y est plus curieux que la galerie d'histoire naturelle ; elle est remplie d'un nombre infini de coquillages, de squelettes ou corps desséchés d'animaux... de fossiles, de plantes coralines, de pétrifications... Toutes les pièces de ce magnifique cabinet sont remarquables par *la riche boiserie qui règne tout au-*

tour, et par les tablettes ornées de glaces et qui renferment les divers objets de l'histoire naturelle. »

Le même almanach, pour 1783, rapporte en outre le changement apporté dans l'ordre des plantes de l'école : « on a mis au haut de chacune son véritable nom pour la commodité des étudiants... » La petite butte a été remaniée, « on a rendu cet endroit charmant. » Enfin on se propose d'ouvrir une entrée sur la rue de Seine.

136. — (Affiche de faire-part des obsèques de Bernard de Jussieu :) Vous êtes priés d'assister aux Convoi et Enterrement de Bernard de Jussieu, écuyer... professeur et sous-démonstrateur de Botanique au Jardin Royal, de l'Académie royale des Sciences... décédé en sa maison, Rue des Bernardins ; qui se feront cejourd'hui vendredi 7 novembre 1777, à six heures du soir, en l'église de Saint-Nicolas du Chardonnet, sa paroisse, où il sera inhumé. De Profundis. De la part de Messieurs de Jussieu, ses Frères et Neveux. —*In-folio oblong plano.* (Muséum. Laboratoire de botanique. Classification et familles naturelles.)

137. — Projet d'un monument consacré à l'histoire naturelle. Dédié à Monsieur le Comte de Buffon, intendant du Jardin du Roi... par Charles-François Viel, architecte. — *Paris, imp. de P.-D. Pierres,* 1779. In-4°, 8 p., 2 pl. in-fol. (V. 9002.)

Pl. I. Plan d'un monument consacré à l'histoire naturelle. Dédié à M. le comte de Buffon, intendant du Jardin du Roi, de l'Académie Françoise, de celle des Sciences, etc. Par son très-humble et très-obéissant serviteur, Viel. A Paris, chez l'Auteur, maison neuve, près S. Jacques du Haut Pas. Composé et dessiné par Charles-F[çois] Viel en 1776. *Gravé par L. Gustave Taraval* en 1779. (Armes de Buffon.)

Pl. II. Elévation d'un monument consacré à l'histoire naturelle. Dédié, etc. (le reste de la légende comme ci-dessus).

Quérard indique cet ouvrage de la façon qui suit :

Projet, Plan et Elévation d'un monument consacré à l'histoire naturelle ; accompagné d'un Discours en explication. Dédié à M. le comte de Buffon, par Ch.-Fr. Viel. — *Paris, Phil. Pierres*, 1780. In-4°.

Je ne peux donner aucun renseignement sur cette édition dont l'existence me semble douteuse.

Dans le projet de Viel le jardin se trouve élargi au nord selon une ligne qui, longeant le labyrinthe, descend perpendiculairement au quai, c'est-à-dire embrasse à peu de chose près l'espace occupé aujourd'hui par la Ménagerie, mais surtout au midi où sa limite se trouve rejetée jusqu'au-delà de la Bièvre, pour aboutir au boulevard de la Salpêtrière, selon une ligne parallèle à la limite nord. Le jardin se termine sur le quai par une grande demi-lune convexe. De belles galeries avec amphithéâtre s'élèvent un peu plus au sud que les galeries actuelles de minéralogie. Un magnifique cabinet d'histoire naturelle, situé au centre du jardin, remplace l'ancien cabinet qui disparaît.

La partie la plus intéressante du projet est la transformation du labyrinthe en Ménagerie pour les animaux vivants, avec volières pour les oiseaux, parcs pour les bêtes fauves, grottes et loges pour les carnassiers, ruisseaux et bassins pour les poissons, etc.

Buffon réalisa une partie du projet de Viel en prolongeant le Jardin du Roi jusqu'au quai ; la Convention réalisa l'autre en créant la Ménagerie. Mais il est juste de reconnaître que l'idée de joindre au Jardin des Plantes et au Cabinet une collection d'animaux vivants date de l'intendance de Buffon, si même elle n'émane pas de lui. Une note de Nadault de Buffon à la lettre CCXL de la *Correspondance* de Buffon (T. II) dit en effet à propos d'Emmanuel Baillon, correspondant du Cabinet, dont le nom figure encore sur les états du Jardin des Plantes lors de la Révolution : « Chaque année, bien que le Jardin du roi n'eût pas encore de ménagerie, il envoyait à Buffon un certain nombre d'oiseaux vivants que ce dernier faisait élever avec soin. » Où l'intendant entretenait-il ces oiseaux ? A Montbard ? Soit ; mais certainement aussi dans le carré des plantes aquatiques qu'une aquarelle d'Hilair nous montre déjà habité par toute une population volatile. Or les envois de Baillon consistaient surtout en oiseaux d'eau.

Est-ce tout ? Non. Il fut alors bel et bien question d'installer la Ménagerie de Versailles au Jardin du roi, ainsi qu'en témoignent les *Mémoires* de Bachaumont, à la date du 23 juillet 1782 :

« M. le comte de Buffon, intendant du Jardin et du cabinet du roi, s'occupe sans relâche de l'agrandissement et de l'embellissement de cette résidence. Il a obtenu des fonds pour acheter les divers terrains jusqu'au bord de la rivière, ce qui, en étendant singulièrement le Jardin, va le rendre superbe et d'un accès beaucoup plus facile. *On parle aussi de transporter au même lieu la ménagerie de Versailles*, et il est certain que cette partie d'histoire naturelle vivante sera beaucoup mieux, jointe ainsi aux autres, et d'ailleurs plus soignée entre les mains d'un philosophe naturaliste, que sous la direction d'un suisse grossier et sans aucune connaissance. »

Bernardin de Saint-Pierre, dans son *Mémoire sur la nécessité de créer une ménagerie*, dit aussi que Buffon avait désiré, sans oser la demander, la translation de la ménagerie de Versailles à Paris.

138.—Recherches critiques, historiques, et topographiques sur la ville de Paris... avec le plan de chaque quartier, par le Sr Jaillot, géographe ordinaire du Roi... — *A Paris, chez l'auteur et chez Aug. Mart. Lottin*, 1772-1775. 20 vol. in-8°. (Lk7. 6030.)

XVIe quartier. La place Maubert, avec un plan en deux parties. La *Partie septentrionale du quartier de la place Maubert*, à Paris, chez le sieur Jaillot, 1774, offre un plan très lisible du Jardin du roi avant les agrandissements de Buffon. Texte p. 72-73.

Il existe de cet ouvrage une édition en 5 vol. in-8°. *Paris, Le Boucher*, 1782. (LK7. 6030. c.) Même plan et même texte au p. 72-73 du T. IV, XVIe quartier.

139.— Observations au sujet de deux animaux dont le mâle accouche la femelle, par M. Demours, démonstrateur et garde du cabinet d'histoire naturelle. (*Mémoires de l'Acad. des Sciences*, 1778, p. 14-19. Lu le 21 janvier 1778.)

« ... *Dans les grands jours d'été, je rencontrai sur le soir, proche de quelques marches qui étoient autrefois auprès du grand bassin du Jardin du Roi... deux crapauds de terre de la petite espèce qui étoient accouplés...* »

Il s'agit du crapaud accoucheur. C'est au Jardin du roi que la singularité de ses mœurs conjugales fut pour la première fois observée. Voir : Vaillant. *Guide*, p. 84.

140. — La Conchyliologie, ou histoire naturelle des coquilles de mer, d'eau douce, terrestres et fossiles, avec un traité de la zoomorphose, ou représentation des animaux qui les habitent... par M. Désallier d'Argenville... ouvrage considérablement augmenté de planches en taille-douce... 3e édition, dédiée au roi, par MM. de Favanne de Montcervelle, père et fils. — *Paris, G. de Bure fils aîné*, 1780. 2 vol. in-4°. (S. 4143-4144.)

La description très précise du Cabinet du Jardin des plantes occupe les pp. 199-209 du T. Ier. L'arrangement en a été tout à fait changé depuis 1742, date de la 1re édition de l'ouvrage de Desallier d'Argenville. C'est maintenant une galerie formée de quatre pièces en enfilade, décorée d'armoires fermées de glaces, et fort riche. Buffon a fait « *placer des étiquettes qui annoncent à l'instant les différents objets de cette nombreuse collection* ».

141. — (Arrêt du Conseil d'Etat par lequel le Roi, sans avoir égard à l'opposition formée par les demoiselles Bouillon à l'arrêt du 21 octobre 1780 dont Sa Majesté les a déboutées, ordonne que ledit arrêt sera exécuté; ordonne en outre que les demoiselles Bouillon et leurs sous-locataires seront tenus de remettre sur leurs demandes en indemnités, si aucunes leur sont dues, leurs pièces et mémoires sur papier simple au sieur lieutenant général de police de Paris, que Sa Majesté a commis pour en connaître et, après affirmation d'experts qu'il nommera, en juger, sauf l'appel au Conseil. Fait au Conseil d'Etat du Roi, tenu à Versailles, le 1er juin 1781.) — (*Paris*), *imp. de P.-M. Delaguette, rue de la Draperie* (s. d.). In-4°, 8 p. (Archives Nationales. O1 2126[10].)

Pièce sans titre. L'adresse de l'imprimeur est dans le bandeau.

Il s'agit de l'un des procès mus à propos des expropriations faites pour l'agrandissement du Jardin du roi.

142. — Lettres patentes d'avril 1782 relatives aux échanges de terrains proposés par Buffon aux Religieux de Saint-Victor pour l'agrandissement du jardin du roi. (Dans la *Correspondance de Buffon*, t. II, p. 522 et suiv.)

A ce propos je signalerai l'existence aux Archives Nationales (O[1]. 2124 [3]) d'un plan manuscrit en couleurs émanant sans aucun doute de Verniquet, et qui donne le projet définitif d'agrandissement du jardin conçu par Buffon, avec l'indication des lots de terrains appartenant à la ville ou aux religieux de Saint-Victor absorbés par le jardin, et de ceux qui furent offerts en échange. Cette pièce est du plus haut intérêt.

143. — Letters to a young gentleman on his setting out for France ; containing a survey of Paris, and a review of French litterature ; with rules and directions for travellers and various Observations and Anecdotes relating to the subject. By John Andrews,... — *London, J. Walter*, 1784. In-8°, xvj-576 p. (Lk[7]. 6033.)

Lettres XL : *The most pleasant, though not the most frequented garden in Paris, is* Le Jardin du Roi... *It is open, airy and spacious...*

144. — Les Jardins, ou l'Art d'embellir les paysages, poème, par M. l'Abbé Delille, de l'Académie Française. VIe édition. — *A Reims. chez Cazin*, 1785. In-24, 138 p., frontispice.

Un autre titre, celui-ci gravé, porte l'adresse : *A Paris, chez Cazin*, 1791, V[e] édition.

Delille a placé l'épisode du jeune Potaveri qui, amené en France par Bougainville, s'attendrit en reconnaissant un arbre d'O-Taïti,

... Dans ces Jardins où Louis à grands frais,
De vingt climats divers en un seul lieu rassemble
Ces peuples végétaux surpris de croître ensemble,
Qui, changeant à la fois de saison et de lieu,
Viennent tous à l'envi rendre hommage à Jussieu...

c'est-à-dire au Jardin du Roi.

145. — Guide des amateurs et des étrangers voyageurs à Paris, ou description raisonnée de cette ville et de tout ce qu'elle contient de remarquable, par M. Thiéry. Enrichie de vues perspectives des principaux monuments modernes. — *Paris, Hardouin et Gattey*, 1786-1787. 2 vol. in-12. (Lk[7] 6035.)

La description du *Jardin royal des plantes et cabinet d'histoire naturelle du roi* occupe les pages 172-184 du T. II. Elle est très précise et très complète sous son petit volume. Le cabinet déjà très riche y est décrit salle par salle, avec la place qu'occupent les principaux objets. Les jours et heures de visite, l'indication des logements des professeurs, les divisions du jardin et l'affectation des carrés, le kiosque du labyrinthe avec son *méridien « qui réunit la précision de l'effet du soleil avec le timbre le plus sonore, exécuté par M. Mille, serrurier... demeurant rue de Buffon »*, rien n'y manque.

146. — Précis pour Me Verdier, maître ès-Arts, et Instituteur de la jeunesse dans l'Université de Paris, membre de Trois autres Universités, avocat en Parlement, Conseiller-Médecin du feu Roi de Pologne, etc. Contre M. Le Clerc, comte de Buffon, Intendant du Jardin Royal des Plantes, Trésorier de l'Académie des Sciences, Membre de l'Académie Françoise et d'un grand nombre d'autres ; et contre les Administrateurs des Voitures Publiques, anciens propriétaires de l'Hôtel de Magny : Sur l'enlèvement

de sa Maison d'Education (Me Barey de S. Marc, procureur.) — *(Paris), imp. de M. Lambert (1787)*. In-4°, 16 p. (Bibliothèque du Muséum).

146 *bis*. — Edit du roi, donné à Versailles, le 14 juillet 1787, qui ordonne la construction d'un nouvel amphithéâtre pour les cours au Jardin du roi, sur les terrains acquis du Sr Verdier, avec injonction à celui-ci de céder la place sans retard. (Manuscrit. Archives Nationales. O^1. 2126^5.)

147. — Vue du Jardin du roi, du côté de la Rivière. en face de l'Arsenal. *Bataille del. Née Sculp. Isle de France, Monumens de Paris, n° 81*. (Dans : *Description générale et particulière de la France, ou Voyage pittoresque de la France...* par B. de La Borde, Béguillet, Guettard, etc. Paris, 1781-1796, 12 tomes en 8 vol. gr. in-fol. Tome IV.)

Les parties du jardin et les monuments qui l'environnent sont indiqués sur cette estampe par des oiseaux qui volent au-dessus, et dont le nombre correspond aux articles de la légende.

L'artiste a figuré la nouvelle entrée du Jardin, sur le quai.

Une copie très réduite de cette planche, *Le Jardin du roi, vu de la rive droite de la Seine, Petit sc.*, se trouve à la page 215 du *Paris en 1789*, de M. Albert Babeau (Paris, Firmin-Didot, 1892, gr. in-8.)

148. — La Vie parisienne sous Louis XVI (Journal de François Cognel). — *Paris, Calmann Lévy*, 1882. In-16 carré, VII - 146 p. (Li^2 61.)

« Après dîner, nous sommes allés voir le cabinet d'histoire naturelle au Jardin du Roi. Tout ce que la nature a produit de plus curieux et de plus extraordinaire y est rassemblé avec l'ordre qu'une main savante peut y faire régner... Nous nous sommes promenés dans le Jardin du Roy, rempli de plantes précieuses soigneusement étiquetées ; les carreaux

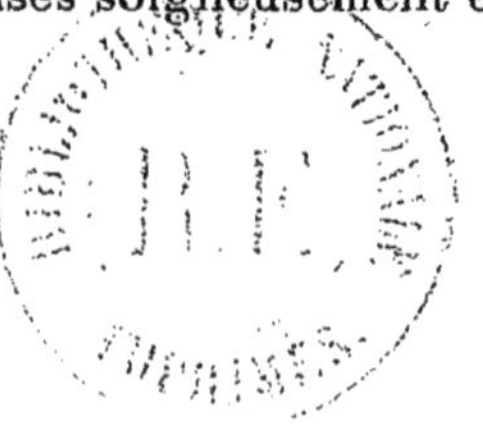

sont entourés de grillage. Le défaut de ce jardin est, selon moi, d'être trop découvert ; il y a cependant un lieu destiné à la promenade où l'on jouit d'un peu d'ombre ; sur le côté du jardin se trouve un pavillon chinois très élevé (? le kiosque de labyrinthe), du haut duquel on découvre presque tout Paris » (P. 37).

« Ce volume contient un intéressant journal d'un voyage fait à Paris, en 1787 par François Cognel, mort en 1844 à l'âge de 82 ans ; ancien magistrat à Nancy ». (Paul Lacombe. *Bibliographie Parisienne. Tableaux de mœurs*, n° 276.)

149. — Reliquiæ Pourretianæ, par E. Timbal-Lagrave... (Extrait du « Bulletin de la Société des sciences physiques et naturelles de Toulouse », vol. II, p. 1 à 147.) — *Toulouse*, 1875, In-8°, 148 p., portrait et planche. (S. 34950.)

Le botaniste dont M. Timbal-Lagrave a réuni pieusement quelques intéressants opuscules dans ce volume, a mené, par le malheur des temps, une existence fort agitée. En 1787-1788 il eut à Paris la direction du riche cabinet de M. de Brienne, alors ministre, et de son frère. Voici les notes qu'il a laissées sur les herbiers célèbres qui se trouvaient alors à Paris :

« *On dirait qu'une main jalouse s'est appliquée à ravager l'herbier de Tournefort. La plupart des espèces intéressantes n'y sont plus ; les étiquettes sont confondues. Je n'y ai pas trouvé la moitié des* Cistes, *et je me suis lassé de m'occuper de cet herbier, vu la confusion qui y règne. Celui de Vaillant est en bien meilleur état ; il y a cependant beaucoup à faire pour la synonymie. Quant à celui de M. de Jussieu, c'est le plus volumineux que je connaisse ; mais la plupart des plantes y sont horriblement séchées. Comme cet herbier est tout composé de dons, on y voit peu de l'écriture de Jussieu ; les espèces y sont souvent répétées et souvent sous différents noms, etc...* »

L'herbier de Pourret dont une note de M. E. Bonnet, insérée dans le *Bull. de la Soc. bot. de France*, année 1893, p. LXXIV, donne l'histoire, est aujourd'hui au Muséum.

150. — Tableau de Paris (par Louis-Sébastin Mercier). Nouvelle édition. — *Amsterdam*, 1782-1788, 12 vol. in-8°. (Li³. 52. c.)

Tome 12, p. 137. *Cabinet du Roi.*

Les collections lui font mal à la tête, mais, dit-il, *je me promène avec délectation dans le Jardin du Roi, le plus champêtre, le plus pittoresque qui soit à Paris... Je ne connais pas de promenade plus délicieuse ; trop de fer la dépare sans doute, et ces grilles...*

Dans : *L'An 2440, rêve s'il en fut jamais* (Londres 1771. In-8°), du même auteur, p. 248-271, le chapitre XXXI, intitulé *Le Cabinet du Roi*, est la description du même cabinet tel que Mercier suppose qu'il sera 600 ans plus tard.

---

151. — Le Vandalisme révolutionnaire. Fondations littéraires, scientifiques et artistiques de la Convention, par Eugène Despois. — *Paris, Germer Baillière*, 1868. In-18, VIII-380 p. (Lb41. 2158.)

Chapitre VI. Muséum d'histoire naturelle. Pages 92-103. 2e éd. 1885. — 3e éd. 1888.

152. — Les derniers Jours du Jardin du roi et la fondation du Muséum d'histoire naturelle, par le Dr E.-T. Hamy, membre de l'Institut, professeur d'Anthropologie au Muséum, etc. — *Paris, Imp. nationale*, 16 juin 1893. In-fol., 162 p. (Fol. S. 292.)

(Extrait du volume commémoratif du centenaire de la fondation du Muséum.)

Page d'histoire tout-à-fait remarquable. M. Hamy a la passion du document et sait le mettre en œuvre. Outre un nombre considérable de pièces d'archives qui sont utilisées dans ce travail, M. Hamy a consulté et reproduit en tout ou en partie beaucoup d'opuscules imprimés d'origine officielle ou privée. Nous renverrons à ce livre, pour chacun des articles que nous rencontrerons par la suite et qui auront été réimprimés par M. Hamy.

153. — Fragments biographiques, précédés d'études sur la vie, les ouvrages et les doctrines de Buf-

fon, par Geoffroy Saint-Hilaire. — *Paris*, *F.-D. Pillot*, 1838. In-8°., VIII-357 p. (Ln 27. 3227.)

Rôle de Buffon au Jardin du roi, p. 90-98. Création de la *ménagerie*, réimpression intégrale de l'article de Jean Reynaud p. 143-155. Etudes sur Daubenton, Thouin, Lacépède, Lamarck, G. Cuvier, Latreille, etc.

154. — Vie, travaux et doctrine scientifique d'Etienne Geoffroy Saint-Hilaire, par son fils M. Isidore Geoffroy Saint-Hilaire... — *Paris, P. Bertrand*, 1847. In-12, 479 p., portrait gravé par Moreau et Leroy d'après le buste de David d'Angers. (Ln27. 8536.)

Il existe de cet ouvrage un tirage in-8° sans le portrait.

Quoique nous nous soyons interdit les biographies, nous avons cru devoir signaler celle-ci à cause des renseignements que l'on trouve au chapitre II, p. 29 et suiv., sur l'histoire du Muséum, sur sa réorganisation en 1793 ; sur les collections à cette époque, et sur la création de la ménagerie.

---

155. — Vues sur le Jardin royal des plantes et le Cabinet d'histoire naturelle. — *Paris*, *Baudouin*, 1789. In-8°, 7 p. (3 ex. Sp. 4002, 10358 et 10359.)

Note, p. 7 : « Ces vues ont été présentées au Comité des finances avec le rapport sur le Jardin du roi. Le Comité n'a pas cru que sa mission l'autorisât à les discuter ; mais elles sont assez importantes pour être soumises à l'Assemblée. »

On y propose la réunion au Jardin du roi de la Faculté de médecine, des chaires de sciences du Collège de France, de la chaire de minéralogie de la Monnaie et de l'Ecole vétérinaire d'Alfort.

Réimprimé par M. Hamy, p. 79-80.

Le catalogue Huzard attribue cet ouvrage à André Thouin. Cette attribution doit-être fausse. Mais il existe aux Archives nationales (O^1 2126^{11}) une belle copie manuscrite d'un *Mémoire* de Thouin sur le Jardin du roi. Cette pièce extrêmement curieuse occupe 14 ff. de papier in-fol. Thouin s'y offre de prendre en quelque sorte à ferme l'entretien des cultures du Jardin, moyennant une subvention annuelle qui serait fixée par des experts, et dont il donne en attendant un devis approximatif très détaillé.

156. — Projet sur les établissemens publics institués pour les sciences et les arts. — (*S. l. n. d.*) In-8°, 15 p. (Archives Nationales. AD. XVIIIe 85.)

Le Jardin du roi (p. 5). *Ce jardin doit avoir pour chef unique, un jardinier botaniste, et à ce titre, M. Thouin est bien capable d'occuper la place. Il n'y faut point de cabinet, point de chaires, mais seulement une chaire de botanique. Le cabinet d'histoire naturelle et les autres chaires trouveront leurs places plus bas... Si l'on conserve les pépinières, il convient d'en confier la direction au chef du jardin du roi.*

Plus bas, p. 6, l'auteur propose de déplacer le cabinet et de vendre le bâtiment qu'il occupe.

157. — Mémoire sur le projet du Comité des finances relatif à la suppresion de la place de botaniste attaché au Cabinet d'histoire naturelle (par Lamarck). — (*Paris*), *Imp. de Gueffier*, 1789. In-8°, 10 p. (Archives nationales. AD. XVIIIe 85.)

158. — Considérations en faveur du chevalier de La Marck, ancien officier au régiment de Beaujolais, de l'Académie royale des sciences, botaniste du roi, attaché au Cabinet d'Histoire naturelle. — (*Paris*,) *Imp. de Gueffier*, 1789. In-8°, 7 p. (Ln^{27}. 11516.)

159. — Jardin du roi. Rapport du comité des finances. Etat actuel du Jardin et du Cabinet du roi. — (*S. l. n. d.*) In-8°, 8 p. (Le ^{29}. 1917.)

160. — Rapport du Comité des finances, par M. Lebrun (29 janvier 1790). — (*S. l. n. d.*) 5 parties in-8°. (Le ^{29}. 444.)

Chacune des 5 parties dont se compose ce rapport a sa pagination propre, avec le titre de départ : *Rapport du*

Comité des finances. La 4e partie : *Arriéré des dépenses du Jardin du roi,* seule intéresse ici.

161. — Jardin du roi. Etat actuel du Jardin et du Cabinet du roi. Rapport du Comité des financcs, par M. Lebrun. — Arriéré des dépenses du Jardin du Roi. — (*S. l. n. d.*). In-8°, 8 et 2 p. (Archives nationales. Collection Rondonneau. AD. VIII, 43.)

Réimprimé par M. Hamy, p. 75-78.

162. — Extrait raisonné des rapports du Comité des finances sur toutes les parties de la dépense publique. Imprimé par ordre de l'Assemblée Nationale, 1re partie. — *Paris, Imp. nationale,* 1790. In-4°. 116 p. (Le27. 10.)

Rapport de Lebrun, présenté dans la séance du 20 août 1790. Diffère sensiblement du rapport précédent.

L'état du budget du Jardin et le projet de décret occupent les p. 83-86.

163. — Eclaircissements sur le Collège royal de France. (Par l'abbé Jean-Jacques Garnier, professeur d'hébreu et inspecteur du collège.) — (*S. l. n. d.*) In-8°, 32 p. (Rp. 3332.)

P. 31. *Observations sur deux articles du Rapport du Comité des finances.*

Protestations contre le projet de réunion au Jardin des Plantes de plusieurs chaires de cet établissement. Voir page 22.

164. — Observations sur un écrit qui a pour titre : Vues sur le Jardin royal des Plantes et le Cabinet d'Histoire naturelle ; *à Paris chez Baudoin, imprimeur de l'Assemblée Nationale, 1789.* Par M. Sage, directeur de l'Ecole royale des Mines. — *Paris. imp. de P.-Fr. Didot le jeune,* 1790. In-8°, 9 p. (3 ex. Sp. 3239 et 3240 et Ln27. 18183.)

Réimprimé en partie par M. Hamy, p. 81-83.

165. — Remarques de M. Sage, directeur de l'Ecole royale des Mines, sur l'*Extrait raisonné des rapports du Comité des finances de l'assemblée nationale.* — (*S. l.* 1790.) In-8°, 7 p. (2 ex. Sp. 3720 et 9325)

Le comité des finances liait l'Ecole des mines à celle des Ponts et Chaussées, et décidait que l'établissement réduit à une chaire de minéralogie, et une chaire de géométrie souterraine, serait porté au Jardin du roi, après la mort de M. Sage.

166. — Au roi et aux représentants de la nation. Dénonciation contre M. le baron de Breteuil, ex-ministre, et contre le sieur La Chapelle, son premier commis au bureau de la Maison du roi. Contre M. Leclerc, comte de Buffon, ancien intendant du Jardin royal des plantes de Paris ; et contre le sieur Verniquet, architecte du même jardin. Contre M. Leclerc, comte de Buffon fils, seul héritier de M. son père. Sur l'expoliation des voisins du Jardin royal des plantes de Paris ; et sur les déprédations des deniers du roi lors de l'agrandissement de ce Jardin. (Signé : Verdier, instituteur de la jeunesse, docteur en médecine, etc., Delaune, marchand de vin traiteur, La veuve Picquenard, ancienne marchande de vin traiteur. 24 mai 1790.) — (*S. l. n. d.*) In-8°, 8 p. (Lk7 7472.)

L'Institution Verdier occupait l'ancien hôtel de Magny qu'elle avait dû évacuer pour permettre l'agrandissement du Jardin réalisé par Buffon. Clavel d'Haurimonts, dont Virgile Josz a retracé la bizarre physionomie (*Clavel d'Haurimonts. Un ancêtre des poètes Montmartrais.* Paris, H. Daragon, 1901. In-8°), et qui avait été professeur dans cet établissement, rappelle, en une pétition du 2 août 1805 en faveur de Verdier, « l'oppression arbitraire qui dans 24 heures l'a brutalement évincé de sa maison au Jardin des Plantes. » L'*Enkiridion des mélanges philosophiques, moraux, littéraires et politiques du philanthrope vieux Ermite de Philomélie d'Haurimonts*, nous apprend aussi que de l'institution Verdier sont sortis plusieurs personnages célèbres, dont Talma et Desgenettes. On trouvera également dans cet étrange livre une *Epitaphe élégiaque sur un arbre séculaire que l'on admirait au Jardin des Plantes en 1781.* (Voir T. II, pp. 295, 339, etc.)

167. — Adresse des naturalistes à l'Assemblée nationale. Du 5 août 1790, soir. (Arrêtée au Jardin des Plantes, le 30 juillet 1790.) — (*Paris, imp. nationale* (s. d.). In-8°, 4 p. (Le[29] 826.)

Projet d'érection d'un buste de Linné dans le jardin.

168. — Acte de la Société d'histoire naturelle de Paris. Tome 1er, 1re partie. — *Paris, Reynier, 1792, l'an 4e de la Liberté.* In-fol., 129 p., frontispice et pl. (S. 1334.)

Le frontispice représente le buste de Linné élevé sous le cèdre du labyrinthe par les naturalistes de Paris, le 23 août 1790. Sur la colonne qui supporte le buste on lit : *A Charles Linnæus par les Naturalistes. 1790.* Au fond le kiosque du labyrinthe. *Dessiné par De Valenciennes. Gravé par Allix.*

Un feuillet pour l'explication du frontispice donne le compte-rendu de cette manifestation linéenne, sous les signatures de Louis Bosc, André Thouin, A.-L. Millin.

169. — Adresses et projet de règlemens présentés à l'Assemblée nationale par les officiers du Jardin des Plantes, et du Cabinet d'histoire naturelle, d'après le décret de l'Assemblée nationale du 20 août 1790. — *Paris, Buisson,* 1790. In-8°, 80 p. (3 ex. S. 22167, Sz. 507 et 547.)

Ce volume contient : Une *1re adresse* signée : Daubenton, Portal, Thouin, Desfontaines, Faujas, Fourcroy, Van-Spaendonck, Lamarck, A.-L. Brongniart, la Cépède, qui fut lue à l'Assemblée nationale le 20 août 1790 ; le Décret qui charge les officiers du Jardin des Plantes de rédiger un projet de règlements, Dupont de Nemours étant président ; une 2e *adresse* à l'Assemblée nationale en lui présentant ledit

Projet de règlemens lequel occupe les pp. 25-77 ; enfin un État des dépenses annuelles du Muséum.

Réimprimé par M. Hamy, p. 97-100 et 102-129.

170. — Mémoire sur les cabinets d'histoire naturelle et particulièrement sur celui du Jardin des Plantes, contenant l'exposition du régime et de l'ordre qui conviennent à cet établissement pour qu'il soit vraiment utile (par Lamarck). — (*S. l.*, 1790) In-4°, 15 p. (Muséum. Ex. de Thouin.)

On consultera avec intérêt sur cette période troublée de la vie de Lamarck l'excellente étude que M. Edm. Perrier a écrite pour le volume commémoratif du centenaire : *Lamarck et le transformisme actuel.* Paris, 1893. In-fol. (Fol. S. 584.)

171. — Observations de M. Faujas, adjoint à la garde du Cabinet d'histoire naturelle du roi, spécialement chargé des correspondances du Jardin et du Cabinet, sur le rapport du Comité des Finances de l'Assemblée nationale, article Jardin du Roi et Cabinet d'Histoire naturelle, page 83. — *Paris, imp. de Chalon*, 1790. In-4°, 4 p.

Protestation contre la suppression proposée de sa place et de celle de Lamarck.

L'Ex. de la Bibliothèque du Muséum porte la signature de *Thouin.*

172. — Opinion de M. Creuzé-Latouche, membre de l'Assemblée Nationale, au sujet du Jardin des Plantes et des Académies. — *Paris, Imp. nationale*, 1790. In-8°, 20 p. (Le[29] 863.)

M. Hamy en a réimprimé ce qui a trait au Muséum, p. 93-96.

173. — Réflexions sur les avantages qui résulteraient de la Réunion de la Société royale d'agriculture, de l'Ecole vétérinaire et de trois chaires du Collège royal au Jardin du roi (Par P.-Mar.-Aug.

Broussonnet. — *Paris, imp. du « Journal gratuit »* (1791). In-8°, 42 p. (S. 21946.)

Réimprimé en partie par M. Hamy, p. 86-93.

174. — N° 1020. Décret de la Convention nationale, du 10 juin 1793, l'an second de la République Françoise, relatif à l'organisation du Jardin national des Plantes et du Cabinet d'Histoire naturelle, sous le nom du Muséum d'Histoire naturelle. — *A Paris, de l'Imprimerie nationale exécutive du Louvre*, 1793. Placard in-fol. sur 3 col.

Bibliothèque de M. Paul Lacombe.

175. — Décret de la Convention nationale du 10 juin 1793, l'an second de la République Françoise, relatif à l'organisation du Jardin national des Plantes et du Cabinet d'Histoire naturelle, sous le nom de Muséum d'Histoire naturelle. — *A Paris, de l'Imp. nationale exécutive du Louvre*, 1793. In-4°, 7 p. (Archives nationales. F^{17}f. 1130.)

176. — Convention nationale. Décret sur le Jardin national des Plantes, le Cabinet d'Histoire naturelle de Paris, du 10 juin 1793. Précédé du rapport du citoyen Lakanal, député de l'Ariège à la Convention, membre du Comité d'instruction publique. Imprimé par ordre de la Convention nationale. — (*Paris*,) *Imp. nationale* (s. d.). In-8°, 11 p. (Le^{38} 1804.)

Réimprimé dans : *Procès-verbaux du Comité d'instruction publique de la Convention*, par Guillaume, T. Ier, p. 481-486, et par M. Hamy, p. 133-137.

177. — Liberté, Egalité. Muséum national d'Histoire naturelle. Enumération et objet des divers Cours institués dans le Muséum. — (*Paris*,) *de l'imp. du Muséum national, rue Loustalot, ci-devant des Fos-*

sés Saint-Victor, n° 32. Placard très grand in-fol. (Archives nationales. $F^{17}f$. 1131.)

Chapitre II du règlement annexé au Décret du 10 juin 1793.

178. — G. Bapst. Histoire d'un cabinet minéralogique. (*Revue des Deux-Mondes*, T. CX, 15 mars 1892, p. 437-449.)

Histoire de la confiscation et du transfert au Muséum de la collection minéralogique rassemblée par les Condé à Chantilly. Négociations pour l'entrée d'Olivier Marat comme aide-naturaliste au Jardin des Plantes. Spirituelle lettre des professeurs à ce sujet, etc...

179. — Convention Nationale. Rapport fait au nom des Comités des finances, des domaines et d'instruction publique, par Grégoire. Séance du 11 prairial, l'an deuxième de la République une et indivisible. Imprimé par ordre de la Convention nationale. — (*Paris,*) *Imp. Nationale.* In-8°, 11 p. (Archives nationales. AD. VIII, 43, 3e liasse, n° 5.)

Organisation des Jardins botaniques nationaux. Rôle du Muséum, p. 8.

180. — Corps législatif. Discours prononcé par Sédillez, orateur du tribunat, sur un projet de loi relatif à des acquisitions, concessions, échanges, impositions et ventes demandés par des communes et des hospices. Séance du 13 floréal an II. — (*Paris,*) *Imp. Nationale,* an II. In-8°, 7 p. (Bibliothèque du Muséum.)

Il s'agit d'une demande d'acquisition d'une maison et d'un terrain pour l'agrandissement de la ménagerie, p. 2-4. Une autre partie du projet concerne l'établissement d'une manufacture à Auch.

181. — G. Bapst. Marat au Jardin des Plantes. (*Bull. de la Société de l'histoire de Paris et de l'Ile-de-France*, 19e année, 1892, p. 88-90.)

Olivier Marat, frère du violent Jean-Paul, aurait été, après la mort tragique de celui-ci, sur le point d'obtenir une place d'aide naturaliste au Muséum.

182. — Procès-verbal constatant la translation des restes de Turenne au Musée des monuments français. (*Inventaire général des richesses d'art de la France. Archives du Musée des monuments français*, publiées par M. J. Guiffrey. Paris, Plon, 1883-1886-1897. 3 vol. gr. in-8° [4° V. 1559], tome II, p. 378-381.)

Lors de la violation des tombeaux de Saint-Denis, en 1793, la momie de Turenne avait été déposée au Muséum. (Voir: Tome I, p. 16 et Tome II, p. 452, de la même publication.) Dès le 16 thermidor an IV (3 août 1796), Alexandre Lenoir demandait que les vénérables restes fussent transportés au Musée des Grands-Augustins, aujourd'hui l'Ecole des Beaux-Arts. (Tome II, p. 316.) Un arrêté du Directoire exécutif, en date du 27 germinal an IV (16 avril 1799), autorise en effet Lenoir à prendre le corps de Turenne en même temps que ceux de Molière et de La Fontaine. Le 15 floréal, le ministre de l'intérieur, Fr. de Neufchâteau, s'excuse par des raisons d'économie de recommander à Lenoir la plus grande simplicité dans l'exécution de l'arrêté du 27 germinal. (Tome I, p. 141.) Le corps de Turenne, qui était déposé « dans un local attenant l'Amphithéâtre, servant de laboratoire », fut en effet enlevé par Lenoir le 24 prairial (12 juin) 1799, sur les huit heures du soir, en présence des sieurs A.-R. Le Sieur, Paché, Sauvé aîné et P. Sauvé, témoins amenés par Lenoir et P.-C. Binart, sous-directeur du Musée des monuments français.

Lenoir ne garda pas longtemps son précieux dépôt. Malgré ses protestations, le 21 fructidor an VIII (8 septembre 1800), Lucien Bonaparte, ministre de l'intérieur, lui donnait l'ordre de livrer le corps de Turenne pour être transporté au temple de Mars (Invalides); ce qui fut fait en grande pompe. (Voir : Tome I, p. 189 et 193.)

Puisque nous parlons des Archives du Musée des monuments français, ajoutons qu'elles signalent plusieurs remises d'objets d'art faites par Lenoir au Muséum, notamment, à la date du 17 septembre 1796, la remise de huit tableaux d'Oudry provenant de Choisy-le-Roy, dont reçu signé Lucas. D'après la même publication (tome Ier, p. 85 et 86), le groupe de marbre : *Enfant jouant avec un bélier*, qu'on voyait autrefois à l'entrée de la *Vallée Suisse* et qui est aujourd'hui dans une des serres, serait l'œuvre de Sarrazin et proviendrait de l'hôtel de Soubise.

183. — Convention nationale. Rapport fait au nom du comité d'instruction publique et des finances, sur le Muséum d'histoire naturelle, par Thibaudeau, à la séance du 21 frimaire, l'an 3 (11 décembre 1794). Imprimé par ordre de la Convention nationale. *Paris, Imp. nationale*, frimaire an III. In-8, 20 p. (Le 38. 1080.)

Suit le *Décret* portant réunion au Muséum des terrains et maisons compris entre la rue Poliveau, la rue de Seine (Cuvier), la rivière, le boulevard de l'Hôpital et la rue Victor, et portant de 2.800 à 5.000 l. le traitement de chacun des professeurs. Ce rapport a été réimprimé dans le tome Ier des *Mémoires* de Thibaudeau.

184. — Pétition des propriétaires des maisons et terreins environnans le Jardin des Plantes à la Convention nationale (au sujet du mode d'estimation suivi par les experts pour fixer l'indemnité à eux due pour les expropriations qu'ils ont subies en exécution du décret du 21 frimaire an III [déc. 1794] portant agrandissement du Muséum). — (*Paris*,) *imp. de Demonville* (1795). In-8°, 8 p. (Lk7. 7473.)

Voir le rapport Thibaudeau.

185. — No 859. Convention Nationale. Décrets prononcés dans la séance du 23 pluviôse de l'an troisième de la République française une et indivisible. Dernière rédaction du décret du 20 pluviôse qui renvoie une pétition des propriétaires des maisons et

terreins environnans le Jardin des Plantes aux comités des domaines et d'instruction publique, pour en faire un rapport dans le plus court délai. (Et autres décrets.) — (*Paris*,) *Imp. Nationale*, (s. d.). In-8°, 4 p. (Bibliothèque du Muséum.)

Le décret relatif au Muséum occupe 10 lignes de la p. 1.

186. — Le Centenaire de l'Ecole normale, 1795-1895. — *Paris, Hachette*, 1895. Gr. in-8°, XLV-699 p. (4° R. 1192.)

P. 21-209 : *L'Ecole normale de l'an III, par M. Paul Dupuy.* (Il y a un tirage à part.)

Cet essai d'Ecole normale qui dura 4 mois (1er pluviôse-27 Floréal an III) ouvrit ses cours dans l'amphithéâtre du Muséum que Molinos venait d'agrandir et de remettre à neuf, et qui était d'ailleurs beaucoup trop petit pour contenir tous les élèves. Cependant elle y mena jusqu'à la fin son existence précaire.

Ce n'est pas là le seul lien qui unisse l'école de la rue d'Ulm au Muséum. Plusieurs des officiers et professeurs du Muséum, entre autres Bernardin de Saint-Pierre, Haüy, Daubenton et Thouin étaient aussi chargés de faire des cours dans la nouvelle institution. On trouvera dans la savante étude de M. Paul Dupuy, une peinture très vivante de ce que fut cette première existence éphémère de la grande école.

M. P. Dupuy a réimprimé p. 193 la *Fugue Normale* et quelques poèmes contemporains sur l'Ecole.

Planche 94. *L'Amphithéâtre du Muséum en l'an III* (*plan, coupe et élévation*), d'après la planche de Krafft.

M. Tourneux a donné dans sa *Bibliographie de l'histoire de Paris pendant la Révolution*, T. III, n°s 17461-17469, l'indication des ouvrages publiés pendant et sur ce premier essai d'Ecole normale.

187. — Mémoire pour les locataires à vie des terreins qui ont servi à l'aggrandissement du Jardin des Plantes, ordonné par le ci-devant Roi ; contre la citoyenne Leclerc de Buffon, et l'Agent du Trésor-Public. (A. Coigné, chargé de Pouvoirs. G. Roussel,

Défenseur-Officieux.) — (*Paris*,) *impr. de Renaudière* (s. d.). In-4°, 58 p. (Bibliothèque de M. Paul Lacombe).

Postérieur à 1795. Si l'on en croit les signataires de cette pétition, ce serait sur leurs réclamations que Buffon fils aurait été incarcéré, le 22 messidor an II (10 juillet 1793).

187 *bis*. — Pétition au Conseil des Cinq-Cents. Infraction aux lois des 28 ventôse, 6 floréal et 22 prairial sur la vente des domaines nationaux. (Signé : Denoroy et Bacot.) — Copie de la réclamation adressée au ministre des finances par le citoyen Denoroy. (Paris, le 16 messidor, l'an 4e de la République française.) — (*S. l. n. d.*) In-8°, 11 p. (Ln^{27}. 5790.)

Cette pièce et celles qui suivent sont relatives à un différend mu entre les signataires, soumissionnaires d'un bien national, et le Sr Léger qui réclamait le même bien national en échange de sa maison des Nouveaux-Convertis, réunie au Muséum par décret du 21 frimaire an III.

188. — Doléance au Corps législatif présentée par des citoyens qui se plaignent de l'inexécution des lois rendues sur la vente des domaines nationaux, dans laquelle ils ont employé des sommes payées par le gouvernement en mandats valeur nationale pour valeur monétaire. (Présentée le 21 brumaire an V [11 novembre 1796]. Signé : Bacot et Denoroy.) — (*Paris*,) *imp. de Du Pont, rue de l'Oratoire* (s. d.). In-8°, 6 p. (Lb^{42}. 208.)

188 *bis*. — Rapport fait par Barrot (de la Lozère) sur la résolution relative à des biens soumissionnés par les citoyens Bacot et Denoroy. Séance du 28 frimaire an V. — *Paris, Imp. nationale*, an V. In-8°. (Le^{45}. 178.)

189. — Au Conseil des Anciens. (Signé : David. 9 nivôse an V-29 décembre 1796.) — (*Paris*,) *imp. de Du Pont* (*s. d.*). In-8°, 3 p. (Lb^{42}. 238.)

Demande en conservation des ventes faites aux citoyens Bacot et Denoroy, en vertu des lois des 20 ventôse et 6 floréal.

190. — Corps législatif. Conseil des Cinq-Cents. Rapport fait par Dubois (des Vosges), au nom d'une commission, sur un message du Directoire exécutif, du 15 nivôse dernier, tendant au rapport de la loi du 9 du même mois, interprétative de celle du 17 prairial an IV, concernant les terrains destinés à l'agrandissement du Muséum d'histoire naturelle. Les autres membres de la commission sont : les représentants Sieyès, Cambacérès, Boissy d'Anglas et Daunou. Comité général du 19 ventôse an V (9 mars 1797). — (*Paris*), *Imp. nationale*, ventôse an V. In-8°, 34 p. (Le[43]. 804.)

191. — Corps législatif. Conseil des Cinq-Cents. Rapport fait par Dubois (des Vosges), au nom de la Commission des finances et des dépenses, sur un message du Directoire exécutif du 7 fructidor dernier, relativement à une indemnité réclamée par le citoyen Faujas, professeur du Muséum d'histoire naturelle. Séance du 26 vendémiaire an VI (17 octobre 1797). — *Paris, Imp. Nationale*, vendémiaire an VI. In-8°, 6 p. (Le[43]. 1465.)

192. — Liberté. Egalité. Fraternité. Muséum national d'histoire naturelle. Cours de botanique rurale... le citoyen Jussieu... commencera ce cours quintidi 5 Floréal, l'an cinquième... Il fera sa première herborisation dans le bois de Boulogne... Il fera d'autres herborisations successives le quintidi de chaque décade, et à la fin de chacune il indiquera le canton des environs de Paris où il se proposera de faire la suivante... — (*Paris*,) *imp. de la « Feuille du Cultivateur »* (s. d.). In-fol. oblong plano.

— An VIII, 25 germinal. — *Ibid.* In-fol. plano.

— An XII, 13 floréal. — *Paris, imp. de A.-J. Marchant* (s. d.) In-fol. oblong plano.

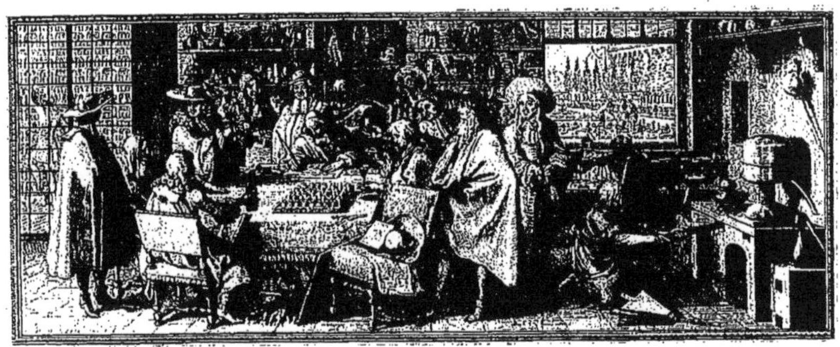

LABORATOIRE ET DROGUIER PAR SÉBASTIEN LE CLERC, 1676

(Vignette des « Mémoires pour servir à l'histoire des Plantes » de Dodart)

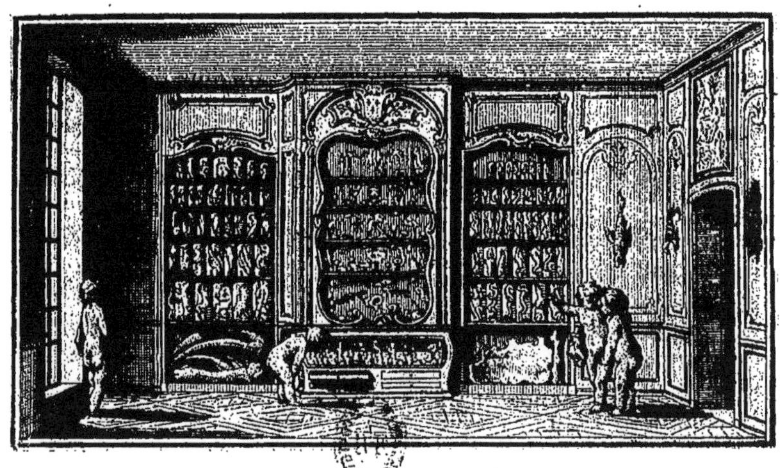

UNE SALLE DU CABINET EN 1749, PAR DE SÈVE

(Vignette du tome III de l' « Histoire des animaux », de Buffon)

(Muséum. Laboratoire de Botanique. Classification et familles naturelles.)

193. — Corps législatif. Conseil des Cinq-Cents. Rapport fait par Favard, au nom d'une commission spéciale, sur des bâtiments et terrains réunis au Muséum d'histoire naturelle. Séance du 15 brumaire an VI (5 novembre 1797). — *Paris, Imp. Nationale, an IV.* In-8°, 6 p. (Le[43]. 1510.)

194. — Corps législatif. Conseil des Cinq-Cents. Projet de résolution présenté par Favard, au nom d'une Commission spéciale. Séance du 6 frimaire an VI (26 novembre 1797). — *Paris, Imp. Nationale, frimaire, an VI.* In-8°, 2 p. (Le[43]. 1563.)

Le projet conclut à l'acceptation de l'échange demandé par le citoyen Mille, l'ex-serrurier de Buffon, d'une maison et dépendances, situées rue de Buffon, contre un domaine national.

195. — L'égalité n'est-elle qu'un mot ? (Signé : Callet, architecte.) — (*Paris*), *Imp. de Limbourg* (*s. d.*). In-8°, 4 p. (Ln[27] 3391.)

L'auteur demande que les travaux publics soient mis au concours et se plaint du choix fait de Molinos pour l'exécution du décret d'agrandissement et d'embellissement du *Muséum national des plantes.*

196. — Fête de la Liberté, et entrée triomphale des objets de sciences et d'arts recueillis en Italie. Programme. — *Paris, Imp. de la République*, thermidor an VI. In-4°, 23 p. (Arch. nat. F[17]. 1065, n° 6.)

Le 9 thermidor, à neuf heures du matin, tous les citoyens invités à composer le cortège, se réuniront sur la rive gauche de la Seine, près le Muséum d'histoire naturelle.

La première division du cortège était consacrée à l'histoire naturelle. Les chars défilant entre deux rangs de professeurs et d'élèves portaient des minéraux, des graines, des végétaux étrangers vivants... le 5e, un lion d'Afrique, le 6e, une lionne... le 8e, un ours de Berne. *Viendront ensuite deux chameaux et deux dromadaires*, etc.

197. — Mémoire pour le citoyen Verdier, médecin, directeur d'une maison d'éducation contre Mme veuve Leclerc-Buffon et contre l'agent du Trésor public. — (*Paris*), *Imp. de Demonville* (*s. d.*). In-4°, 8 p. (Bibliothèque de M. le Dr Hamy.)

Aux consuls. Questions. Faits. Moyens. Demande de Verdier. Voyez le n° 166.

198. — Jugements pour Verdier, médecin, ci-devant locataire de la maison Magny, et pour les ci-devant propriétaires vendeurs de ladite maison, contre Leclerc-Buffon fils, seul héritier de Leclerc-Buffon, vivant intendant du Jardin des Plantes de Paris, acquéreur de ladite maison ; la veuve de celui-ci donataire de tous ses biens ; l'agent du Trésor public pour la nation ; et Rœderer, ci-devant procureur-syndic de l'ancien département de Paris intervenant pour prendre le fait et cause de Leclerc-Buffon. — (*Paris*), *Imp. de Demonville*, an VII, In-4°, 8 p. (Bibliothèque de M. le Dr Hamy.)

Jugement par défaut rendu au tribunal du 5e arrondissement du ci-devant département de Paris, le 27 janvier 1792, confirmé en première instance le 13 juin suivant, et en appel le 29 ventôse an VII (19 mars 1799).

199. — Aux citoyens français professeurs et administrateurs du Muséum national d'histoire naturelle. (Signé : Denys Montfort, 13 nivôse an VIII.) — (*Paris*,) an VIII. In-4°. (Muséum. 10397.)

P. Denys de Montfort était aide-géologue au Muséum. J'ai vu la pièce ci-dessus au Muséum, mais l'on n'a pu me la retrouver quand j'ai voulu compléter ma note.

200. — Extrait des registres du Muséum d'histoire naturelle sur la fête funéraire relative à l'inhumation

du corps du citoyen Daubenton dans le jardin de cet établissement. — (*Paris*,) *Imp. de H. Agasse* (1800). In-8°, 13 p. (Ln^{27}. 5400.)

Description de la pompe funèbre célébrée au Muséum le 11 nivôse an VIII (1er janvier 1800) et discours prononcés par Lacépède et Fourcroy.

201. — Notice sur l'établissement de la collection d'anatomie comparée du Muséum, par G. Cuvier. (*Annales du Muséum*, T. II, 1802, p. 409-414.)

Période de Versailles : *Mémoires pour servir à l'histoire des animaux*, rédigés par Perrault.

Période de Buffon. Transport des squelettes de la Ménagerie de Versailles au Jardin des Plantes. Descriptions du cabinet par Daubenton.

Période moderne. Inventaire sommaire des collections.

202. — L'Emeraude du pape Jules II au Muséum d'histoire naturelle (1798-1805), par M. E.-T. Hamy. Extrait du *Bulletin du Muséum d'histoire naturelle*. 1896, n° 2. — (*Paris*,) *Imp. nationale*, mars 1896. In-8°, 4 p. (8° S. Pièce. 6793.)

203. — Lundi, 4 mai. Le Roi a visité avec M. le Dauphin le Muséum d'histoire naturelle.., (*Moniteur*, N° du 7 mai 1829, p. 693, colonne 1.)

Détails sur cette visite.

204. — Monument scientifique de G. Cuvier. — 3 pièces in-8°. (Lk^{7}. 7475.)

I. Appel aux auteurs qui ont contribué par leurs travaux aux progrès des sciences physiques, par une commission composée de MM. Geoffroy Saint-Hilaire, A. de Jussieu, Larrey, Serres,... Bory de Saint-Vincent, Desmarest,... Agassiz,... Breschet, A. Comte,... etc. (6 juillet 1832.) — *Paris*, *Imp. de Decourchant*. In-8°, 4 p.

II. Souscription proposée aux auteurs qui ont contribué par leurs travaux aux progrès des sciences physiques. Procès-verbal de la séance de la commission tenue le 21 mars 1834. — *(Paris,) Imp. de Plassan.* In-8°, 4 p.

III. Liste des ouvrages et mémoires reçus par la commission jusqu'au 31 décembre 1834. La vente... aura lieu les... 17 et 18 mars 1835... — *(Paris,) Imp. de Mme Huzard,* 1835. In-8°, 16 p.

L'initiative de ce monument fut prise par Et. Geoffroy au lendemain même de la mort de Cuvier. Il s'agit de la statue de marbre exécutée par David d'Angers pour ce que l'on appelait alors la nouvelle galerie d'histoire naturelle.

205. — Chambre des Députés. Session 1833. Exposé des motifs et projet de loi sur les travaux publics à continuer ou à entreprendre, présentés par M. le ministre secrétaire d'Etat du commerce et des Travaux publics (Thiers). Séance du 29 avril 1833. — *(Paris, imp. de A. Henry,* 1833.) In-8° paginé 7-38. (Le58. 11.)

(Procès-verbaux des séances de la Chambre des députés. Session de 1833, Annexe n° 4.)
Muséum, p. 12 : Agrandissement des terrains, adduction de l'eau de l'Ourcq, construction d'une serre et d'une *galerie minéralogique*. Un crédit de 2.400.000 fr. est affecté à ces travaux, p. 33.

206. — Chambre des Députés. Session 1833. Rapport fait, au nom de la commission chargée de l'examen du projet de loi sur les travaux publics à continuer ou à entreprendre, par M. de Bérigny, député de la Seine-Inférieure. Séance du 22 mai 1833. — *(Paris, imp. de A. Henry,* 1833.) In-8°, paginé 237-348. (Le58. 11.)

(Procès-verbaux des séances de la Chambre des députés. Session de 1833, Annexe n° 32.)
Muséum, § 4, p. 249-251. Outre les travaux énoncés par le ministre, le rapporteur signale « le bâtiment des singes à reconstruire ». Le projet est adopté le 6 juin 1833.

207. — Chambre des Pairs. Séance du 10 juin 1833. Projet de loi relatif à l'ouverture de crédits pour les travaux publics à continuer ou à entreprendre. Avec l'exposé des motifs par le ministre du commerce et des travaux publics (Thiers). — (*Paris, imp. de Crapelet*, 1833.) In-8°, 16 p. (Le[58]. 2.)

(Chambre des pairs. Impressions diverses, 1833, tome I, n° 19.)

208. — Chambre des Pairs. Séance du 19 juin 1833. Rapport fait à la Chambre par M. le baron de Barante, au nom d'une commission spéciale chargée de l'examen du projet de loi relatif à l'ouverture de crédits pour les travaux publics à continuer ou à entreprendre. — (*Paris, imp. de Crapelet*, 1833.) In-8°, 31 p. (Le[58]. 2.)

(Chambre des Pairs. Impressions diverses. 1833, tome I, n° 33.)
Muséum, p. 11 : « L'emplacement où doit être construite la galerie de minéralogie n'est pas même encore déterminé. »

209. — Le comte Jaubert intervient, le 9 mai 1834, dans la discussion du budget de l'instruction publique, sur les bâtiments du Muséum (*Moniteur*, p. 1127), sur les collections et le personnel de cet établissement (*Moniteur*, p. 1199).

210. — Ordonnance du roi qui met à la disposition du ministre de l'instruction publique le terrain compris entre les rues de l'Est et de l'Ouest à Paris, et connu sous le nom de *Pépinière royale du Luxembourg*. Paris, le 4 juillet 1834. (*Moniteur* du 23 juillet 1834, n° 204, p. 1585.)

Article 2 : *La partie ouest... sera consacrée ainsi que ses dépendances, au service du Muséum d'histoire naturelle comme annexe de cet établissement.*
Le Muséum n'a jamais pris possession de cette annexe.

211. — Rapport sur les besoins du Muséum d'histoire naturelle, pour l'année 1835 (par MM. L. Cordier directeur, Geoffroy Saint-Hilaire et A. de Jussieu), et sur la Bibliothèque royale, présenté au ministre de l'Instruction publique. — *Paris, imp. royale*, 1834. In-4°, 64 p. dont 25 pour le Muséum. (Lf[242]. 26.)

212. — Études progressives d'un naturaliste pendant les années 1834 et 1835, faisant suite à ses publications dans les 42 vol. des « *Mémoires et Annales du Muséum d'histoire naturelle* », par Geoffroy Saint-Hilaire (Etienne). — *Paris, Roret*, 1835. In-4°, xv-189 p., pl. (S. 2570.)

P. VII-XII. *Discours préliminaire*. Il contient un abrégé de l'article que Geoffroy Saint-Hilaire dit, p. VIII, qu'il prépare sur le Muséum pour une publication intitulée *Paris Moderne*. Il est accompagné de trois jolis plans du Jardin pour 1640, 1788 et 1821, avec légende gravée, signés *L. de Bénard*.

Ce *Discours* existe aussi, à la Bibliothèque du Muséum, en un tirage à part in-8°, paginé I à XII.

Note, p. IX : « Je dois inviter les naturalistes à se réunir dans un banquet, au printemps prochain, pour fêter la mémorable fondation de 1635, un poète de mes amis (A. de Musset), jeune mais déjà connu par ses chants lyriques et sublimes, célébrera les noms de nos bienfaiteurs ; et je demanderai, immédiatement après, qu'il me soit permis de présenter aussi, dans un discours d'érudition, tous leurs titres au souvenir de la postérité. » Je ne crois pas que cette fête ait eu lieu.

Les *Études progressives* d'un naturaliste sont devenues très rares. M. Edmond Périer a réimprimé le *Discours préliminaire*, comme pièce justificative à l'étude qu'il a consacrée à Lamarck dans le *Volume du Centenaire*.

213. — Visite du ministre de l'Instruction publique au Muséum. (*Moniteur*, n° du 19 juin 1835, p. 1549, colonne 2.)

Les galeries de la rue de Buffon ; les grandes serres, etc.

214. — Chambre des députés. Session 1836. Exposé des motifs et projet de loi portant demande d'un crédit supplémentaire de 48.025 fr. au budget du ministère de l'Instruction publique de 1836, pour le Muséum d'histoire naturelle. Présentés par M. le ministre secrétaire d'Etat au département de l'Instruction publique (Pelet, de la Lozère). Séances du 3 mars 1836. — (*Paris, Imp. de A. Henry*, 1836.) In-8°, 6 p. (Le^{58}. 11.)

(Procès-verbaux des séances de la Chambre des députés. Sessions de 1836, tome III, annexe n° 26.)
Acquisition d'un terrain rue de Buffon.

215. — Chambre des députés. Session 1836. Rapport fait, au nom de la commission chargée d'examiner le Projet de loi portant demande d'un crédit supplémentaire de 48.025 fr. au budget du ministère de l'instruction publique de 1836, pour le Muséum d'histoire naturelle, par M. Liadières, député des Basses-Pyrénées. Séance du 22 mars 1836. — (*Paris, imp. de A. Henry*, 1836.) In-8°, paginé 409-414. (Le^{58}. 11.)

(Procès-verbaux des séances de la chambre des députés. Session de 1836, tome III, annexe n° 92.)
Le projet de loi est adopté le 29 mars, et la loi promulguée le 24 mai 1836. (*Bulletin des lois*, n° 6303.)

216 — Chambre des Députés. Session 1836. Exposé des motifs et projet de loi portant demande d'un crédit de 4.580.000 fr. pour l'achèvement de monumens, présentés par M. le ministre secrétaire d'Etat de l'intérieur. Séance du 2 avril 1836. — (*Paris, imp. de A. Henry*, 1836.) In-8°, paginé 1-16 (Le^{58}. 7.)

(Procès-verbaux des séances de la chambre des députés. Session de 1836, tome IV, annexe n° 138.)
Muséum, p. 7-10. Crédit de 1.200.000 fr. pour l'achèvement des travaux entrepris en 1833.

217. — Chambre des Pairs. Séance du 5 mai 1836. Projet de loi relatif à l'ouverture d'un crédit de

48.000 francs pour le Muséum d'histoire naturelle. Avec l'exposé des motifs par le ministre de l'Instruction publique (Pelet, de la Lozère). — (*S. l. n. d.*) In-8°, 5 p. (Le58. 2.)

(Chambre des pairs : Impressions diverses. Session de 1836, tome II, n° 61.)

Acquisition d'un terrain rue de Buffon.

218. — Chambre des Députés. Session 1836. Rapport fait, au nom de la Commission chargée d'examiner le projet de loi portant demande d'un crédit de 4.580.000 fr. applicables à l'achèvement de cinq monuments, par M. le comte Jaubert, député du Cher. Séance du 6 mai 1836. — *Paris, imp. de la Chambre des députés*, 1836. In-4°, paginé 867-906 (Le 58. 7.)

(Procès-verbaux des séances de la Chambre des députés. Session, 1836, tome VIII, annexe n° 223.)

Muséum, p. 881-888. Galeries de minéralogie, serres, singerie, etc... La loi est adoptée le 16 mai, et promulguée le 6 juillet 1836. (*Bulletin des Lois*, n° 6372.)

— Autre éd. (*S. l. n. d.*) In-4°. 40 p., 6 tableaux synoptiques. (Bibl. du Muséum.)

L'article du Muséum occupe les pages 15-22.

M. Thiers s'engagea à fond en faveur du projet et enleva le vote des crédits, aussi Et. Geoffroy Saint-Hilaire n'hésite-t-il pas, dans le Discours préliminaire de ses *Etudes progressives*, à baptiser du nom de Thiers la sixième époque de l'histoire du Jardin. Voici les deux principaux discours que l'homme d'Etat prononça à cette occasion :

I. Discours sur un crédit de 4.500.000 fr. pour l'achèvement des monuments de la capitale, prononcé le 14 mai 1836, à la Chambre des députés, par M. Thiers. — II. Discours sur l'achèvement des monuments de Paris, prononcé le 16 juin 1836, à la Chambre des pairs, par le même. (Discours parlementaires de M. Thiers, publiés par M. Calmon... *Paris*, 1879-1883. 15 vol. in-8°. T. III, p. 365 et suiv., et T. XV, p. 328 et suiv.)

219. — Chambre des Pairs. Séance du 16 mai 1836. Rapport fait à la Chambre par M. le marquis de Laplace, au nom d'une commission spéciale chargée de l'examen du projet de loi relatif à l'ouverture d'un crédit supplémentaire de 48.000 francs pour le Muséum d'histoire naturelle. — (*S. l. n. d.*) In-8°, 4 p. (Le[58]. 2.)

(Chambre des pairs. Impressions diverses. Session de 1836, tome II, n° 81.)

220. — Chambre des Pairs. Séance du 10 juin 1836. Rapport fait à la Chambre par M. le vicomte Siméon, au nom d'une commission spéciale chargée de l'examen du projet de loi relatif à l'ouverture d'un crédit pour l'achèvement de cinq monumens de la capitale. — (*S. l. n. d.*) In-8°, 29 p. (Le[58]. 2.)

(Chambre des pairs. Impressions diverses. Session de 1836, tome III, n° 113.)
Muséum p. 9-15.

221. — Chambre des Pairs. Séance du 25 mai 1836. Projet de loi relatif à l'ouverture d'un crédit pour l'achèvement de cinq monumens de la capitale ; avec l'exposé des motifs par le ministre de l'intérieur (Montalivet). — (*S. l. n. d.*) In-8°, 12 p. (Le[58]. 2.)

(Chambre des Pairs. Impressions diverses. Session de 1836, tome II, n° 94.)
Muséum, p. 9-11.

222. — Notice sur les agrandissements du Jardin des Plantes. (*Moniteur* du 9 juillet 1836, p. 1593. Reproduction d'un article du journal *La Paix*.)

223. — Rapport au roi, par M. de Salvandy, secrétaire d'Etat au département de l'Instruction publique, sur la chaire d'anatomie humaine instituée au Muséum et, Ordonnance du roi portant que cette

chaire sera désignée à l'avenir : *Chaire d'anatomie et d'histoire naturelle de l'homme.* (*Moniteur*, n° du 5 déc. 1838, colonne 1.)

224. — Lettre (de H. Straus-Durckheim) à l'Académie des Sciences (en date du 27 novembre 1841, pour poser sa candidature à la chaire d'histoire naturelle des animaux articulés, laissée vacante au Jardin des Plantes par la mort de M. Audouin). — (*Paris*,) *imp. de Bouchard-Huzard* (s. d.). In-8°, 16 p. (Sp. 2.455.)

225. — S. Petit. Observations sur l'organisation des Muséums d'histoire naturelle (et en particulier sur celui de Paris. *Revue zoologique de la Société Cuviérienne.* Vol. IV, 1841, p. 362 et 389 ; vol. V, 1842, p. 24, 59 et 96.)

Communiqué par M. Paul Lacombe.

226. — Chambre des Députés. Session 1846. Projet de loi relatif à un crédit de 3.476.000 francs, applicable à la restauration et à l'agrandissement de divers édifices publics d'intérêt général ; précédé de l'exposé des motifs, présenté par M. le ministre secrétaire d'Etat au département des travaux publics (S. Dumon). Séance du 24 mars 1846. — (*Paris, imp. de A. Henry*, 1846.) In-8°, paginé 413-428. (Le[58]. 8.)

(Procès-verbaux des séances de la Chambre des Députés. Session 1846. Tome III, annexe n° 67.)

Muséum, p. 419-420. Crédit de 728.000 fr. pour construction de nouvelles serres en remplacement des serres Buffon, Baudin et Philibert.

227. — Chambre des Députés. Séance du 8 avril 1846. Exposé des motifs et texte du projet de loi présenté par M. de Salvandy, ministre de l'Instruction publique, portant demande d'un crédit extraordinaire de

1.036.768 fr., sur le budget de 1846, pour acquisition de terrains nécessaires au développement de l'Ecole de culture du Muséum d'histoire naturelle à Paris. — (*Paris, imp. de A. Henry*, 1846.) In-8°.

(Procès-verbaux des séances de la Chambre des Députés. Session de 1846, tome V, annexe p. 165.)
Terrains de la rue de Buffon.

228. — Chambre des Députés. Séance du 8 avril 1846. Exposé des motifs et projet de loi présenté par M. de Salvandy, ministre de l'Instruction publique, portant demande d'un crédit extraordinaire de 124.000 fr. applicable, savoir : 1° 40.000 fr. à la formation d'un musée d'anatomie à la Faculté de médecine de Paris... 3° 18.000 fr. à l'acquisition, pour le Muséum d'histoire naturelle, de la collection de coquilles formée par M. Félix de Roissy ; 4° 30.000 fr. à l'acquisition, pour le même établissement, de la collection d'ossements fossiles recueillis par M. Lartet dans les départements du Gers, des Hautes-Pyrénées et de la Haute-Garonne ; 5° 5.500 fr. à l'acquisition du terrain contenant ces couches d'ossements fossiles, etc. (*Procès-verbaux des séances de la Chambre des députés*. Session 1846, tome V, annexe p. 172. — Moniteur, 1846, p. 903-904.)

Ce projet retiré dans la séance du 27 avril, a été représenté le même jour, avec quelques modifications dans les chiffres des crédits demandés. (*Procès-verbaux*, tome VII, annexe p. 603.)

229. — Rapport fait au nom de la commission chargée d'examiner le projet de loi relatif à un crédit de 3.476.000 fr. applicable à la restauration, et à l'agrandissement de divers édifices publics d'intérêt général, par M. de l'Espée, député de la Meurthe. Séance du 28 avril 1846. — (*Paris*,) *imp. de A. Henry*, *mai* 1846. In-4°, 22 p. (Le58. 11).

(Chambre des députés. Impressions ordonnées par la Chambre. Session 1646, n° 161.)

Muséum, p. 14-15.

230. — Chambre des Députés. Séance du 9 mai 1846. Rapport présenté par M. Labaume,... au nom d'une commission spéciale chargée de l'examen d'un projet de loi portant demande d'un crédit extraordinaire de 1.036.768 fr., pour être affecté à l'acquisition de terrains nécessaires au développement de l'Ecole de culture du Muséum... — (*Paris, imp. de A. Henry*, 1846.) In-8°.

(Procès-verbaux des séances de la Chambre des députés. Session de 1846, tome VIII, annexe p. 255.)

Projet de loi adopté dans la séance du 17 juin. Loi du 3 juillet 1846. (*Bulletin des Lois*, n° 12840. *Moniteur*, 1846, p. 2021.)

231. — Chambre des Députés. Session 1846. Rapport fait au nom de la commission spéciale chargée de l'examen du projet de loi relatif à un crédit extraordinaire, sur l'exercice 1846, de 150.000 fr. destiné à l'acquisition de pièces anatomiques, collections, etc., pour le Muséum d'histoire naturelle, par M. Bouillaud, député de la Charente. Séance du 18 mai 1846. — (*Paris, imp. de A. Henry*, 1846.) In-8°, paginé 31-52. (Le^{58}. 8.)

(Procès verbaux des séances de la Chambre des députés. Session 1846. Tome IX, annexe n° 218.)

232. — Chambre des Pairs. Séance du 22 juin 1846. Projet de loi relatif à l'ouverture d'un crédit pour l'acquisition de terrains à joindre au Muséum d'histoire naturelle. Avec l'exposé des motifs par le ministre de l'instruction publique (Salvandy). — *Paris, imp. de Crapelet*, 1846. In-8°, 6 p. (Le^{58}. 2.)

(Chambre des pairs. Impressions diverses. Session de 1846, n° 122.)

233. — Chambre des Pairs. Séance du 26 juin 1846. — Rapport fait à la Chambre par M. Besson, au nom d'une commission spéciale chargée de l'examen d'un projet de loi relatif à l'ouverture d'un crédit pour l'acquisition de terrains à joindre au Muséum d'histoire naturelle. — *Paris*, *imp. de Crapelet*, 1846. In-8°, 6 p. (Le[58]. 2.)

(Chambre des Pairs. Impressions diverses. Session de 1846, n° 139.) — Acquisition des terrains de la rue de Buffon.

234. — Chambre des députés. Session 1847. Projet de loi relatif à un crédit extraordinaire, sur l'exercice 1847, de 162.000 fr., destiné à l'acquisition de pièces anatomiques, collections, etc., pour le Muséum d'histoire naturelle et l'Ecole royale des Mines ; précédé de l'exposé des motifs présenté par M. le Ministre... de l'Instruction publique (Salvandy). Séance du 17 février 1847. — (*Paris*, *imp. de A. Henry*, 1847.) In-8°, paginé 121-136. (Le[58]. 8.)

(Procès-verbaux des séances de la Chambre des députés. Session 1847, tome II, annexe n° 27.)

Reprise du projet de loi présenté le 27 avril 1846, sur lequel était intervenu le rapport favorable du professeur Bouillaud. (Voir ci-dessus.)

235. — Chambre des Députés. Session 1847. Rapport fait au nom de la commission chargée de l'examen du projet de loi relatif à un crédit extraordinaire, sur l'exercice 1847, de 162.000 fr. destiné à l'acquisition de pièces anatomiques, collections, etc., pour le Muséum d'histoire naturelle, l'Ecole royale des Mines, etc., par M. Lestiboudois, député du Nord. Séance du 27 mars 1847. — (*Paris*, *imp. de A. Henry*, 1847.) In-8°, paginé 370-390. (Le[58]. 8.)

(Procès-verbaux des séances de la Chambre des députés. Session 1847, tome III, annexe n° 93.)
Muséum, p. 380-387, ch. III-VII.
Les crédits sont accordés dans la séance du 9 avril 1847, et la loi est promulguée le 8 août suivant. (*Bulletin des Lois*, n° 13803.)

236. — Chambre des Pairs. Séance du 27 avril 1847. Projet de loi relatif à l'ouverture d'un crédit extraordinaire de 162.100 francs destiné à l'acquisition de diverses collections scientifiques. Avec l'exposé des motifs par le ministre de l'instruction publique (Salvandy). — *Paris, imp. de Crapelet*, 1847. In-8°, 14 p. (Le[58]. 2.)

(Chambre des pairs, Impressions diverses. Session de 1847. Tome II, n° 70.)
Collections de coquilles formées par M. de Roissy ; de fossiles de l'Auvergne, par M. Bravard ; d'ossements fossiles formée par M. Lartet ; papiers et dessins laissés par M. Lhôte, etc.

237. — Projet de loi relatif à un crédit de 482.000 fr. applicable à la construction d'une galerie à l'Ecole royale Polytechnique, de petites serres au Muséum d'histoire naturelle, et à divers travaux à exécuter au palais de la Chambre des députés. Précédé de l'exposé des motifs présenté par M. le ministre secrétaire d'Etat au département des travaux publics. Séance du 8 juin 1847. — (*Paris*), *imp. de A. Henry*, juin 1847. In-8°, 11 p. (Le[58]. 11.)

(Chambre des députés. Session 1847. Impressions ordonnées, n° 216. — Procès-verbaux des séances, tome IX, annexe p. 224.)

238. — Rapport fait au nom de la commission chargée d'examiner le projet de loi relatif à des crédits applicables à divers travaux à l'Ecole polytechnique, au Muséum d'histoire naturelle, et au palais de la Chambre des députés, par M. de l'Espée, député

de la Meurthe. Séance du 26 juin 1847. — (*Paris*), *imp. de A. Henry*, juin 1847. In-4°, 14 p. (Le[58], 11.)

(Chambre des députés. Impressions ordonnées par la Chambre. Session 1847. Tome III, n° 262.)

Muséum, p. 6-7. Le crédit de 134,000 francs demandé pour la construction des serres basses est refusé. Séance du 16 juillet.

239. — Chambre des Pairs. Séance du 6 juillet 1847. Rapport fait à la chambre par M. Flourens, au nom d'une commission spéciale chargée de l'examen du Projet de loi relatif à l'ouverture d'un crédit extraordinaire de 162.000 fr. destiné à l'acquisition de diverses collections scientifiques. — (*Paris, imp. de Crapelet*, 1847.) In-8°, 14 p. (Le[58]. 2.)

(Chambre des Pairs. Impressions diverses. Session de 1847, tome IV, n° 151.)

Le *vicomte* Victor Hugo faisait partie de cette commission, avec Cordier, Gay-Lussac, etc.

240. — Paris, ou les sciences, les institutions et les mœurs au XIXe siècle, par M. Alphonse Esquiros. — *Paris, au Comptoir des imprimeurs-unis*, 1847. 2 vol. in-8°. (Li[3]. 168.)

Le tome Ier, 484 p., est consacré au Jardin des Plantes : I. De la Nature. II. Histoire du Muséum. III. Lakanal. IV. Geoffroy Saint-Hilaire. V. État actuel du Muséum : 1. Le Musée de géologie. 2. Coup d'œil sur les ossements fossiles. 3. Rapports de la géologie avec l'embryogénie. 4. Histoire de la terre. 5. Les temps modernes de la création. La Ménagerie. 6. Les Serres. 7. Le musée de zoologie. 8. Projets d'agrandissements et d'embellissements du Muséum. — De l'Avenir des animaux, p. 239. Le Muséum d'anthropologie, p. 286, etc.

241. — Observations critiques sur le Muséum d'histoire naturelle de Paris, par Léon Curmer (Extrait du « Constitutionnel » des 10 et 13 août 1848.)

— *Paris, imp. de Rignoux*, août 1848. In-8°, 27 p. (Sp. 3137.)

C'est à la fois de la violence injuste pour ce qui est et de la mégalomanie pour ce qui doit être. L'administration par les professeurs est la cause de tout le mal. Il rêve déjà de prolonger jusqu'au quai les galeries de la rue de Buffon, de l'acquisition au profit du jardin de la Halle aux vins, etc.

242. — Quelques éléments pour servir à un projet de réorganisation du Muséum d'histoire naturelle de Paris, des Musées d'histoire naturelle et des jardins botaniques de la province qui seraient rattachés au Muséum de Paris. — *Paris, imp. de Lacour* (1849). In-8°, 64 p. (S. 33253.)

Une lettre à M. Dufrénoy, en date du 29 octobre 1849, jointe à l'exemplaire du muséum, donne le nom de l'auteur : A. Rivière.

243. — Muséum d'histoire naturelle. (*La Patrie*, n° du 16 avril 1849.)

A Prévost-Paradol, le 20 mars 1849, Taine écrivait : « Hier, mon ami, je l'ai senti en moi (l'amour de la nature), avec une force que je n'ai jamais éprouvée. J'étais au Jardin des Plantes et je regardais dans un endroit isolé un monticule couvert d'herbes des champs vertes, jeunes, non cultivées, fleuries ; le soleil brillait au travers, et je voyais cette vie intérieure qui circule dans ces minces tissus et dresse les tiges drues et fortes ; le vent soufflait et agitait toute cette moisson de brins serrés, d'une transparence et d'une beauté merveilleuses ; j'ai senti mon cœur battre et tout mon cœur trembler d'amour, pour cet être si beau, si calme, si grand, si étrange qu'on appelle nature ; je l'aimais, je l'aime ; je le sentais et je le voyais partout ; dans le ciel lumineux, dans l'air pur, dans cette forêt de plantes vivantes et animées, et surtout dans ce souffle vif et inégal du vent de printemps. Oh ! que n'étais-je hors de ce sale Paris, dans la campagne libre et solitaire ! » (Taine. *Correspondance*, Hachette, 1902.)

244. — S. Henry Berthoud. Muséum d'histoire naturelle. (Feuilleton du *Pays*. 1er et 2e articles, 3 et 11 août ; 3e article, l'*Enseignement*, 6 octobre ; 4e article, *la Ménagerie*, 24 novembre 1849.)

Communiqué par M. Paul Lacombe.

245. — Ministère de l'Instruction publique. Rapport au nom de la Commission spéciale instituée par M. le ministre de l'instruction publique pour étudier les questions qui se rattachent soit à l'administration, soit à l'enseignement du Muséum d'histoire naturelle, par M. Corne, membre de l'Assemblée nationale. (6 janvier 1850.) — In-4° autographié de 72 p. (S. 7178.)

La commission était composée de MM. Héricart de Thury, président, Ch. Deville, Boussingault, Corne, Gaudichaud, F. Génin, Is. Geoffroy-Saint-Hilaire, de Lafresnaye, Michelin, Ant. Passy, de Verneuil et Dumas. Son projet d'organisation comporte (Art. 1er) un directeur conservateur nommé par le gouvernement.

Le Projet des nouvelles galeries d'histoire naturelle élevées si longtemps après devant les anciennes était déjà adopté et approuvé officiellement.

246. — Muséum d'histoire naturelle. Mémoire en réponse au rapport de la Commission spéciale instituée par le ministre de l'instruction publique pour étudier les questions qui se rattachent soit à l'administration, soit à l'enseignement du Muséum d'histoire naturelle, rapport communiqué par M. le Ministre aux professeurs-administrateurs du Muséum, le 13 mai 1850. — In 4°, autographié de 59 p. (S. 8091.)

Signé : E. Chevreul, A. Valenciennes et de Jussieu.

247. — Deuxième Rapport de la Commission spéciale instituée pour étudier les questions qui se rattachent soit à l'organisation, soit à l'enseignement

du Muséum, distribué à la Chambre, le 29 avril 1851. — In-4°, 84 p., autographié.

Je n'ai pas rencontré cette pièce et ne donne ce titre que sous réserve.

248. — Observations en réponse au rapport de la commission spéciale instituée par le ministre de l'instruction publique (en juin 1849) pour étudier les questions qui se rattachent, soit à l'administration, soit à l'enseignement du Muséum d'histoire naturelle, par les professeurs-administrateurs du Muséum d'histoire naturelle. — *Paris, imp. de L. Martinet*, 1851. In-4°, 60 p. (S. 8226.)

Signé: Chevreul, directeur; Cordier, Duméril, de Jussieu, Flourens, Valenciennes, Brongniart, Becquerel, Serres, Geoffroy-Saint-Hilaire, Milne-Edwards, Dufrenoy, Decaisne, Duvernoy, Frémy. — Entre les p. 46-47, une feuille in-folio présentant un *Tableau indiquant en résumé les jugements portés par la commission et les réformes proposées en conséquence.* — P. 474 (faux-titre): *Documents concernant 1° La comptabilité du Muséum... 2° La conservation des collections, pièces relatives à de prétendues soustractions d'objets des collections du Muséum.*

Les professeurs du Muséum s'étaient contentés en 1850 de faire autographier leur réponse aux critiques et au projet de la commission (Rapport Corne). Mais la commission ayant fait lithographier un second rapport qui fut distribué à la Chambre le 29 avril 1851, sans que l'administration du Muséum en fût informée (elle ne reçut que le 1er mai 15 ex. de ce rapport), ceux-ci se décidèrent à donner à la réponse qu'ils avaient faite au ministre en 1850 la plus grande publicité. C'est donc ici une réimpression pour le public de la pièce autographiée signalée plus haut (1850) avec le titre un peu modifié de *Mémoire en réponse.*

249. — Cours d'anatomie comparée commencé au Muséum d'histoire naturelle, le mercredi 23 avril 1851. Par M. Duvernoy (*Arch. du Muséum*, T. VIII, 1855-1856, p. 249-272.)

La 1re partie de cette leçon contient « une revue rétrospective de l'enseignement de cette science dans l'établissement du Jardin des Plantes. »

250. — Promenades au Muséum d'histoire naturelle, par Auguste Dupoty, ancien rédacteur du *Journal du Peuple.* — *Paris, G. Sandré*, 1851. In-8°, 80 p. (S. 26603.)

Critiques violentes du haut enseignement au Muséum et des professeurs par un homme politique aigri. Il y a des physionomies bien observées : « *La voix faible et flûtée de l'un* (Milne-Edwards), *sa petite parole entrecoupée et comme haletante, son accent semi-britannique sont loin de galvaniser les attentions faciles à la paralysie.* »

251. — Troche. Le Muséum d'histoire naturelle. (*Journal général de l'Instruction publique*, n° 2, 6 janvier 1855, p. 25-27. N° 3, 10 janvier 1855, p. 34-36. N° 4, 13 janvier 1855, p. 41-42.)

Communiqué par M. Paul Lacombe.

252. — Journal du maréchal de Castellane, 1804-1862. — *Paris, E. Plon, Nourrit et Cie*, 1895-1897. 5 vol in 8°. (Ln27 43219.)

On lit à la date du 31 mars 1856. Tome V : « Mon fils Pierre de Castellane, m'écrit de Paris, le 30 mars 1856 :

« La paix a été signée aujourd'hui à 2 heures ; la fameuse plume d'Aigle a eu 270 signatures à écrire. Nous en avons fait le compte hier, en dînant, avec lord Cowley.

« Tous les plénipotentiaires ont signé au traité avec une même plume qui a été prise à l'aile de l'Aigle impérial du Jardin des Plantes. Aussitôt après la signature du traité, la plume avec laquelle il a été signé a été placée sur une feuille blanche et entourée du cachet de chacune des Puissances représentées au Congrès et de la signature des plénipotentiaires.

« Au bas M. Feuillet de Couches, chef de bureau du protocole, a écrit ce qui suit :

« Je certifie que cette plume a été arrachée par moi à l'Aigle impérial du Jardin des Plantes et qu'elle a servi à la signature du Traité de Paris, le 30 mars 1856. »

(*Bulletin du Muséum.* T. III, 1897, p. 151. Communication de M. Gratiolet.)

253. — De la Réorganisation du Muséum d'histoire naturelle, par Aug. Dupoty,... — *Paris, G. Havard,* juin 1858. In-8°, 16 p. (Sp. 9344.)

254. — Une Révolution au Jardin des Plantes, par le Dr Amédée Latour, rédacteur en chef de « L'Union médicale ». Publications... des 17, 24 et 31 juillet 1858. — *Paris, imp. de F. Malteste,* 1858. In-8°, 31 p. (Sp. 10208.)

Réorganisation surtout administrative du Muséum. Cette question préoccupait beaucoup les esprits alors. Voir aussi dans *La Presse* du 26 juin 1858, l'article de L. Figuier.

255. — Organisation du Muséum d'histoire naturelle. Arrêté du 21 mai 1858. Rapport présenté à S. Exc. le ministre de l'instruction publique et des cultes (par la commission chargée de rechercher les améliorations susceptibles d'être apportées à la constitution de cet établissement : Général Allard, président-rapporteur ; Michel Lévy, Doumet, Thiria, de Saulcy, Moquin-Tandon, Pelletier, Georges Ville, de Bessé, Gustave Roulland, secrétaire.)

(*Souvenirs d'une vie militaire, politique et administrative, par Allard (Nelzir), général de division...* Niort, L. Favre, 2 vol. in-8°, t. II, pp. 554-594.) L'auteur a fait suivre son rappont d'un compte-rendu flatteur publié par Stéphen Liégeard dans l'*Echo de Parthenay*, du 25 janvier 1863.

Le rapport du général Allard, signé à la date du 11 août 1858, n'est devenu public qu'en 1863, par suite d'une polémique qui a donné naissance à plusieurs brochures de la part de M. Chevreul.

256. — De l'Agrandissement du Muséum d'histoire naturelle, de la Faculté de médecine, de l'Ecole de pharmacie, de l'Académie de médecine et de l'Ecole de dessin, et du déplacement de ces établissements qui en est la conséquence. (Par le Dr Quesneville. Extrait du « *Moniteur scientifique* » du 1er mars 1859.) — *Paris, imp. de Cosson* (1859). In-4°, 2 p. (Vp. 23764.)

Pas long, mais brutal : La partie vivante, jardin botanique et ménagerie, serait envoyée au bois de Boulogne, les collections et l'enseignement, au Palais de l'industrie ; et le jardin des Plantes serait livré à la Faculté de médecine et à l'Ecole de Pharmacie.

257. — Réfutation par M. E. Chevreul, membre de l'Institut, directeur du Muséum d'histoire naturelle, des allégations contre l'administration du Muséum d'histoire naturelle proférées à la tribune du corps législatif, dans la séance du 19 juin 1862. Suivie d'une lettre du colonel Favé, aide-de-camp de l'Empereur. — *Paris, Mallet-Bachelier,* 1862. In-4°, 26 p. (Sp. 13322.)

258. — Lettre de M. Chevreul, directeur du Muséum, au général Allard, chargé de faire un rapport sur la situation du Muséum. (*Moniteur scientifique*. V. 1863, p. 73-74.)

Reproduit dans le journal *La Presse*, n° du 15 janvier 1863.

259. — Réfutation, par M. E. Chevreul, membre de l'Institut, directeur du Muséum d'histoire naturelle, des allégations contre l'administration du Muséum d'histoire naturelle, proférées à la tribune du Corps législatif, dans la séance du 19 juin 1862. I. Lettre du colonel Favé, aide-de-camp de l'empereur, à M. Chevreul. II. Lettre du général Allard au rédacteur du Journal « l'Opinion nationale ». III. Ré-

ponse de M. Chevreul. IV. Lettre de M. Chevreul à M. le ministre de l'Instruction publique. V. Epilogue. — *Paris, Mallet-Bachelier*, 1863. In-4°, 37 p. (Lf242. 44.)

260. — Mémoire des professeurs-administrateurs du Muséum d'histoire naturelle en réponse au Rapport fait en 1858 par une commission chargée d'étudier l'organisation de cet établissement. (Signé : Chevreul, Flourens, Valenciennes, Brongniart, Becquerel, Serres, Milne-Edwards, Decaisne, Frémy, Delafosse, Duméril, de Quatrefages, d'Archiac, Daubrée, Blanchard.) — *Paris, Mallet-Bachelier*, 1863. In-4°, 147 p. (Lf242. 43.)

261. — Rapport adressé à Son Ex. le ministre de l'Instruction publique par la Commission instituée en exécution du décret du 29 décembre 1863, pour l'inspection du matériel du Muséum d'histoire naturelle. — *Paris, Imp. impériale*, avril 1865. In-4°, 32 p. (Lf242. 50.)

La commission était composée de MM. F. Cuvier, conseiller d'État, Huard de la Marre, conseiller référendaire à la Cour des Comptes, Haudry de Soucy, inspecteur général des finances, le colonel Favé, aide de camp de l'empereur, Ch. Robert, secrétaire général du Ministère de l'Instruction publique, Brongiart et Milne-Edwards, professeurs au Muséum. Elle était assistée de M. Chevreul, directeur, H. Prévost, agent comptable, et A. Du Mesnil, remplissant les fonctions de secrétaire.

Rapport adressé... par la commission instituée... pour l'inspection du matériel du Muséum... en 1865. — *Paris, Imp. impériale*, mai 1866. In-4°, 28 p.

Rapport adressé... par la commission instituée... pour l'inspection du matériel du Muséum... en 1866. — (*S. l. n. d.*) In-4°, 16 p.

262. — La Zoologie française et le Muséum d'histoire naturelle de Paris, par M. Victor Meunier. — *Paris, imp. de C. Noblet*, 1865. In-8°, 15 p.

L'auteur demande la création : 1° d'une Galerie Zoologique française, ou Musée de la faune indigène ; 2° d'un laboratoire de zoologie expérimentale (piscines d'eau douce et d'eau salée pour l'étude des poissons, insectes aquatiques, crustacées, etc. ; boîtes vitrées ou treillages pour l'observation des insectes terrestres ou aériens ; zoologie pratique, acclimatation, etc.) ; 3° d'une chaire de zoologie française. C'était là, dit l'auteur, les idées qu'aurait appliquées le prince Charles Bonaparte, s'il eût été nommé Président du Muséum.

Réimprimé dans l'ouvrage suivant :

263. — Victor Meunier. La Science et les savants en 1865. — *Paris, Germer-Baillière*, 1865. 2 vol. in-18, X-401, VI-371 p. (R. 43752-43753.)

Contient de nombreux articles polémiques sur le Muséum, d'abord publiés dans l'*Opinion Nationale*. Voici les principaux :

1re série, ch.	XXXIV.	Sous quel régime nous vivons, p.	314
— —	XXXV.	M. Milne-Edwards et M. Gratiolet	325
— —	XXXVI.	La succession de M. Gratiolet..	329
— —	XLI.	La Zoologie française (nécessité de la création d'une chaire et d'un musée de zoologie indigène)	371
— —	XLII.	Un cas de cumul	381
— —	XLIII.	Fondation de laboratoires de chimie au Muséum	383
2e série, ch.	XX.	La Zoologie française	215
— —	XXV.	Le Muséum d'histoire naturelle.	256

264. — Le futur Muséum. Utopie d'un ignorant (François Broc.) — *Paris, imp. de Turpin et A. Juvet*, 1867. In-8°, 16 p. (Sp. 10704.)

Le futur Muséum (2e étude). La destructivité ?... *Paris* (1868). In-8°, 16 p. (Sp. 10705.)

Le futur Muséum. Utopie d'un homme d'ordre (François Broc). — *Paris*, 1868. In-8°, 16 p. (S. 23913.)

Il s'agit uniquement dans ces trois pièces des collections d'objets d'histoire naturelle et de l'ordre qu'elles devraient occuper dans une immense galerie pour l'édification des yeux.

265. — Ministère de l'Instruction publique. Muséum d'histoire naturelle. Rapports annuels de MM. les professeurs. Année 1867. — (*Paris*,) *Imp. impériale*, 1868. In-8°, 110 p. (S. 31877.)

266. — La Science en France, par Jules Marcou. 3e fascicule : Le Muséum d'histoire naturelle ou Jardin des Plantes. — *Paris*, *C. Reinwald*, 1869, In-8°. 324 p. (R. 43046)

Chacune des trois parties de cet ouvrage a son titre et son faux-titre particuliers, mais la pagination est commune pour l'ensemble. La partie qui nous occupe — violente critique de l'organisation administrative et scientifique du Muséum — occupe les pages 209 à 324 de l'ouvrage.

267. — Victor Meunier. Le Muséum régénéré par l'enseignement libre. — *Paris*, *bureau du « Cosmos »*. 1878. In-8°, 8 p. (Sp. 7016.)

(Extrait du *Cosmos* du 11 juin 1870.)

268. — Paris assiégé. Les abris du Jardin des Plantes pour le bétail d'approvisionnement. Dessin de M. Ryckebusch. (*Monde Illustré*, n° du 19 novembre 1870, p. 336.)

On trouve dans *Lettre-Journal de Paris. Gazette des absents*, n° 26, jeudi 12 janvier 1871, l'*Avis* suivant : « Avec le numéro de jeudi nous publions chaque semaine une gravure empruntée à l'*Illustration*. Celle qui paraît aujourd'hui représente l'abattage de l'un des deux éléphants du Jardin des Plantes livrés à l'alimentation. »

La pl. de Gerlier, sur papier pelure, porte la légende : Siège de Paris. Abattage d'un des éléphants du Jardin d'acclimatation.

Ce sont en effet les animaux du Jardin du bois de Boulogne, alors réfugiés au jardin des Plantes, qui ont été mangés par les Parisiens.

Il existe plusieurs éditions de ce journal, dont une réimpression sous ce titre : *Tablettes quotidiennes du Siège de Paris, raconté par la Lettre-Journal... D. Jouaust, rédacteur*. Paris, lib. des Bibliophiles, 1871, in-8°. La mention ci-dessus se trouve à la p. 71 de cette édition.

269. — Société botanique de France. Bombardement du Muséum d'histoire naturelle de Paris par l'armée allemande en janvier 1871. Rapport présenté à la Société, dans sa séance du 27 janvier 1871, par M. Augustin Delondre. — *Paris, imp. de E. Martinet* (s. d.). In-8°, 16 p.

M. G... Malloizel, sous-bibliothécaire du Muséum, a reproduit, p. 212-215 de sa bibliographie des *Œuvres scientifiques de Michel-Eugène Chevreul,...* P., 1886, in-8°, plusieurs documents relatifs au bombardement du Muséum, émanant de M. Chevreul, ou à lui adressés, tels que sa *Déclaration* lue à l'Institut, le 9 janvier 1871, sa Lettre à Richard Wallace, la réponse de celui-ci, la Lettre de M. l'abbé Lamazou, vicaire de la Madeleine, etc. Il renvoie aussi au *Moniteur Scientifique*, XIII, 1871, p. 426, pour la Relation, faite par le même M. Chevreul, des dangers courus par le Muséum et de l'incendie des Gobelins.

270. — Rapport sur les dégâts occasionnés dans le département zoologique du Muséum d'histoire naturelle par le bombardement de cet établissement scientifique par les Prussiens, présenté à l'Assemblée, le 11 février 1871, par MM. Milne-Edwards (Henri), Blanchard et Deshayes. (*Nouv. Arch. du Muséum*. 1e série, t. VI, 1870. Bulletin, p. 29-32.)

271. Muséum d'histoire naturelle. Cours de Paléontologie, par Albert Gaudry. Leçon d'ouverture. — *Paris, Germer-Baillière*, 1873. In-8°, 20 p. (Sp. 7014.)

I. Histoire de la chaire de paléontologie (1853). — II. Les temps géologiques.

272. — Muséum d'histoire naturelle. Rapports annuels de MM. les professeurs et chefs de service. 1878. — *Paris* (*Clichy, imp. de P. Dupont*), 1879. In-8°, 69 p. (8° S. 1617.)

1879. — *Ibid.*, mars 1880. In-8°, 127 p.
1880. — *Ibid.*, mars 1881. In-8°, 113 p. et un feuillet de table.
1881. — *Ibid.*, mars 1882. In-8°. 125 p.
1882. — *Ibid.*, 1883. In-8°, 119 p.
1883. — *Ibid.*, 1884. In-8°, 125 p.
1884. — *Ibid.*, 1885. In-8°, 105 p.
1885. — *Ibid.*, 1886. In-8°, 91 p.
1886. — *Ibid.*, 1887. In-8°, 95 p.
1887. — *Ibid.*, 1888. In-8°, 82 p.
1888-1889. — *Ibid.*, 1890. In-8°, 157 p.

273. — Le Muséum d'histoire naturelle. (Services rendus, administration, finances, amélioration à introduire. Signé : E. Frémy, directeur...) — Réponse aux critiques faites en 1883, sur l'organisation du Muséum. (Rédigée par Alphonse Milne-Edwards.) — Réponse des professeurs (G. Pouchet, de Quatrefages, A. Milne-Edwards, Léon Vaillant, Emile Blanchard, E. Perrier, Ph. Van Tieghem, E. Bureau, A. Gaudry, A. Daubrée, Des Cloizeaux), aux questions adressées par le ministre, relativement aux inventaires et aux catalogues du Muséum. — *Paris, Bourloton*, 1884. In-8°, 62 p. (8° S. 3766.)

274. — Muséum d'histoire naturelle. Inauguration des nouvelles galeries de zoologie. — *Paris, Impri-*

meries Réunies, établissement A, 2, rue Mignon, 1889. In-4°, 43 p. (4° S. Pièce 744.)

Discours de M. Frémy, directeur, p. 5-7
Le Jardin du roi. 1626-1793. Tableau des professeurs.
Le Muséum d'histoire naturelle , 1793-1889. Tableau des professeurs.
Id. Liste des aides-naturalistes et des gardes des galeries. 1793-1889.
Id. Liste des directeurs et des directeurs-adjoints. 1793-1889.
Id. Liste des Professeurs en exercice. 1889.
Collections (énumération chronologique).
Voyageurs et savants qui ont contribué à l'accroissement des collections du Jardin du roi et du Muséum d'histoire naturelle, 1697-1863.
Voyages scientifiques modernes. 1863-1888.

275. — Augé de Lassus. Jardin du roi, Muséum d'histoire naturelle. Conférence faite à l'Association française pour l'avancement des Sciences. (*Revue scientifique*, T. LI, p. 229, 25 fév. 1893.)

276. — Muséum d'histoire naturelle. Enseignement spécial pour les voyageurs. Leçon d'ouverture faite le 25 avril 1893, par M. A. Milne-Edwards, directeur du Muséum. — *Paris, Imp. Nationale*, 1893. In-8°, 26 p. (8° S. Pièce, 6080.)

Utilité de cette création. Commerson et les grands voyageurs naturalistes.

277. — Centenaire de la fondation du Muséum d'histoire naturelle, 10 juin 1793-10 juin 1893. Volume commémoratif publié par les professeurs du Muséum. — *Paris, Imp. nationale*, 1893. Gr. in-4°, VII-575 p., pl. (Fol. S. 595.)

Titre rouge et noir.

Ce volume contient :

Liste des professeurs, 1793-1893, p. I-VI.
Liste des professeurs en 1893, p. VII.
Les derniers jours du Jardin du roi et la fondation du Muséum d'histoire naturelle, par le D. E.-T. Hamy. Pages 1-192.
Notice sur Charles-François de Cisternai Du Fay, physicien, intendant du Jardin royal des Plantes (1698-1739), par M. Henri Becquerel,... P. 163-185.
Notice sur quelques espèces d'oiseaux actuellement éteintes qui se trouvent représentées dans les collections du Muséum d'histoire naturelle, par M. A. Milne-Edwards,... et M. E. Oustalet,... P. 187-252, 5 pl. en couleurs.
Les tortues éteintes de l'île Rodriguez d'après les pièces conservées dans les Galeries du Muséum, par M. Léon Vaillant. P. 223-288, 3 pl.
Chaire de Zoologie (animaux articulés), par M. Emile Blanchard. P. 289-307.
Sur l'Ambre gris, par M. Pouchet,... P. 309-323, 2 pl.
L'Eléphant de Durfort, par M. Albert Gaudry,... P. 325-347, pl. *Sohier phot.*
Les Collections de botanique fossile du Muséum d'histoire naturelle, par M. E. Bureau,... P. 349-372.
La Nitrification dans la terre arable, par M. P.-P. Dehérain,... P. 373-398.
Notice historique sur la collection de météorites du Muséum... par M. Stan. Meunier,... P. 389-448, 2 pl.
Aperçu des développements de la minéralogie pendant le siècle qui vient de s'écouler, et contribution des professeurs du Muséum à ce progrès, par M. A. Lacroix,... P. 449-467.
Lamarck et le transformisme actuel, par M. Edmond Perrier. P. 469-527.
L'Analyse de la terre par les plantes, par M. Georges Ville. P. 529-571, fig.
Une reproduction photographique de la médaille frappée à l'occasion du centenaire se trouve dans le *Bulletin du Muséum*, année 1896, n° 8, p. 365.

278. — Muséum d'histoire naturelle. Enseignement spécial pour les voyageurs (année 1894). Leçon d'ouverture faite le 10 avril 1893, par M. A. Milne-Edwards,... — *Paris*, *Imp. nationale*, 1894. In-8°, 30 p. (8° S. Pièce. 6335.)

« Il y a donc aujourd'hui une *Ecole pour les voyageurs* et ce sera toujours pour le Muséum un honneur d'en avoir pris l'initiative. »

279. — Translation et inhumation des restes de Guy de la Brosse et de Victor Jacquemont, faites au Muséum d'histoire naturelle, le 29 novembre 1893, sous la présidence de M. A. Milne-Edwards, directeur du Muséum, membre de l'Institut. Extrait du T. IV des *Nouvelles Archives du Muséum*. — Paris, G. Masson, 1894. In-4°, XVI p.

L'indication d'extrait est inexacte. Le compte-rendu de cette cérémonie, avec le Discours de M. Milne-Edwards, qui est un excellent résumé de ce que l'on sait sur Guy de La Brosse, a paru dans le tome VI de la 3e série des *Nouvelles Archives du Muséum*.

On pourra consulter, pour la biographie de Victor Jacquemont, dont la captivante silhouette n'est qu'esquissée ici, plusieurs recueils de ses lettres dont le dernier a été publié par M. Omont, conservateur du département des manuscrits à la Bibliothèque nationale.

280. — Inauguration des nouvelles Galeries d'anatomie comparée, d'anthropologie et de paléontologie. (*Nouvelles Archives du Muséum*. 3e série, tome X, 1898. Bulletin, p. I-XII.)

L'inauguration a eu lieu le 21 juillet 1898. Discours de MM. Milne-Edwards, rappelant les origines de ces sciences, et de M. Léon Bourgeois, ministre de l'instruction publique.

En-tête, la médaille commémorative ; face, vue des galeries ; revers, noms des membres du corps enseignant.

Voir le journal *Le Soleil*, n° du 22 juillet 1898.

281. — Les Relations entre le Jardin des Plantes et les colonies françaises, par M. A. Milne-Edwards,... (*Bulletin de la Société d'Acclimatation*, 1899, p. 62-72.)

282. — Le Muséum. Une conversation avec le directeur du Muséum. (*L'Eclair*, n° du 12 août 1901.)

Entrevue de M. André Mévil avec M. Edmond Perrier. Il faudrait dix millions pour exécuter les travaux nécesres.

---

283. — Atlas du plan général de Paris levé géométriquement par le citoyen Verniquet... Dessiné et gravé par les citoyens Bartholomé et Mathieu, l'an IV... — *Paris, l'Auteur*, 72 pl. gr. in-fol. (Lk7. 6043.)

Verniquet était l'architecte du Jardin des Plantes sous Buffon. Son plan de Paris est à ce titre d'autant plus intéressant qu'étant établi sur une grande échelle, il nous donne une figure du Jardin très exacte et très lisible.

284. — Plan général du Jardin du Roi des Plantes (*sic*) à Paris, avec les Projets de G. Thouin. — In-fol. (Carnavalet.)

Antérieur à la création de la Ménagerie. Voir, année 1823, un second projet plus grandiose de Gabriel Thouin, celui dont il est question ici s'en tenant aux limites du Jardin tel que Buffon l'avait laissé.

285. — Consolations de ma captivité, ou Correspondance de Roucher, mort victime de la tyrannie décemvirale, le 7 termidor an II de la République Française. — *Paris, H. Agasse*, an VI (1797). 2 vol. in-8°, portrait. (Ln27. 17898.)

Le goût de la botanique conduisait souvent Roucher au Jardin du roi ; il était, avec sa fille Eulalie, l'un des auditeurs assidus des cours de Desfontaines. Aussi le souvenir du cher Jardin et l'intérêt qu'il porte à ce qui s'y passe sont-ils des principaux éléments de ses lettres à sa fille et des réponses de celle-ci.

Voir les lettres IV, 2 brumaire an II ; XCIX, 16 ventôse ; CVII, 15 germinal ; CIX, 25 germinal, qui annonce le départ du jardinier Valois ; CX, CXI, CXVIII, 1er floréal, où la fille du poète fait connaissance avec le nouveau jardinier, Chauvet, CXX ; CXXIII ; CXXIV, 2 prairial, qui rend compte de la leçon d'ouverture du cours de Desfontaines, *dans la Salle des Minéraux au Cabinet national*, et des travaux d'agrandissement de l'Amphithéâtre, etc. Les herborisations se font alors à Grenelle, à Sèvres, dans la plaine de Gentilly, etc.

On verra dans la *Vie d'Et. Geoffroy-Saint-Hilaire*, écrite par son fils, tout ce que le naturaliste fit en vain pour sauver le poète.

Parmi les victimes de la Révolution qui furent des amis du Jardin des Plantes, il me plaît ici d'évoquer l'intéressante figure de madame Roland, encore jeune fille, s'y promenant en fidèle habituée, le dimanche, avec ses parents : « Quelques mois s'étaient écoulés depuis mon entrée au couvent, dit-elle dans ses *Souvenirs de Jeunesse*... Je recevais toutes les semaines les visites de mon père et de ma mère qui me faisaient sortir le dimanche, après l'office, pour nous promener ensemble au *Jardin du roi*, aujourd'hui *des Plantes*. Je ne les quittais jamais sans verser quelques pleurs... »

Elle y rencontra plus tard le député Girondin Bosc, lui aussi fervent amoureux de la nature et qui suivait avec passion les herborisations des étudiants du Jardin des plantes aux environs de Paris. Voir : Aug. Rey. *Le naturaliste Bosc. Un Girondin herborisant.* Versailles et Paris, 1901. In-8°.

286. — Voyage au Jardin des Plantes, contenant la description des galeries d'histoire naturelle, des serres où sont renfermés les arbrisseaux étrangers, de la partie du jardin appelée l'école de botanique ; avec l'histoire des deux Eléphants, et celle des autres animaux de la Ménagerie nationale. Par L.-Fr. Jauffret. Orné de jolies figures dessinées par Monnet et gravées par Gaucher. — *Paris, Imp. de C. Houel (se vend chez Guillaume, rue de l'Eperon,* n° 12), an VI (1798). In-18, 244 p., 2 pl. (Bibliothèque du Muséum.)

Planches. *P. 89 : Les animaux qu'on donnait en spectacle à Paris sont arrêtés pour être conduits à la ménagerie du Jardin des Plantes. D. Monnet del. C. S. Gaucher inc. An VI.* — P. 156. *En 1734 le célèbre Bernard de Jussieu planta le cèdre de Liban au Jardin des Plantes. C. Monnet del. C. S. Gaucher inc. An VI.*

Quérard est très élogieux pour ce bon vulgarisateur. Toscan, bibliothécaire du Muséum, lui reproche assez lourdement dans son livre *L'Ami de la Nature*, de l'avoir mis en scène dans son *Voyage*, et de lui avoir subtilement emprunté, grâce à cet artifice littéraire, l'histoire du lion de la ménagerie et de son chien.

287. — Voyage au Jardin des Plantes... par L.-F. Jauffret. Seconde édition revue et corrigée par l'auteur, et ornée de jolies figures dessinées par Monnet et gravées par Gaucher. — *Paris, Imp. de Guilleminet*, an VIII. In-8°, X-228 p., 2 pl. (Saint-Fargeau. 2318 bis.)

288. — Voyage au Jardin des Plantes... par L.-F. Jauffret. Seconde édition... — *Paris, Imp. de Guilleminet (s. d.)*. In-18, VIII-172 p., 2 pl. (Collection de M. Paul Lacombe.)

Au verso du faux-titre on lit : *Se vend à Paris, à la Librairie économique, rue de la Harpe, n° 117, au ci-devant collège d'Harcourt.*

Sauf l'indication d'édition, le titre reste le même dans ces trois tirages. Les planches ne portent plus, dans cette édition, l'indication des pages auxquelles elles doivent être placées.

Elles ont été décrites par MM. R. Portalis et H. Béraldi dans leur notice sur *Charles-Etienne Gaucher* (Paris, Morgand et Ch. Fatout, 1879. In-8°) sous les numéros 213-214 du catalogue de l'œuvre, sans spécification du livre auquel elles étaient destinées. (M. Tourneux. *Bibliothèque de l'histoire de Paris pendant la Révolution*. T. III, nos 17639, *a* et *b*).

289. — Fragments sur Paris, par Frédéric Jean Laurent Meyer, docteur en droit à Hambourg. Tra-

PL. V.

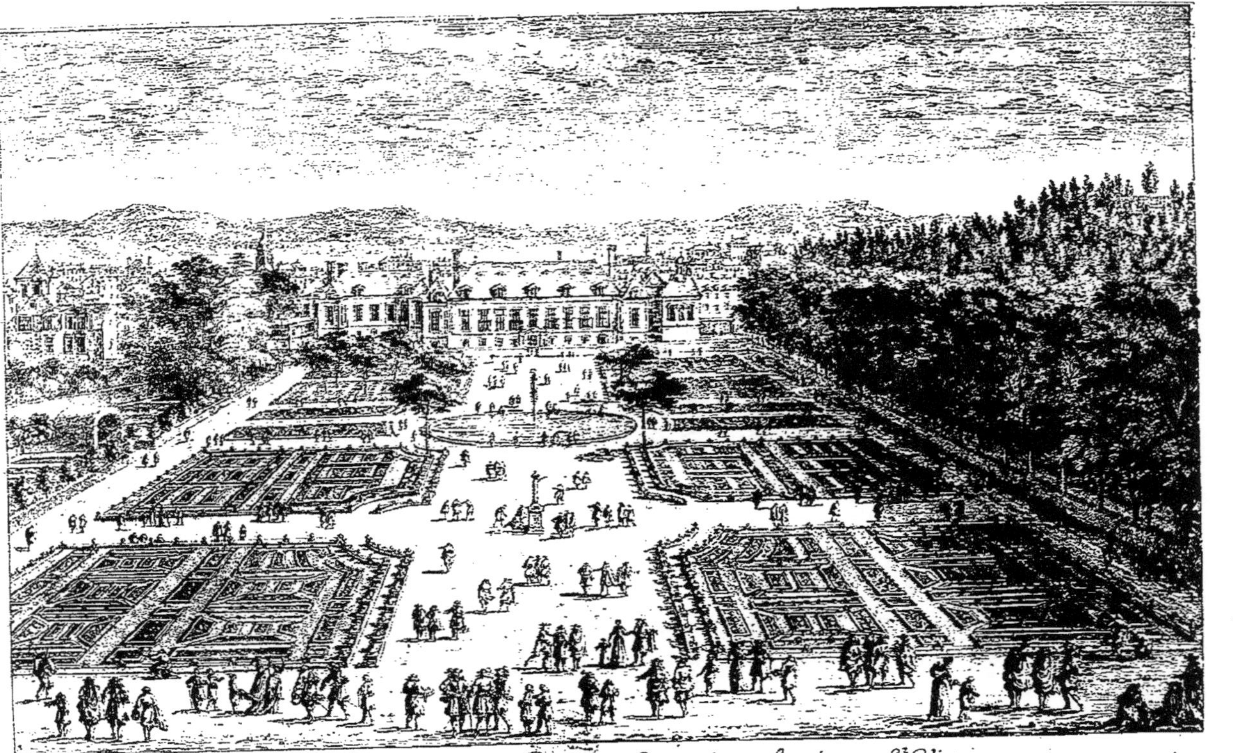

Veüe du Jardin Royal des Plantes Medecinales au fauxbourg S.t Victor.

a Paris chez N. Langlois rue S. Jacques a la Victoire avec Privil. du Roy. dessiné et gravé par Perelle

duits de l'allemand par le général Dumouriez. — *Hambourg (sans nom d'éditeur)*, 1798. 2 vol. pet. in-8°, 2 ff. de tit., XVI-278 et 2 ff.-303 p. (Lk[7]. 6045.)

Traduction d'un ouvrage allemand paru également à Hambourg en 1797. Le séjour du docteur Meyer à Paris a duré du 31 mars au 4 juillet 1796. Voyez : Paul Lacombe. *Bibliographie Parisienne. Tableaux de mœurs*, n° 360 et 361.

T. II, p. 58. Musée d'histoire naturelle, p. 59-75. Jardin des Plantes.

290. — Travels in the French Republic ; containing a circumstantial view of the present state of learning, the arts, manufactures, learned societies, manners, etc., in that country. By. Thomas Bijggé, professor of mathematical astronomy in the University of Copenhagen,... Translated from the Danish by John Jones,... — *London, R. Philipps.* 1801. In-12, XXIV-405 p., fig. (L[29]. 13.)

Letter VIII, p. 147-160 : The national Museum of natural history. (*Library, Menagerie, etc., of this Museum. Its Botanic Garden... Gallery for Natural History... Collection of quadrupeds, Zebra, Elephant, etc. Directorial palace. Collection of Skeletons. Library of Botany, etc. Paintings and Drawings of Animals and Plants. Menagerie for wild and tame animals. Lecture Room, a real amphitheatre, etc.*)

291. — Un hiver à Paris sous le consulat, 1802-1803, d'après les lettres de J.-F. Reichardt, par A. Laquiante. — *Paris, E. Plon, Nourrit et Cie,* 1896. In-8°, XI-494 p. (Lk[7]. 6062 bis.)

Les lettres de Reichardt, ancien maître de chapelle de Frédéric II, ont eu deux éd. allemandes, l'une de 1804, 3 vol. pet. in-8°, Hambourg ; l'autre de 1838, *ibid.* « Reichardt est un homme qui voit tout et qui voit bien. ». A. L. Un peu Prussien mais pas méchant. Au point de vue qui m'occupe, il y a dans cet ouvrage bien des pages intéressantes, entre autres : Sa promenade au Jardin des Plantes, l'organisation du Muséum, p. 104-105.

Reichardt a bien connu Fourcroy, p. 34 ; portrait de Fourcroy très bien campé, p. 136 ; sa brillante élocution, sa belle prestance, il se rend à son cours du Prytanée en luxueux équipage, p. 455. Vauquelin, son portrait, ses conférences, p. 455...

292. — Exposition d'un projet sur le Muséum d'histoire naturelle et sur une ménagerie, par le c. Verniquet, architecte... — *Paris, imp. de Mme Huzard*, brumaire an XI. In-4°, 24 p. (3 ex. Sp. 743, Sz. 229 et V. 9013).

Le plan des bâtiments que Verniquet propose, à part quelques puérilités, est assez bien compris. Il demande pour le Jardin, l'étendue exacte qu'il a aujourd'hui, propose d'utiliser les buttes pour l'établissement de réservoirs d'eau nécessaires aux besoins du jardin, ce qui ne fut exécuté que bien plus tard, par Rohaut, en même temps qu'il les orne sentimentalement de chaumières pittoresques pour le logement des jardiniers. Quant à la ménagerie il imagine de l'établir dans un parc, à proximité de Paris, le parc de St-Cloud, si j'ai bien compris, et donne la garde des animaux à des individus costumés à la manière des pays où vivent ceux qui leur seraient confiés. Il va sans dire que ces gardiens auraient aussi des habitations « couleur locale ». L'exposition ethnographique, quoi.

293. — Le Guide au Jardin des Plantes ou Description de tout ce que les galeries, serres, etc., du Muséum d'histoire naturelle de Paris renferment de plus curieux. — *Paris, Glisau*, an XI (1803). In-12, 8 fig. (Catalogue Huzard, 4003.)

Le même catalogue indique au n° 4005 un article intitulé ; *Le Guide du Jardin des Plantes. Paris, Glisau, an XI* (*1803*). In-12, 8 fig.

294. — Promenades au Jardin des Plantes, à la Ménagerie et dans les galeries du Muséum d'histoire

naturelle, contenant des notions claires et à la portée des gens du monde sur les végétaux, les animaux et les minéraux les plus curieux et les plus utiles de cet établissement. Ouvrage principalement destiné aux personnes qui le visitent. Par J.-B. Pujoulx. — *Paris, à la Librairie économique (imp. de Guilleminet), an XII-1803-1804.* 2 vol. in-24, pl. (S. 33202-33203.)

Plan du Jardin, *Guérin Sculpt.*, en regard du titre du T. 1er. Vue des combles des galeries de zoologie (oiseaux), *Roehn dél.*, *Delaunay sculp.* au T. II.

295. — Miroir de l'ancien et du nouveau Paris, avec treize voyages en vélocifères dans ses environs... Orné d'un plan de Paris et de 18 gravures. Par L. Prudhomme. — *Paris, Prudhomme fils*, an XIII-1804. 2 vol. in-24. (Lk7. 6064.)

T. Ier, p. 251-260, intéressant article sur le Jardin des Plantes.

Cet ouvrage a eu plusieurs éditions. Nous citerons :

Miroir historique, politique et critique de l'ancien et du nouveau Paris et du département de la Seine... 3e édition... ornée de 116 gravures. Par L. Prudhomme. — *Paris (Prudhomme fils ; Debray ; Picard)*, 1807. 6 vol. in-24, avec 116 gravures (Lk7. 6065.)

L'article du Jardin des plantes se trouve au tome III, p. 60-73. Il est accompagné de deux planches : *Cabinet d'histoire naturelle du Jardin des Plantes.* T. III. Pag. 61. Pl. 5. *Grande serre du Jardin des Plantes.* Tom. III. Pag. 62. Pl. 6. On aperçoit dans cette dernière gravure l'amphithéâtre placé à droite de l'orangerie, au second plan, tandis qu'il devrait se voir à sa gauche.

Voyage descriptif et historique de Paris. Miroir fidèle de cette capitale... Orné d'un plan de Paris et de 63 gravures. Nouvelle édition. Par L. P. — *Paris, l'Auteur (et à la librairie de Mlle Prudhomme)*, 1825. 2 vol. in-24. (Lk7. 6068.)

L'article du Jardin des Plantes, tome Ier, p. 188-191. Les planches signalées plus haut sont numérotées 4 et 5, sans indication de page.

296.—Recollections of Paris in the years 1802-3-4-5. By J. Pinkerton. — *London, Longmann*, 1806. 2 vol. in-8°, IX-525 et 499 p. (Lk^7. 6077.)

Vol. Ier, chap. VIII, p. 81-98 : The Garden of Plants.
L'auteur rapporte que le terrain sur lequel est bâti le jardin a longtemps appartenu à la couronne et que la grande butte, ou labyrinthe, est en partie composée des ruines d'une tour que *that jealous despot* Louis XI, y avait fait élever. Excellente description.

297. — Briefe geschrieben auf einer Reise nach Paris, von J. F. Benzenberg. Mit acht Kupfern. — *Dortmund, Mallinckrodt*, 1805-1806. 2 vol in-8°, X-307 et XIII-365 p., plus un f. pour la table du plan. (Lk 7. 6075.)

Lettres écrites pendant un voyage à Paris (en 1804).
Malgré l'indication portée sur le titre l'ouvrage contient 12 planches.
Les Lettres 13-15, p. 121-168 sont consacrées au Jardin des plantes. La pl. V, p. 136, est le plan du jardin : *Der Pflanzengarten, G. R. Sc.* La pl. VI, p. 160 représente les combles de la Galerie de zoologie : *Grande Galerie du Muséum d'histoire naturelle. G. Rautenbach Sc.*

298. — Voyage aux faubourgs S. Marcel et S. Jacques, par deux habitants de la Chaussée d'Antin. (Par A.-E. Egron.) — *Paris, Capelle et Renand*, 1806. In-18, 2 f. de titre, 279 p. et 1 f. de table. (Carnavalet, 364.)

« Deux élégants de la Chaussée d'Antin, pour se délasser des fatigues de leur vie mondaine, font une excursion dans la capitale... Chapitre intéressant sur le Jardin des plantes... » (Voir : Paul Lacombe. *Bibliographie parisienne. Tableaux de mœurs*, n° 461.)

299. — Tableau historique et pittoresque de Paris, depuis les Gaulois jusqu'à nos jours, par J.-B. de Saint-Victor. — *Paris, H. Nicolle*, 1808-1809. 3 vol. in-4°, plans et planches. (Lk[7] 6091. A.)

T. III, p. 181-186. Deux gravures à l'aquatinte non signées. *Vue du Jardin (côté de l'Amphithéâtre)*, avec le labyrinthe au fond. *Vue du Jardin (prise du côté de la rivière)*, au fond le cabinet.

— 1822-1827. 2e éd. — *Paris, Lesage, 4 tomes* en 8 vol. in-8° et un atlas in-4°. (Lk[7] 6901 B.).

T. III, 2e partie, p. 488-495. Mêmes pl., état différent atlas pl. 140 et 141, in-4°.

300. — Description de ce qu'il y a de remarquable à la Ménagerie et au Cabinet d'histoire naturelle; contenant la vie et les mœurs des animaux féroces qui sont renfermés tant à la ménagerie que dans la Vallée suisse. Suivie des curiosités qui se trouvent au cabinet d'histoire naturelle. — *Paris, L.-P. Sétier*, 1811. In-12, 48 p. (S. 26061.)

301. — Vues et description du Jardin des plantes, publiés par Guérin et Schwartz (texte par R.-J.° Durdent). — *Paris, imp. de Le Normant*, 1813. In-4, oblong, 15 p., pl. (S. 3401.)

Pl. I. Vue générale. II. Le labyrinthe et le cèdre, *C. Müller del. et sc.* III. Orangerie, *Régnier del. Bénard scul.* IV. Amphithéâtre, *Palaiseau del. Olympe Queverdo sc.* Vignette du titre : Tombeau de Daubenton, par C. Müller. — Pl. en taille-douce assez agréables, comme le texte. Le Catalogue Destailleur cite :

Promenades de Paris, ou collection de vues pittoresques de ses jardins publics, par R.-J. Durdent, gravée et publiée per Schwartz ; même éditeur et même format.

Trois parties auraient paru sous ce titre : les Tuileries, le

Palais-Royal et le Jardin des Plantes, plus 4 planches sans texte pour le Luxembourg. (Quérard n'annonce que la 1e partie, consacrée aux Tuileries. Lk7. 7445.)

302. — Memorandum of a residence in France, in the winter of 1815-16, including remarks of French manners and society, with a description of catacombs, and notices of some other objects of curiosity and works of art not hitherto described. — *London, Longman*, 1816. In-8°, X-404 p. (Li3. 95.)

Ch. VII (p. 72-77) : Jardin des Plantes. Temple. Collection of fossils, minerals and other objects of natural history (7 nov. 1815).

303. — (Plan du Jardin du Roi. Dessiné par H. Filleux. Gravé par Adam, pour A.-B. Granville. En août 1817.) In-4° oblong. (B. N. Section des cartes et plans.)

La légende que nous donnons ici est manuscrite et se trouve dans l'angle supérieur droit. Dans l'angle supérieur gauche, en marge, dédicace. *D° Royer, Augustus B. Granville.* Le Granville en question a publié de 1816 à 1817 plusieurs articles dans le *Journal of Sciences and of the arts*, de Londres, notamment sur Guyton de Morveau. Quant au Royer à qui l'exemplaire est dédié, c'est le même employé du Muséum qui fit les frais des planches pour l'ouvrage de Deleuze en 1823. Au surplus je ne sais à quelle publication ce plan doit être rattaché, mais des numéros manuscrits à l'encre rouge ajoutés sur le plan gravé renvoient à un texte qui est sans doute resté en projet.

304. — Le Jardin du roi. Description en vers, suivie de notes historiques. — *Paris, imp. de Plassan*, juillet 1818. In-8°, 16 p. (Ye. 47329.)

— 1826. — *Paris, A. Pihan Delaforest.* Petit in-18, 36 p. (Ye. 27541.)

304 *bis.* — Les quatre Jardins royaux de Paris, ou distractions de l'aveugle du Luxembourg (le marquis d'Avèze). Descriptions en vers avec des notes historiques. 2e édition, augmentée de plusieurs pièces inédites dédiées aux dames. — *Paris. imp. de Cosson*, 1819. In-18, 138 p. (Lk7. 7446.)

— 1821. 3e éd. — *Paris, Ponthieu*. In-24, 138 p. (Lk7. 7446. A.)

Même ouvrage que le précédent que l'auteur a réuni à des poèmes analogues sur le *Luxembourg, les Tuileries et le Palais-Royal*.

Quérard attribue ces poèmes au marquis J.-B.-D. de Mazade d'Avèze, député de la Haute-Garonne à la Convention Nationale, membre du Conseil des Cinq-Cents. Or le membre de la Convention est Julien-Bernard-Dorothée de Mazade-Percin, mort en 1823 ; l'auteur de notre petit ouvrage, Mazade d'Avèze, vivait encore en 1845, ainsi qu'en fait foi une brochure intitulée : *Idée première de l'Exposition de l'industrie nationale*, qu'il publia en cette même année. Il y dit qu'il est âgé de 88 ans et qu'il perdit la vue trente ans auparavant, lors du voyage à Gand de la famille royale qu'il accompagnait.

305. — Ie Vue du Jardin des Plantes à Paris. Le Cabinet d'histoire naturelle. *N. Huët del. Allais sculp.* A Paris, chez Bance aîné, marchand d'estampes, rue Saint-Denis. — In-fol. oblong. (Carnavalet.)

IIe Vue... Les Serres de Buffon et Bardin *(sic)*. *N. Huet del. Aubertin sc.*

IIIe Vue... Le Labyrinthe. (Mêmes artistes que ci-dessus.)

IVe Vue... L'Amphithéâtre. *N. Huet del. Allais sc.*

Ve Vue... Jardin anglais et derrière de la serre (orangerie). *N. Huet del. Allais sc.* (Adresse de l'éditeur.)

VIe Vue... Le Colombier, Jardin anglais. *N. Huet del. Aubertin sc.*

VIIe Vue... La Vallée suisse, Jardin anglais (la ruine et mare aux canards). Mêmes artistes que ci-dessus.)

VIIIe Vue... La Serre tempérée. (Même artistes que ci-dessus.)

Le graveur Aubertin étant mort en 1821, cette suite d'Estampes est antérieure à cette date.

306. — La Description du Jardin du roi en vaudevilles, ouvrage destiné à charmer la captivité de Martin, par Boniface Le Flaneur, membre de plusieurs sociétés de Bêtes. — *Paris, chez l'Auteur, rue aux Ours (imp. de Couturier)*, 1822. In-8°, 15 p. (Ye. 46196.)

Epigraphe :

Pour classer autant de bêtes,
Mon Dieu, qu'il fallait d'esprit !

L'auteur s'est modestement caché sous un pseudonyme pittoresque. Mais il a pensé qu'un jour la curiosité littéraire ne serait pas fâchée de retrouver son nom. On lit donc à la p. 15, sous le mot : fin, le nom *Rebua*, anagramme d'Auber.

307. — Nouvelle description de ce qu'il y a de remarquable à la Ménagerie et au Cabinet d'histoire naturelle du Jardin du roi ; contenant la vie et les habitudes des animaux féroces qui sont renfermés tant à la Ménagerie que dans la Vallée suisse : Suivie des curiosités qui se trouvent au cabinet d'histoire naturelle. — *Paris, chez les marchands de nouveautés (imp. de J. Moronval)*, 1822. In-12, 48 p. (Bibliothèque de M. Paul Lacombe.)

Ce guide a eu de nombreuses éditions, mises au courant des changements qui se produisaient, au moins pour ce qui est de la ménagerie.

Voici celles que j'ai eues entre les mains :

— 1826. — *Ibid.* In-12, 48 p. (S. 32144.)

— 1827. — *Paris, imp. de A. Béraud.* In-12, 48 p. Frontispice : *L'Ours Martin.* (S. 32145.)

De la même imprimerie sortit, pour être jointe à l'édition précédente, une feuille in-12, paginée 49-50, intitulée : *La Girafe au centre de la Vallée suisse.* Ce supplément ne se trouve pas dans l'ex. de la B. N.

— 1828. — *Ibid.* In-12, 47 p. (Sp. 3117.)

— 1829. — *Paris, imp. de Stahl.* In-12, 48 p. (S. 32146.)

— 1831. — *Paris, imp. de A. Belin.* In-12, 48 p. (S. 32147.)

— 1833. — *Paris, imp. de Moquet.* In-12, 48 p. (S. 32148.)

— 1837. — *Lagny, imp. de A. Le Boyer.* In-12, 48 p. Frontispice : *L'Ours Martin.* (Saint-Fargeau, 2323.)

— 1839. — *Paris, imp. de P.-H. Krabbe.* In-12, 46 p. (S. 32149.)

— 1839. — *Rheims, imp. de Bisset,* In-12, 48 p. (S. 32150.)

— 1842. — *Paris, P.-H. Krabbe.* In-12, 46 p. (Sp. 3118.)

Voir aussi à l'année 1811.

308. — Plans raisonnés de toutes les espèces de jardins, par Gabriel Thouin, cultivateur et architecte de jardins. 2e éd. — *Paris, l'Auteur, rue du jardin du Roi, n° 8; Vilquin,* etc. (*imp. de Lebègue*), 1823. In-fol., 56 p. dont les 10 premières, non chiffrées, plus un feuillet pour le faux-titre, et un feuillet d'errata, et 56 pl. en couleurs. (S. 2238.)

La 1re édition, *Paris, Treuttel et Wurtz,* 1819-1820, in-fol., m'est inconnue.

— 1828. 3e éd. — *Paris, Mme Huzard*. In-fol., 58 p., plus un feuillet pour le faux-titre et 58 pl. en couleurs. (S. 2239.)

Pl. 13 (texte p. 17). Projet d'agrandissement du jardin des plantes de Paris. *Thouin Del. Litho. de C. Motte.*

Ce jardin contiendrait 140 arpents et s'étendrait du boulevard de l'Hôpital jusqu'à la place Maubert. Le projet contient un grand lac *où il y aurait plusieurs îles*, une ferme, un moulin, un vignoble, etc.

309. — Plans et vues du Muséum d'histoire naturelle, pour accompagner le texte français et la traduction anglaise de la description de cet établissement. Rédigé d'après les ordres de l'administration et sur les notes données par chacun de MM. les Professeurs. — *A Paris, chez Royer, au Jardin du roi* (*imp. de Cellot*), 1821. In-8°, d'une feuille, plus 17 pl. dont 3 doubles.

Journal de la Librairie, 1821, n° 3521.

Collection des estampes destinées à l'ouvrage de Deleuze : *Histoire et Description du Muséum royal d'histoire naturelle*, paru en 1823.

310. — Histoire et description du Muséum d'histoire naturelle, ouvrage rédigé d'après les ordres de l'administration du Muséum, par M. Deleuze... (Extrait des *Moniteurs* des 3 et 30 juillet 1823. Compte-rendu signé : Miel.) — *Paris, Royer, éditeur, au Jardin du roi*, 1823. In-8°, 18 p. (Bibliothèque du Muséum.)

311. — Sketch of the history of the Museum of natural history at Paris commonly called the Jardin des Plantes. (*London Magazine*, nov. 1896, p. 401-419). (Bibliothèque de M. Paul Lacombe.)

312. — Guide des étrangers au Muséum d'histoire naturelle et au Jardin du Roi. — *Paris, F.-G. Levrault*, 1828. In-24, I-IV-5-114 p., plus 1 feuille pour l'*Explication du plan*. (S. 28130.)

Plan du Jardin du Roi en 1828. Gravé par E. Collin, rue d'Ulm, n° 8. On trouve ce plan enluminé sans l'ouvrage auquel il est destiné. M. Paul Lacombe m'en a donné un exemplaire. La B. N. en a fait relié un de cette nature, accompagné de l'explication, à la suite de l'ouvrage de Deleuze.

313. — Poésies de Théophile Gautier. — *Paris, Ch. Marvy*, 1830. In-12, 192 p. (Rés. Ye. 4055.)

P. 169. Le Jardin des Plantes. Epigraphe : *L'homme propose et Dieu dispose*.

Le poète, sollicité par le beau temps, est venu au jardin,

Car on est plus à l'aise
Pour méditer le plan d'un drame projeté,
Refondre un vers pesant et sans grâce jeté,
Ou d'une rime faible à sa sœur mal unie
Par un son plus exact réparer l'harmonie,
Sous les arbres touffus inclinés en arceaux
Du labyrinthe vert, quand des milliers d'oiseaux
Chantent auprès de vous, et que la brise joue
Dans vos cheveux épars...

Au lieu de rimes il trouve une jolie fille ;

et nous allons à l'ombre,
Dans un lieu du jardin bien tranquille et bien sombre...

J'ai indiqué l'édition princeps qui est très jolie ; mais ce livre a été réimprimé dans toutes les éditions des œuvres de Théophile Gautier, sous le titre : *Premières Poésies*.

314. — Paris, ou le Livre des Cent-et-un. — *Paris, Ladvocat*, 1831-1834. 15 vol. in-8°. (Li[3]. 129.)

T. Ier, p. 59-66. Le Jardin des Plantes (poème), par Barthélemy et Méry.

Pour la bibliographie de l'ouvrage, voyez : Paul Lacombe. *Bibliographie parisienne. Tableaux de mœurs*, n° 691.

315. — Guide des curieux et des étrangers au Jardin des Plantes et au Muséum d'histoire naturelle. — *Paris, Leroy* (*imp. de J. Didot l'aîné*). Juin 1832. Placard in-fol. oblong. (Sp. 18.)

Plan excellent et très joliment gravé ; 2 colonnes de texte l'encadrent.

316. — Promenades au Jardin des Plantes, comprenant la description 1° de la Ménagerie, avec des notices sur les mœurs des animaux qu'elle renferme ; 2° du cabinet d'anatomie comparée ; 3° des Galeries de Zoologie, de Botanique, de Minéralogie et de Géologie ; 4° de l'Ecole de Botanique ; 5° des Serres et du Jardin de naturalisation et des Semis ; 6° de la Bibliothèque, etc., par MM. Louis Rousseau, aide-naturaliste au Muséum d'histoire naturelle, et Céran Lemonnier, professeur-adj. d'histoire naturelle au collège Rollin. Avec un plan et quatre vues du Jardin. — *Paris, J.-B. Baillière ; et chez les concierges du Jardin des Plantes*, 1837. In-24, XXXI-519 p. (S. 33979.)

Plan avec légende gravée, *Belœuf del. Vigneul sc.* Loges des animaux féroces, Amphithéâtre, Galeries d'histoire naturelle, Nouvelle Serre.

317. — Paris pittoresque, rédigé par une société d'hommes de lettres, sous la direction de G. Sarrut et B. Saint-Edme. — *Paris, d'Urtubie, Worms et Cie*, 1837. 2 vol. gr. in-8°. (Lk[7]. 6225.)

Jardin des Plantes, Tome II, p. 515-624.

— 1842. Nouvelle édition. — *Paris, au bureau de la publication, rue de la Harpe*, 45. 2 vol. gr. in-8°. (Lk7. 6225. A.)

Même composition.

318. — Aspect général du Jardin des Plantes. Testard del. Appert sc. — *Paris, chez Fatout, Boulevard Poissonnière*, 17. Déposé. In-8° oblong.

Cette estampe porte le n° 19 de je ne sais quelle collection.

319. — Paris ancien et moderne... par J. de Marlès. — *Paris, Parent-Desbarres*, 1837-1838. 3 vol. in-4° et un atlas de 267 pl. gr. in-4°. (Lk7. 6228.)

Jardin des Plantes, tome II, p. 450-454. Les pl. 126 : vue du Jardin (côté de l'amphithéâtre) et 127 : vue du Jardin (prise du côté de la rivière), sont les mêmes aquatintes qui figurent dans le *Tableau historique et pittoresque de Paris*, par de Saint-Victor, 1808-1809, et 2e édition, 1822-1827. On trouve en outre pl. 138 deux petites aquatintes très précises : Galeries minéralogique (*sic*) et serres vitrées (Jardin des Plantes). *Alph. Testard delt. Berthoud sculpt.* La 1re de ces petites estampes montre les galeries de minéralogie et de botanique alors à peine achevées.

320. — Album du Jardin des Plantes de Paris, contenant la description du Cabinet d'histoire naturelle, des galerie de zoologie, de botanique et d'anatomie comparée, des serres, des parcs, des animaux vivants, etc., etc., et en général des monuments et des curiosités qui s'y trouvent ; précédée d'une notice historique, depuis l'origine de cet établissement jusqu'à ce jour, et suivie d'une biographie des naturalistes qui l'ont illustré pendant leur vie. Par Acarie-Baron. Avec 19 planches et un plan, dessinés et lithographiés par l'auteur. Dédié à M. Valenciennes, professeur de zoologie au Muséum. — *Paris, I. Angé*. 1838, In-8°, oblong, XVII-58 p. lith. (S. 6827.)

Plan :

1. Ménagerie (des animaux féroces).
2. Façade latérale de la serre tempérée.
3. Façade de la serre tempérée.
4. Faisanderie.
5. Fosse aux ours.
6. Le Cèdre du Liban.
7. Façade du Muséum.
8. Amphithéâtre destiné aux divers cours.
9. Perspective des nouvelles serres.
10. Serre de Buffon.
11. Tombeau de Daubenton et Belvédère.
12. Rotonde de la Girafe et des Eléphants.
13. Parc des pécaris, des mouflons et des chèvres.
14. Parc des autruches, du marabou, etc.
15. Parc des axis.
16. L'orang-outang (Jack).
17. Grand pavillon des singes.
18. Intérieur d'une serre chaude.
19. Entrée du Jardin des Plantes du côté de la Seine.

Toutes ces planches ont en même temps leur légende en anglais et sont signées *Acarie-Baron del et lith.* — lith. Adrien, r. Richer, 7. Le nom de l'imprimeur Adrien est remplacé par celui de Roissy, même adresse, dans les pl. 15-19.

Elles manquent dans l'exemplaire de la B. N., à l'exception des 6 premières qui se trouvent au département des Estampes, *Topographie de Paris*, 5e arr., quartier du Jardin des Plantes, in-fol.

321. — The American in Paris, by John Sanderson... — *Philadelphia. Carey and Hart*, 1839. 2 vol. in-8°. (Lk7. 636.)

Letter VII, p. 134-148. The Garden of Plants. The Omnibus. The Museum of Natural History. American Birds. The Naturalist. Study of Entomology. The Botanic Garden, Cabinet of Comparative Anatomy. The Menagerie. The Giraffe. Notions of America. The Cedar of Libanon, etc.

Pour la bibliographie de cet ouvrage, voyez : Paul Lacombe. *Bibliographie parisienne. Tableaux de mœurs.* No 708.

322. — Docteur Al. Donné. Etudes biographiques. Le Jardin des Plantes. (*Musée des familles*, tome VIII. n° de novembre 1840, p. 54-59. Figures : La Galerie des animaux féroces ; l'Amphithéâtre, p. 57.)

C'est l'histoire du Jardin des Plantes par la biographie des Jussieu. — A l'angle inférieur droit des figures, on voit les initiales ABL, qui sont celles des graveurs Andrew, Best et Leloir.

323. — Une Journée au Jardin-des-Plantes. Précédée d'une introduction et de considérations générales sur l'histoire naturelle. Par Alex. du Saillet, maître de pension. — *Paris*, *Desesserts* (1840). In-12, 334 p., fig. (S. 34093.)

324. — Paris et ses environs reproduits par le daguerréotype, sous la direction de M. Ch. Philipon. Artistes : MM. Arnout, Bayot, Bichebois... Tirepenne et Villeret. — *Paris*, *Aubert*, 1840. In-4°. (LK7. 6242.)

Chaque notice est numérotée et a sa pagination particulière. L'article du Jardin des Plantes, rédigé par Paul de La Garenne, 3 p. sur deux colonnes, est accompagné d'une lithographie de Tirpenne, représentant l'allée des tilleuls ; au fond les galeries d'histoire naturelle ; à droite les grands pavillons et les serres courbes ; à gauche sont indiquées les galeries de minéralogie ; groupes de promeneurs et d'enfants.

325. — Jardin des Plantes. *Dessiné d'après nature et lith. par J. Jacottet. Figures par A. Bayot.* Imprimé par Auguste Bry, rue du Bac, 134. — Le Jardin des plantes : Les Faisans ; la Girafe ; les Singes ; le Cèdre et le Labyrinthe (4 estampes de petit format en une planche in-fol.). *Dessiné d'après nature et lith par J. Jacottet. Fig. par A. Bayot.* Imprimé par Bry. (*Vues de Paris*, *Views of Paris.* Gihaut frères éditeurs, boul. des Italiens. [1840]. In-fol. Planches 28. et...)

326. — Physiologie du Jardin des Plantes, et Guide des promeneurs, par MM. P. Bernard et L. Couailhac. — *Paris, L. Curmer*, 1841. In-24, 93 p., fig., plan. (Li[e]. 39.)

Quelques-unes des jolies vignettes dans le texte du *Jardin des Plantes* de Curmer : Vue de la grille du pont d'Austerlitz, du carré des plantes d'usage, loges des animaux féroces, Singerie, Faisanderie des carnassiers, rotonde des ruminants, galerie de minéralogie avec vue des grandes serres à droite (improprement titré dans l'ouvrage : *Serre tempérée*), Amphithéâtre, maison de Cuvier, autre vue des galeries de minéralogie, ornent cet opuscule dont le texte diffère de celui du grand ouvrage cité plus haut. On y a joint aussi le Plan topographique du Jardin, par Belœuf.

327. — Le Jardin des Plantes, poème descriptif, par M. A. Depasse, docteur en médecine. Avec un beau portrait de Buffon. Ce poème offre le résumé des principales curiosités du Jardin des Plantes et forme en quelque sorte le complément indispensable de celui publié par Curmer et des autres ouvrages de ce genre. — *Paris, G. Sergot* (s. d. 1842). Gr. in-8°, 31 p.

328. — La Grande Ville. Nouveau tableau de Paris, comique, critique et philosophique, par Ch. Paul de Kock. Illustrations... — *Paris, au bureau central des publications nouvelles*. 1842. 2 vol. in-8°. (Li[3]. 145.)

T. 1er, p. 209-216. *Le Jardin des Plantes*. Vignettes: p. 211, vue du haut du Labyrinthe ; p. 216, Le Palais des singes, par C. Daubigny.

329. — Le Jardin des Plantes. — *Paris, imp. de Dondey-Dupré* (1843). In-32, 4 p. (Sp. 2437.)

C'est une manière de prospectus pour le « Jardin des Plantes » de Curmer. Il est orné de la jolie petite vue de l'amphithéâtre qui se trouve dans le grand ouvrage.

330. — Jardin des Plantes (vue à vol d'oiseau) par *J. Jacottet. Imprimé par Auguste Bry, rue du Bac, 134.* (Paris [suite de lithographies teintées], n° 14. Gihaut frères éditeurs, boulevard des Italiens, 5. 1843.)

331. — Le Cicerone du Jardin des Plantes, par Eug. Villemin. — *Paris, Chezaud et Braulart* (1844). In-64 nain, 64 p., fig. sur bois. (S. 35461.)

Le docteur en médecine, Eugène Villemin, a écrit des drames et des comédies, Il est aussi l'auteur d'un *Herbier poétique*, pour lequel Aug. de Saint-Hilaire a écrit une préface.

332. — Le Diable à Paris. Paris et les Parisiens. Précédé d'une géographie de Paris, par Théophile Lavallée. Illustrations... — *Paris, J. Hetzel*, 1845-1846. 2 vol. gr. in-8°. (Li^3. 165.)

T. II, p. LIX (Géographie de Paris, ch. XIII), vue à vol-d'oiseau du Jardin des Plantes, par Champin, gravée par Baugnot.

Voyez aussi le n° 364.

Une autre gravure sur bois du même Champin, *Le Jardin des Plantes*, différente de la précédente par sa forme rectangulaire à peine arrondie aux angles, tandis que la première affecte la forme d'un ovale tronqué des deux bouts, se trouve dans : Charles Soullier. *Paris-Neuf*... Paris, Barba, 1861 In-8°. (Ye. 33390.)

333. — Le Jardin des Plantes, par Toussenel. (L'Esprit des bêtes. Le Monde des Oiseaux. Ornithologie passionnelle... 3e partie, p. 354-372. *Paris, lib. phalanstérienne*, 1855. 3 vol. in-8°. S. 35002-35004.)

Article paru en 1846.

334. — Histoire naturelle drôlatique et philosophique des professeurs du Jardin des Plantes, des aides-naturalistes, préparateurs, etc., attachés à cet

établissement ; accompagnée d'épisodes scientifiques et pittoresques, par M. Isidore S. de Gosse (Isidore Salles). Avec des annotations de M. F. Gérard. — *Paris, Sandré*, 1846. In-12, 296 p.

Cette satire, presque toujours injuste, parfois très amusante, est devenue très rare. Une mauvaise langue m'a assuré que les exemplaires étaient achetés, au fur et à mesure qu'ils paraissaient dans les ventes, par les dynasties du Muséum, et détruits ; ce qui est inexact, puisque le livre figurait récemment à la vente d'Alph. Milne-Edwards.

Drujon, dans sa *Bibliographie des livres à clef*, a éprouvé le besoin de signaler cet ouvrage, en donnant la liste des professeurs et leurs pseudonymes. C'est enfoncer une porte ouverte, puisque toutes les personnes citées sont désignées sous leurs véritables noms auxquels l'auteur a joint une terminologie gréco-latine baroque. Exemple : **M. Becquerel** (*Galvanicciolinus saltatriculus*, de Shaw).

335. — Les Promenades de Paris. Le Jardin des Plantes. (*Illustration*, n^os des 17 avril et 5 juin 1847, p. 107-109, et 219-221.)

Fig. P. 108 : Le Jardin des Plantes. Vue à vol d'oiseau. Les Ours (par Grandville). P. 109 : La Galerie des singes (par Marville). Intérieur des galeries d'histoire naturelle ; intérieur du Cabinet d'anatomie comparée (par Karl Girardet). P. 220 : Loges des animaux féroces ; Vue extérieure des grandes serres (par Marville). Puits et manège (par Karl Girardet). P. 221 : Vue intérieure de la grande serre (par Himely). Habitation des reptiles (par Marville). Cabane des gazelles d'Algérie (par Girardet). — Nous retrouvons ici les noms des artistes qui ont illustré déjà le *Jardin des Plantes* de Boitard.

336. — Promenades au Jardin des Plantes, par Léon Guérin. Illustré d'un grand nombre de gravures. — *Paris, librairie religieuse et d'éducation*, 1850. In-12, 286 p., fig. (S. 28106.)

Parmi les vignettes insignifiantes qui ornent ce livre enfantin, quelques-unes, la rotonde des gros animaux, p. 42, la Singerie, p. 47, le renne, p. 70, le cèdre du Liban, p. 134, les grandes serres, p. 141, appartiennent à l'iconographie du Jardin des Plantes.

337. — Guide pittoresque au Jardin des Plantes. (Par A. Henry.) — *Paris, chez l'auteur, rue du Coq-St-Honoré, 10, et au Jardin des Plantes* (1851). In-18, 65 p. numérotées et 5 non numérotés, vignettes et plan. (Lk⁷. 7476.)

Les vignettes sont celles du Jardin des Plantes de Curmer. Le plan, *dessiné par Emily Grant. Imp. Lith. Goupil, Passage du Caire, 44-45, Paris*, affecte la forme d'un parallélogramme parfait.

338. — Tableau de Paris, par Edmond Texier. Ouvrage illustré de 1500 gravures... — *Paris, Paulin et Le Chevalier*, 1852. 2 vol. in-fol. (Lk⁷. 6328.)

Publication populaire sur trois colonnes. Le Jardin des Plantes occupe les p. 173-186 du 1er vol. Nombreuses planches publiées dans des ouvrages antérieurs, et notamment dans l'*Illustration*, année 1847.

339. — La petite Mouette du Jardin-des-Plantes de Paris, par Henry Burguet, D. M. P. conservateur du Cabinet d'hist. nat. de... Bordeaux... — *Bordeaux*, déc. 1852. In-8°. 48 p. (S. 24405.)

« *C'est certainement de l'histoire naturelle dans la littérature*, dit l'auteur, p. 9. *Sera-ce de la littérature dans l'hist. naturelle ?* » On attend la mouette annoncée p. 46 et qui ne vient pas.

340. — Paris. Vue générale du Jardin des Plantes. *Dess. et lith. d'après nature par Deroy, Imp. Lemercier, Paris.* (La France en miniature [lithographies teintées]. N° 16. *Paris, E. Morier, 5, rue du Pont-de-Lodi*, 1852. Petit format.)

341. — Le Conducteur au Jardin des Plantes, indispensable aux voyageurs et aux étrangers, donnant tous les renseignements relatifs 1° au jardin de bota-

nique ; 2° aux jardins, galeries et rotondes aux animaux vivants ; 3° aux Galeries de Zoologie et d'anatomie comparée ; 4° aux Galeries des animaux empaillés et conservés ; 5° aux Galeries de minéralogie ; 6° les heures et indications des cours par les professeurs les plus distingués, et leurs noms. Par Ad. Trécourt. — *Paris, chez Ad. Trécourt, 14, rue d'Angoulême-du-Temple*, 1853. In-12, 24 p. (Sp. 4830.)

342. — Paris. Vue prise au-dessus du Jardin des Plantes. J. Arnout del. et lith. Imp. Lemercier, Paris. (*Voyage aérien en France.* Paris, A. Hauser, 11, boulevard des Italiens [1853]. Gr. in-fol. Planche 53.)

343. — Le Muséum d'histoire naturelle, par M. P.-A. Cap et une Société de savants et d'aides-naturalistes du Muséum (Compte-rendu par Richard, du Cantal). — *Paris, imp. de Firmin-Didot frères* (s. d.). In-8°, 12 p. sur 2 col.

(Extrait du *Journal d'agriculture pratique*, n° du 20 mars 1854.)
L'auteur de cet article insiste surtout sur les services rendus par le Muséum à l'agriculture et à l'acclimatation.

344. — Une Visite au Jardin des Plantes. Origine et description de l'établissement. Mœurs des animaux. Galeries d'anatomie. Musées d'histoire naturelle et de minéralogie. Cabinet de botanique. Serres-chaudes. Bibliothèque. Jours et heures d'entrée. — *Paris, Durand*, 1854. In-8°, 15 p. (Sp. 10215.)

Page 13, mauvais bois représentant les grandes serres.

345. — Le Jardin des plantes, par Charles Deslys. Dessin par J.-A. Beaucé. — *Paris, G. Havard*, 1854. In-18, 96 p. (Lk7. 6438.)

(Paris historique, pittoresque et anecdotique. IV.)

Contient un extrait du contrat passé le 21 février 1633, chez M. Cornuel, notaire, pour la vente d'un terrain de 24 arpents situés dans le faubourg Saint-Victor et relevant des religieux de Sainte-Geneviève et du *fief des Copeaux*.

On voit dans le dessin de Beaucé *Buffon assistant à la pose de son buste dans les galeries de zoologie* (sic). On lit à la page 84 que les *Zèbres* sont *une espèce de petits buffles*. C'est sans doute zébu qu'il faut lire.

346. — Jardin des Plantes. (*Vue générale, signée à gauche :* L. de La Tremblaye. 1854.) — Paris, Daziaro édit. Boulevart des Italiens, 15. Lith. Becquet frères, r. des Noyers, 37 à Paris. In-8°. (Carnavalet.)

347. — Jardin des Plantes et Muséum d'histoire naturelle. *Dess. et lith. en coul. par J. Arnout. Imp. Lemercier, Paris.* (Paris. [Suite de lithographies en couleurs.] N° 22. *Goupil et Cie, Paris, Londres, Berlin, New-York.* 1854. Format moyen.)

348. — Aspect général de Paris. Vue prise à vol d'oiseau du Jardin des Plantes. *Salathé del. Chardan imp. rue Racine. A. Appert sc.* (1855.) In-fol. (B. N. Section des Cartes et Plans.)

349. — Guide des promenades. — *Paris, Paulin et Lechevalier*, 1855. Petit in-16. (Lk[7]. 7448.)

Le Jardin des Plantes occupe les p. 153-159, avec 12 petites gravures pour la plupart empruntées aux publications de Curmer. C'est uniquement pittoresque et dans le goût de ces monographies parisiennes si fort à la mode à cette époque.

350. — Guide des étrangers dans le Muséum d'histoire naturelle, publié avec l'autorisation de l'Administration. *Paris (se vend au Muséum). L. Curmer*, 1855. In-13, 108 p., fig. et plan. (Lk[7]. 7477.)

Les vignettes sont empruntées aux publications du même éditeur sur le jardin des plantes.

Plan topographique du Jardin des Plantes en 1853 (avec légende), *Ch. Walter lith. Imp. Lemercier.*

Les p. 89-108 sont occupées par des annonces de librairie.

Voyez le n° 366.

351. — Etudes sur la transformation du XIIe arrondissement et des quartiers anciens de la rive gauche, par Eugène Cramouzaud. — *Paris, Guillaumin*, 1855. In-8°, VII-248 p. (V. 35677.)

Un grand nombre des améliorations préconisées par l'auteur pour l'ex-XIIe arr. ont été réalisées. Il rêve de faire du quartier Rollin plein de pépinières et de jardins maraichers « la ville des jardins » avec de petites maisons ayant chacune son jardin bordant la rue : l'eau vous en vient à la bouche, hélas ! — *Il propose de réserver pour l'agrandissement du Muséum « où tout est à l'étroit » la zone qui longe le Jardin des Plantes et s'étend de la rue Geoffroy St-Hilaire au Marché-aux-Chevaux et au boulevard, laissant subsister la rue de Buffon sur laquelle on jetterait de larges passerelles pittoresques dissimulées par des buttes décorées d'arbres verts, pour faire communiquer l'ancien jardin avec le nouveau.*

352. — Galignani's new Paris Guide for 1855. — *Paris, A. and W. Galignani* (s. d.). In-16, IX-632-XII p., plan et fig. (Lk[7]. 6111. N.)

P. 469-480 : *Jardin des Plantes.* Avec une vue prise de la porte d'Austerlitz intitulée : *Garden of Plants.* La préface, p. I, donne le nom du graveur, M. Outhwaite, mais les planches ne sont pas signées. Je ne crois pas que les éditions antérieures soient illustrées, mais les suivantes sont ornées des mêmes planches.

353. — Paris et les Parisiens au XIXe siècle. Mœurs, arts et monuments. Texte par MM. Alexandre Dumas, Théophile Gautier, Arsène Houssaye, Paul de Musset, Louis Enault et Du Fayl. Illustrations par MM. Eu-

gène Lami, Gavarni et Rouargue. — *Paris, Morizot*, 1856. Gr. in-8°, IV-261 p., plus 2 ff. pour le titre et le faux-titre et un f. pour la table. (Li[3] 191.)

XIX, p. 284-297 : *Le Jardin des Plantes*, par Louis Enault.

354. — Muséum d'histoire naturelle et Jardin des Plantes.(Vue à vol d'oiseau prise du pont d'Austerlitz. Lithographie teintée.) *Ch. Rivière lith. Imp. Lemercier, Paris*. 1858. Très grand in-fol. (B. N. Estampes. Topogr. de Paris. V[e] arr.)

355. — Projet d'un nouveau Muséum d'histoire naturelle et Jardin des Plantes. *Ch. Rivière lith. d'après les dessins de M. Dusillion archte. Imp. de Lemercier, Paris*. 1858. Très grand in-fol.

Ces deux estampes font contraste, l'une représentant le Jardin des Plantes tel qu'il est ; l'autre, tel que le rêve l'auteur du projet. Projet grandiose qui étend le Jardin du marché aux chevaux jusqu'à la rue des Fossés-Saint-Bernard. Une immense cascade tombe du labyrinthe, alimentant une rivière et plusieurs grands lacs. De vastes palais s'étendent au fond, pour les collections et les laboratoires.

356.—Mme Louise Colet. Lui, roman contemporain. 2e édition. — *Paris. Librairie nouvelle*, 1860. In-12. (Y[2]. 23316.)

Dans ce roman à clef où la femme de lettres raconte sa liaison avec Musset, ici Albert de Lincel, on trouve au chapitre VI, pp. 43-58 de l'édition signalée, le récit d'une promenade faite avec son fils sous la conduite de Musset au Jardin des Plantes. Le poète y paraît tout-à-fait chez lui. On l'y voit prendre un verre d'absinthe [?] et envoyer un garçon jardinier quérir des glaces, sorbets et liqueurs pour une collation qu'il offre dans la serre. Le poète dit s'être souvent promené dans le jardin avec Cuvier, avec Humboldt. Il était d'ailleurs en relations avec Geoffroy-Saint-Hilaire [Voir :

Etudes progressives]. — Dans le même roman, p. 383, se trouve le sonnet suivant de Musset sur cette promenade :

Sous ces arbres chéris, où j'allais à mon tour
Pour cueillir en passant, seul, un brin de verveine,
Sous ces arbres charmants où votre fraîche haleine
Disputait au printemps tous les parfums du jour.

Des enfants étaient là qui jouaient à l'entour ;
Et moi, pensant à vous, j'allais traînant ma peine ;
Et si de mon chagrin vous êtes incertaine,
Vous ne pouvez pas l'être au moins de mon amour.

Mais qui saura jamais le mal qui me tourmente ?
Les fleurs des bois, dit-on, jadis ont deviné !
Antilope aux yeux noirs, dis quelle est mon amante ?

O lion ! tu le sais, toi, mon noble enchaîné ;
Toi qui m'as vu pâlir lorsque sa main charmante
Se baissa doucement sur ton front incliné.

357. — Jardin des Plantes. (Vue générale à vol d'oiseau). *Félix Benoist del. Jacottet et Aubrun lith.* Nantes, lith. Charpentier Edit. Paris, quai des Augustins, 55. (*Paris dans sa splendeur*, 1861. Gr. in-fol. T. II. pl. 66.)

358. — Collection des Guides-Joanne. Paris illustré. Nouveau Guide de l'étranger et du Parisien, par Adolphe Joanne... — *Paris, L. Hachette*, 1863. In-16, CVII-1029 p.

Il y a une édition antérieure, de 1856.

P. 805-832 : Le Jardin des Plantes ou Muséum d'histoire naturelle. Plan avec légende, p. 810. *Dessiné par A. M. Perrot. Gravé par Jenny George.* Nombreux croquis dans le texte de Lancelot, gravés par Laly, Bœttel, etc.

359. — Amédée Pommier. Paris, poème humouristique. — *Paris, Garnier frères*, 1866. In-12, 2 ff. de titre et 441 p. (Ye. 30503.)

Titre rouge et noir.

Les douzains 304-309, de ce long poème d'observation facile et de vers aisés qui en contient 441, sont consacrés au Jardin des Plantes.

360. — Le Muséum d'histoire naturelle, par le docteur Pouchet, directeur du Muséum de Rouen, correspondant de l'Institut. (*Paris-Guide, par les principaux écrivains et artistes de la France... Nouvelle édition.* — Paris, lib. internationale, A. Lacroix. Verbœckhoven et Cie, 1868. 2 vol. in-8°, paginés 1-2166.)

Ce singulier ouvrage collectif publié à l'occasion de l'Exposition de 1867 est assez médiocre. Il a cependant de belles pages, au moins celles que Théo Gautier a consacrées au Louvre. — L'article du docteur Pouchet — on l'avait sans doute chargé de ce travail en prévision de la place que son fils devait occuper plus tard au Muséum, comme professeur d'Anatomie comparée — n'est pas plus mauvais qu'un autre, certes. Il occupe les pp. 145-160 du T. Ier : *La Science. L'Art.* Il est suivi d'un plan de visite du Jardin imprimé en petit texte qui occupe les pp. 160-172, et illustré d'un dessin de Braquemond représentant la pièce d'eau de la vallée suisse, avec ses oiseaux ; à l'arrière-plan les serres et le cèdre du Liban.

361. — Projet relatif au Jardin des Plantes et à ses abords. *Dressé par l'architecte E. Bérard, 61, rue Taitbout. Héliographie Piallat, r. Rodier, 49, Paris. Imp. Bertauts* (1867). (B. N. Estampes. Topogr. Paris. In-fol.)

Dans ce projet le Jardin des Plantes s'étend jusqu'au boul. de l'Hôpital, avec annexe botanique sur l'emplacement de la Halle-aux-Vins.

362. — Edmond et Jules de Goncourt. Manette Salomon. — *Paris, lib. internationale*, 1867. 2 vol. in-18. (Y2. 39465-39466.)

Le roman s'ouvre sur une scène pittoresque au labyrinthe. Il se termine par une très jolie et très sincère description de la ménagerie, le matin, tome II, p. 309-316. — Il y a une édition en un vol. Paris, Charpentier, 1877, in-12, etc.

363. — Arthur Mangin. Les Jardins, histoire et descriptions. Dessins par Anastasi, Daubigny, V. Foulquier, Français, W. Freeman, H. Giacomelli, Lancelot. — *Tours, A. Mame*, 1867. In-fol., 444 p. (S. 1986.)

Très bel ouvrage auquel il ne manque que de ne point sentir l'érudition, et une illustration moins de fantaisie. Au ch. VII, *Jardins scientifiques français*, les p. 396-401 sont consacrées au Muséum. P. 395, en tête de chapitre, *Le Monument de Daubenton au labyrinthe*, par Daubigny. P. 398, pl. hors texte : *Vue de la pièce d'eau de la vallée suisse*, avec, au fond, un des pavillons des galeries d'anatomie, par Daubigny. P. 407, cul-de-lampe : *La cabane des cerfs de la butte aux lièvres*, par Foulquier. On trouvera, p. 426, quelques lignes sur les serres du Muséum, avec, même p., une pl. hors texte : *La grande serre du Jardin des Plantes de Paris*, par Lancelot.

L'ouvrage a été réimprimé en 1874, remanié et publié de nouveau en 1887, sous le titre suivant :

Histoire des Jardins anciens et modernes, par Arthur Mangin... — *Tours, A. Mame*, 1887. Gr. in-8°, 384 p. (4° S. 835.)

Seules subsistent dans cette édition les deux pl. hors-texte de l'éd. précédente. Mise au point du texte, notamment en ce qui concerne le grand jardin d'hiver alors en voie de construction.

364. — Le Diable à Paris. Paris et les Parisiens à la plume et au crayon, par Gavarni, Grandville..., etc. 2° partie, p. 65-71 : Le Jardin du Roi, par Gustave Droz. (Dessin de L. Benett : *Le Cèdre du Jardin des Plantes.*) — Paris, J. Hetzel, 1868. Gr. in-8. (Li^3. 165.)

Voyez le n° 332.

365. — The Parks, Promenades and Gardens of Paris... by W. Robinson,... — *London, J. Murray*, 1869. In-8°, XXXII-664 p., fig.

Ch. V. *The Jardin des Plantes* (p. 68-76) *and The Gardens of the Luxembourg.*

— 1878, 2e édition. — *London, Macmillan.* In-8o.

Je n'ai pas vu cette édition qui contient d'amères critiques de la partie horticole du Muséum et un jugement violent contre M. Decaisne. Ces critiques ont été traduites et rapportées par A. Godefroy dans son opuscule : *Plaintes d'un horticulteur*, etc. Paris, 1880, in-8°.

366. — Guide des étrangers dans le Muséum d'histoire naturelle, publié avec l'autorisation de l'Administration. — *Paris, Vve L. Curmer* (s. d.). In-16, 84 p., fig. et plan. (S. 28131.)

Date du dépôt légal, 1873. 1re édition publiée en 1855. Voy. le no 350.
Plan topographique du Jardin des Plantes (avec légende). *Imp. de Hangard, Paris.*

367. — Indicateur du Jardin des Plantes, par A. de Brevans. — *Paris, Firmin-Didot frères* (1875). In-18, 35 p. Plan. (S. 28774.)

Le plan avec légende, porte : *Gravé par F. Dufour, R. d'Assas, 51.*

368. — Une Visite au Jardin des Plantes, par J. da Gama e Castro, Vte de Sernancelhe. — *Paris, imp. de C. de Mourgues*, 1875. In-8o, 96 p. (S. 27431.)

« De toutes les promenades de Paris, le Jardin des Plantes est celle que je préfère... parce que j'y rencontre je ne sais quoi de sauvage qui me charme. Les collines s'élèvent, les vallons descendent ; partout on rencontre la simple nature, ou du moins la nature bien moins maltraitée et violentée qu'ailleurs par la tyrannie de l'art. »

369. — Victor Hugo. L'Art d'être Grand-Père. — *Paris, C. Lévy*, 1877. In-8o, 327 p.

Le Jardin des Plantes, suite de dix poèmes, forme la 4e partie de ce livre. C'est du Hugo de derrière les fagots, sinon du meilleur. Le poète surtout s'amuse à mettre en antithèses *les erreurs de goût*, le manque de mesure du bon Dieu ; le colibri s'oppose à l'éléphant, la taupe au lynx, etc. Il semble croire que c'est M. de Buffon, dont les manchettes n'ont garde d'être oubliées, qui a créé le Jardin des Plantes, et particulièrement la ménagerie.

Et c'est encore du Hugo.

370. — Esquisses et Croquis parisiens. Petite chronique du temps présent, par Bernadille (Victor Fournel). Deuxième série, 1876-1878. — *Paris, E. Plon*, 1879. In-18, 2 ff. de titre et 302 p. (Li3. 550.)

Ch. XXVIII (p. 217-221) : Le Jardin des Plantes et ses habitués. 10 juillet 1877.

Quelques jolies pages et spirituelles.

371. — Le Jardin des plantes reproduit par la photographie. (*Clichés de Pierre Petit*. 1882.)

La Revue *La Nature*, en son no du 5 août 1882, signale longuement cette curieuse publication. « Cette collection, dit-elle, comprend plus de deux cents photographies de grand format qui représentent le muséum d'histoire naturelle de Paris tout entier... les serres, les jardins, la ménagerie, les collections, les animaux empaillés et même les animaux vivants... » Deux gravures sur bois : *La Fosse aux ours* et *Un Eléphant au bord du bassin de l'hippopotame*, cette dernière publiée dans le no du 19 août 1882, exécutées d'après ces photographies, sont destinées à en donner une idée.

372. — Auguste Vitu. Paris. 500 dessins inédits d'après nature. — *Paris, Quentin* (1889). In-fol. (Lk7. 26751.)

Jardin des plantes, p. 177-181. Texte insignifiant. Dessins sur papier procédé : Les *Cages des animaux féroces*, le Lama, l'Ours blanc, les Marabouts, par P. Nac ; les Mouflons (?) par A. Montader, la *Fosse aux ours*, le Dromadaire, *l'Entrée des serres* (ou plutôt du Jardin d'hiver), par P. Nac.

373. — Au Jardin des Plantes. Dessins de M. Adolphe Guillon. (*Monde Illustré*, n° du 3 août 1889, p. 69-71.)

La maison de Buffon. — Le puits de Buffon. — Le buste de Guy de la Brosse. — La salle du rez-de-chaussée du vieux Muséum. — La maison de Cuvier. — La tombe de Daubenton. — Robinia pseudo-acacia, le doyen des arbres de Paris... planté à cette place par Vespasien Robin en 1634. — Statue de Buffon, par Pajou. — Statue de la Nature, par Dupaty. — Pin de l'Ecole de botanique planté en 1774 par L. de Jussieu et André Thouin.

374. — Paris et ses merveilles, par L. Huard. — *Paris, L. Boulanger* (1890). In-fol. (Lk[7]. 27255.)

La description consciencieuse du Jardin des Plantes occupe les pp. 345-355. — P. 345, page de vignettes : Galerie des fauves, singerie, cabanes, vue prise du haut du labyrinthe, reptiles, etc. P. 347 : Plan du Jardin antérieur à la création des nouvelles galeries de zoologie. P. 348 : La grande serre (Jardin d'hiver). P. 349. Les nouvelles galeries de zoologie. P. 352 : Le repas des pythons, grande page signée A.-L. Clément. P. 353. Page de vignettes : Buste de Guy de La Brosse, maison de Cuvier, Amphithéâtre, tombeau de Daubenton, Rotonde, Statue de Buffon, cabanes, oiseaux, etc. maison de Buffon.

375. — Saint-Juirs. La Seine à travers Paris. Illustrée de 230 dessins et de 17 compositions en couleurs par G. Fraipont. — *Paris, librairie artistique G. Boudet*, 1890. In-4°, 298 p. (Lk[7]. 27058.)

Le Jardin des Plantes occupe les p. 84-93. C'est d'une fantaisie intrépide. L'histoire du cèdre rapporté dans son chapeau par Bernard de Jussieu, et le signalement du « *vieux tronc du premier acacia de France apporté par Vespasien*

Robin en 1787 (sic) » etc., donnent une aimable saveur à ces pages. Les dessins de Fraipont représentent : « *La Fontaine près la porte de la rue Linné* », c'est-à-dire, non pas la Fontaine Cuvier, mais les contreforts du réservoir avec leurs lions de bronze, p. 89, et « *La Fosse aux ours* », celle des ours blancs, p. 92.

376. — Paul Sulens et Cl. Bord. Curiosités parisiennes. Le Jardin des Plantes. Description sommaire des principaux animaux. — *Paris, L. Bonhoure* (*s. d.*). In-18, 36 p., titre à la couverture.

Insignifiant. La Ménagerie occupe les pages 6-32.

377. — Alexis Lemaistre. L'Institut de France et nos grands établissements scientifiques : Collège de France. Muséum. Institut Pasteur. Sorbonne. Observatoire. Ouvrage illustré de 83 gravures, d'après les dessins de l'auteur. — *Paris, Hachette*, 1896. Gr. in-8°, II-336 p. (4° R. 1228.)

Le Muséum, p. 109-193. Description intéressante par un homme bien informé et connaissant tous les coins. Peu d'histoire mais la vie actuelle du Jardin. Voici la liste des principaux dessins : P. 111, la maison de Cuvier ; p. 115 : Cours de dessin d'après les animaux ; p. 117 : L'Armoire aux fleurs ; p. 121 : Au Cours de fleurs ; p. 129 : Les Griffes du Lion ; p. 135 : Le Dîner du boa ; p. 139 : Un Laboratoire du Muséum ; p. 143 : La Mort du phoque ; p. 147 : Un Sauvetage (fosse aux ours) ; p. 153 : Un cours de zoologie au Muséum ; p. 159 : Cours d'anatomie comparée ; p. 163 : Un nettoyage (crâne de baleine) ; p. 169 : Le tombeau de Daubenton ; p. 171 : La Galerie de paléontologie ; p. 173 : Un Débarras ; p. 179 : Une conférence dans les nouvelles galeries du Muséum ; p. 183 : L'atelier de taxidermie ; p. 189 : La sortie des orangers.

378. — Edouard Drumont. Mon vieux Paris, 100 dessins de Gaston Coindre. 2e série. — *Paris, E. Flammarion* (1897). In-12. (Lk7. 20478.)

Quelques jolies pages de sentiment sur le Jardin des plantes, p. 417-430. Jolis croquis de Coindre : Tombeau de

Daubenton, le Jardin au XVIIe siècle, reconstitution faite d'après la planche de Pérelle, je crois ; — cette planche de Pérelle se retrouve clichée dans l'*Art des jardins* du baron Ernouf. P., (1686). In-4° ; — la maison de Cuvier, la maison de Fourcroy (l'Administration vue de la cour d'honneur), l'entrée sur la rue Cuvier et la rue Geoffroy-Saint-Hilaire.

379. — Le Jardin des Plantes. (Suite d'articles de MM. Charles Saunier, Alex. Boutique, André Veidaux, *Mercier et Dulaure fils*, Emile Leclerc, Jules Gerbaud et Jules de Marthold, parus dans *le Parisien de Paris*, n° 35, 5 septembre 1897.)

L'un des rédacteurs appelle Tournefort *Pitton* de Tournefort, et pour lui c'est *François Levaillant, l'explorateur ornithologiste qui, le premier, reconnut la sexualité des plantes.* Il le confond avec Sébastien Vaillant, lequel vivait près d'un siècle plus tôt. Pour lui aussi Buffon est le gendre de Daubenton, etc. Mais cela ne condamne pas nécessairement l'ensemble des articles du *Parisien de Paris*.

D'ailleurs la partie iconographique est très riche. Outre quelques reproductions de vieilles estampes empruntées à Saint-Victor, au Curmer, etc., il y a un point-de-vue photographique bien choisi, l'étang carré de la porte d'Austerlitz, mais surtout de très jolis croquis d'Ernest Duval : Devant les vieilles serres (l'orangerie) ; petite entrée rue Cuvier ; le Cèdre vu du bassin des phoques ; derrière l'orangerie (pente orientale de la petite butte) ; la maison de Cuvier ; entrée rue Geoffroy-Saint-Hilaire ; le bassin des phoques, et deux croquis montrant le *nouveau Muséum* d'anatomie comparée en voie d'achèvement.

380. — Le Beau Pays de France. Paris. Paris en plein air... — *Paris, Bibliothèque universelle en couleurs*, 1897. Très grand in-8°.

Ch. X. *Le Muséum d'Histoire naturelle, par Edmond Perrier, de l'Institut.* P. 169-192.

Le texte de M. Perrier, devenu depuis directeur du Muséum, est ce que l'on pouvait faire de mieux, étant donné l'esprit de cet ouvrage collectif. Cette publication comporte une illustration surabondante : photographies, dessins, croquis, fac-simile d'aquarelles, etc. La partie artistique en est d'ailleurs bien inégale. Nous détaillons celles des illustrations qui intéressent directement la topographie du Jardin des Plantes :

P. 170. La maison de Cuvier et le bassin des Otaries, phot.

P. 171. Galeries de zoologie et serres, phot.

P. 172. Entrée de la grande serre. — Entrée de la grande rotonde (ou plutôt l'allée qui va de ladite rotonde à la fauconnerie). — Le Cèdre de de Jussieu (*sic*, mais c'est le groupe de cèdres plantés sur la pente orientale de la petite butte, vu de la grande pelouse, et non le vieux cèdre du labyrinthe), phot.

P. 174. Eléphant et son gardien, phot.

P. 182. Les Zèbres, phot.

P. 183. Le Palais des Singes. — Le Zébu. — Gazelle d'Afrique, phot.

Hors-texte, p. 184. *Louis Malteste. Au Jardin des Plantes. Les Artistes de l'endroit.* (Des femmes dessinant devant la cage des marabouts. Au fond, la fauconnerie, avec des vautours qu'une faute de perspective a faits monstrueux. Au premier plan une amusante silhouette de M. Milne-Edwards.)

P. 186. Cerfs du Japon. — La volière des oiseaux de proie (ancienne fauconnerie), phot.

P. 187. La grande Volière, phot.

P. 190. Les Cigognes. — Les Pélicans, phot.

P. 191. Le Palais des reptiles, phot.

Plus un grand nombre de croquis d'animaux et de facsimile d'aquarelles par Mansion, Juillerat, etc. Signalons, p. 192, une grande aquarelle : *Les Otaries*, qui laisse voir au fond la maison de Cuvier et la pittoresque entrée du jardin sur la rue du même nom.

381. — Plan-Guide au Muséum d'histoire naturelle (Jardin des Plantes), par A. L. Clément, lauréat de plusieurs sociétés savantes. — *Paris. Imp. de Monrocq* (1898). In-8°, 8 p., fig. plan gr. in-fol. plié in-8°.

---

382. — Le Muséum d'Histoire naturelle il y a un siècle. Description de cet établissement d'après des peintures inédites de Jean-Baptiste Hilair (1794), publiée, avec un album de 10 planches phototypiques, par le dr. E.-T. Hamy,... — *Paris, E. Leroux (s. d.)*. In-fol. oblong, 16 p. sur 2 col. (Fol. S. Pièce. 121.)

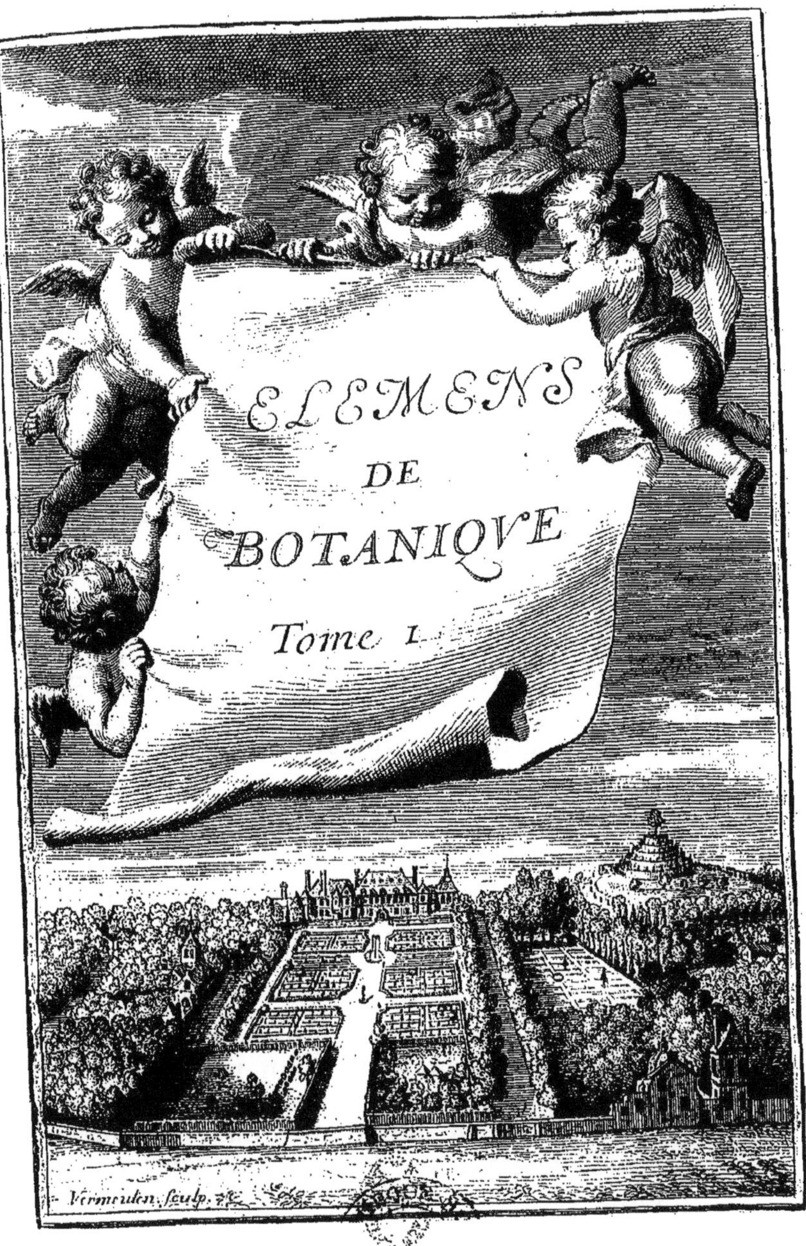

LE JARDIN ROYAL EN 1694, PAR VERMEULEN

(Frontispice des « Éléments de Botanique » de Tournefort)

Titre rouge et noir.

Pl. I. Frontispice. Le Cabinet d'histoire naturelle, les anciens parterres et le grand bassin.

Pl. II. Le Carré creux.

Pl. III. L'Orangerie et les Serres des plantes grasses et des arbrisseaux.

Pl. IV. L'Orangerie.

Pl. V. La Serre des plantes grasses et la Serre des arbrisseaux.

Pl. VI. La Serre des arbrisseaux, la Serre de l'Ecole et la Serre de Buffon.

Pl. VII. Le Jardin des Semis.

Pl. VIII. Le grand Labyrinthe, le Cèdre du Liban et le buste de Linné.

Pl. IX. Le haut du grand Labyrinthe.

Pl. X. Le grand Amphithéâtre.

Elles sont charmantes ces dix aquarelles d'Hilair, et, avec le texte de M. Hamy, elles constituent une véritable résurrection du vieux jardin. Elles proviennent de la collection de dessins sur Paris cédée par M. Henri Destailleurs au Cabinet des Estampes de la Bibliothèque Nationale. L'inventaire de cette collection fait par M. François Courboin, le délicat dessinateur, se trouve dans les *Mémoires de la Société de l'Histoire de Paris et de l'Ile-de-France*, tome XVII. Tirage à part à 30 exemplaires.

M. Hamy avait publié antérieurement, à propos de ces aquarelles, deux notices sur Hilair, qui ont paru dans le *Bulletin du Muséum*, année 1895, n° 7, p. 263-264, et n° 8, p. 300.

M. Paulme a récemment fait don au Musée Carnavalet d'un crayon d'Hubert Robert représentant les *Serres du Muséum*. (Eclair, 11 janvier 1901. 2e éd.)

383. — Tableau de l'école de botanique du Jardin des Plantes de Paris, ou catalogue général des plantes qui y sont cultivées et rangées par classes, ordres, genres et espèces, d'après les principes de la méthode naturelle de A. L. Jussieu. Suivi d'une table alphabétique des noms vulgaires des plantes les plus fréquemment employées... Par un botaniste (Morel). — *Paris, Didot le jeune*, an VIII (1800). In-8°, 107 p. (Sz. 777.)

384. — Mémoire sur une école d'arbres fruitiers, établie au Jardin national des Plantes de Paris, par André Thouin. (*Annales du Muséum*, T. I, 1802, p. 135-147.)

385. — Plantes rares qui ont fleuri en l'an X dans le jardin ou dans les serres du Muséum, par Desfontaines. (*Annales du Muséum*. T. I, 1802, p. 137-132, 200-206, 276-280. T. II, 1803, p. 30-36, avec pl.)

385 *bis*. — Note sur la fructification d'un Jamrosade dans les serres du Jardin national des Plantes, par A. Thouin. (*Annales du Muséum*. T. I, p. 357.)

386. — Description de l'Ecole des plantes d'usage dans l'économie rurale et domestique établie au Jardin national des Plantes de Paris, par A. Thouin. (*Annales du Muséum d'histoire naturelle*. T. II, 1803, p. 141-162.) — *Paris, Baudouin, imprimeur de l'Institut national, prairial an XI*. In-4°, 22 p. et un *Tableau* (in-fol.) *de la distribution des plantes herbacées d'usage*...

387. — Description du jardin des semis du Muséum d'histoire naturelle, par A. Thouin. — *Paris, Baudouin, imprimeur de l'Institut national, prairial an XI*. 2 parties in-4°, 22 et 27 p.

Tirage à part des *Annales du Muséum*, T. IV, p. 263, et T. VI, p. 172. — T. IV, pl. 62, *Plan* gravé par T.-T. Drouet.

388. — Notice sur les dégâts occasionnés dans le jardin du Muséum national d'histoire naturelle par l'ouragan du 6 nivôse an XII (28 décembre 1803), par A. Thouin. — (*S. l. n. d.*) In-4°, 12 p.

Tirage à part des *Annales du Muséum d'histoire naturelle*, T. IV, p. 32-45.

389. — Etat des dons faits au Muséum par ses Correspondants, soit en graines ou en végétaux vivans, depuis le 1er messidor an XI jusques et compris le dernier complémentaire an XII. — Etat des séries de végétaux composant la distribution générale des semences faites par le Muséum, depuis le 1er messidor an XI jusqu'au dernier complémentaire an XII. (*Ann. du Muséum.* T. V, 1804, p. 471-483.)

Par André Thouin.

Id. Pour l'an XIII. (*Ann. du Muséum.* T. XIII, 1809, p. 482-489.)

Id. Pour l'an XIV. (*Ann. du Muséum.* T. XIII, 1809, p. 467-477.)

390. — Procès-verbal des expériences faites à Paris, chez MM. Baumé et Margueron, apothicaires, rue Saint-Honoré, n° 199, sur les cannes à sucre venues dans une serre chaude, au Jardin national des Plantes, coupées ce matin, en présence de MM. Thouin et Cossigny, et de deux jardiniers, à 8 heures du matin, le 11 prairial an XII. (18 messidor an XII-7 juill. 1804.) — *Paris, imp. de S.-A. Hugelet (s. d.).* In-4°, 4 p.

(M. Tourneux, *Bibl. de l'hist. de Paris pendant la Révolution.* T. III, n° 17680.)

391. — Tableau de l'Ecole de botanique du Muséum d'histoire naturelle, par M. Desfontaines, membre de l'Institut et professeur de botanique. — *Paris, J.-A. Brosson,* 1804. In-8°, VIII-238 p. (S. 13783.)

— 1815. 2e éd. — *Ibid.* In-8°, X-274 p. (S. 13784.)

« Le tableau que j'offre au public... est particulièrement destiné à faciliter la correspondance avec les étrangers et à leur indiquer les végétaux qu'ils peuvent acquérir, et ceux dont ils peuvent enrichir le Muséum par des échanges réciproques. » *Avertissement.*

391 *bis*. — Catalogus plantarum Horti regii Parisiensis (auctore Renato Desfontaines). Editio tertia. — *Paris*. *Chaudé*, 1829. In-8°, 484 pages. (Saint-Fargeau. 15690.)

392. — Cèdre du Liban au Jardin des Plantes à Paris. Gibele ad. nat. del. 1804. Dédié à MM. les professeurs du Muséum d'histoire naturelle en témoignage de sa profonde estime par (*le nom est rogné dans l'exemplaire du* musée Carnavalet).

393. — Ansicht des Jardin des Plantes in Paris. Gibele ad nat. delin. *1804*. Ebner Sc.

Au milieu, 1er plan, la grande pelouse avec sa table de pierre couverte de pots de fleurs ; à droite l'amphithéâtre ; à gauche la pente boisée de la petite butte, un groupe de deux femmes causant avec un jeune homme, un petit chien et un promeneur solitaire ; au fond le bâtiment remplacé depuis 1867 par l'administration, le labyrinthe et le grand cèdre, avec, à l'horizon et à droite, le panthéon.

Cette planche porte le n° 1 en haut, à droite. Je ne connais rien de plus de cette suite.

394. — (La Serre tempérée. *Wexelberg fec.*)

Grande estampe en couleurs. Au premier plan, les pentes de la petite butte. On ne distingue que cinq des grandes baies ouvertes au midi, et l'orangerie est beaucoup plus profonde en réalité. Cet édifice fut achevé en 1801. D'autre part Wexelberg a gravé des planches pour l'ouvrage de C.-M. Grivaud : *Antiquités gauloises et romaines recueillies dans les jardins du palais du Sénat*, qui a paru en 1807. C'est entre ces dates que doit se placer l'apparition de cette planche.

395. — Description de l'école d'agriculture pratique du Muséum, par A. Thouin. — *Paris*. In-4°. (S. 3402.)

Recueil factice vraisemblablement unique de 14 mémoires parus antérieurement dans les *Annales du Muséum*, de 1807 à 1813, tirés à part et réunis sous un titre manuscrit. Le feuillet 2 porte la dédicace manuscrite suivante : *Aux Cultivateurs, Hommage offert par un de leurs confrères affectionnés, et déposé à la Bibliothèque centrale du peuple français par un de ses membres, A. Thouin, professeur de culture au Muséum d'histoire naturelle. Paris, le 22 mars 1814*. La signature est de la main même de Thouin.

Le 3e feuillet contient une *Indication*, le 4e, la table des matières, le tout également manuscrit.

1re partie :

1° Description de l'Ecole d'agriculture pratique du Muséum d'histoire naturelle, par A. Thouin. (5 mémoires parus dans les tomes X, XI et XII des *Annales du Muséum*. Tirage à part, paginé 1 à 150, et accompagné de 6 pl.)

2° (6e-8e mémoires.) Monographie des greffes. (Tirage à part, paginé 1-77, pl.)

3° Description de l'Ecole pratique d'agriculture du Muséum... par A. Thouin. 9e mémoire : Des Clôtures. (*Ann. du Muséum*, tome XIX, p. 433 et seq. Tirage à part paginé 1-30, 2 pl.)

Suite de la Description de l'Ecole pratique d'agriculture du Muséum... Continuation du Mémoire sur les clôtures, par A. Thouin. 10e et dernier mémoire. (*Ann. du Muséum*, tome XX. Tirage à part paginé 1-27, 1 pl.)

A la fin de l'*Explication des figures, pl. III*e *des Clôtures*, on lit : *Fin de la description des exemples de l'Ecole d'agriculture pratique du Muséum*.

2e partie :

1° 4 mémoires sur de nouvelles sortes de greffes. (Greffes du *Muséum, en arc, Buffon, à orangers ou par rameaux*.)

2° Histoire et description du cognassier de la Chine nouvellement introduit en Europe.

3° Mémoire sur l'emploi du Mâchefer dans le jardinage.

Ces derniers mémoires ont chacun sa pagination particulière et sont accompagnés de planches.

396. — Vue du Labyrinthe du Jardin du Roi, prise du Cèdre du Liban planté en 1734. *Lepagelet sc. 1818*. Petit format. (B. N. Estampes. Top. de Paris.)

397. — Cèdre du Liban (*ceci est en haut du cadre,* et *en bas* :) Dessiné par Viot. Gravé par Euphrasie Picquenot. (*Avec un quatrain signé* : Falaize de Verneuil). (Carnavalet.)

398. — Vue du Jardin des Plantes (Le Labyrinthe, Le Cèdre, la colonne de Daubenton). Dessiné par M. Quévanne. Gravé par Demaison.

399. — Réflexions importantes adressées à M. de Jussieu sur le vice radical de l'enseignement actuel adopté pour la Botanique au *Jardin du Roi.* Lu à la Société Linnéenne de Paris, le 28 juin 1821. (Par Lefébure.) — *Paris, imp. de Richomme* (s. d.). In-8°, 8 p. (S. 30053.)

M. Louis Lefébure, auteur d'un *Système floral,* ne peut pas entendre parler des Jussieu ni de leur *prétendue* méthode naturelle. Il défend Tournefort et Linné et les *cotylédons* l'exaspèrent.

400. — Catalogue raisonné des plantes introduites dans les colonies françaises de Bourbon et de Cayenne et de celles rapportées vivantes des mers d'Asie et de Guyane, au Jardin du roi à Paris ; par M. E. Perrottet,... botaniste-cultivateur, voyageur du gouvernement français, etc. — *Paris, imp. de Lebel,* 1824. In-8°, 63 p. (S. 32606.)

(Extrait des *Annales de la Société Linnéenne,* année 1824.)

401. — (La Serre tempérée. Jolie petite estampe de Nicolle, coloriée à la main. L'orangerie est vue en perspective, de la façade. Au fond, à droite, on aperçoit la rotonde. Vers 1830.) (Carnavalet.)

402. — Catalogue des graines récoltées au Jardin du roi en 1833. — *Paris,* imp. de Fain (s. d.). Gr. in-4°, 8 p. (Fol. S. 34.)

Ce catalogue dressé en vue de la distribution des graines aux jardins botaniques des départements est signé par le professeur chargé de la culture. Le titre change avec le régime politique. La B. N. possède les années 1833, 1834, 1836, 1859, 1860, 1862, 1864, 1866, 1872, 1873, 1875, 1876, 1877 et 1886. A cette date, M. Maxime Cornu [mort en avril 1901] étant chargé des cultures, le titre est rédigé en latin : *Index seminum in hortis Musaei Parisiensis, anno 1886, collectorum*. Paris, imp. de Bourloton (1887). In-fol.

403. — Observations sur le discours lu à l'Institut par M. Flourens, faisant suite aux « Réflexions importantes adressées à M. Antoine-Laurent de Jussieu, sur le vice radical de l'enseignement actuel (1821) adopté au jardin botanique des plantes du Muséum de Paris », par M. Lefébure, ancien président de la Société Linnéenne de Paris en 1820. — *Paris, chez tous les libraires, imp. de P. Baudouin*, 1838. In-8°, 15 p. (Sp. 3199.)

Voir lesdites *Réflexions*, 1821. C'est toujours la même haine des cotylédons, mais la forme de ce dernier factum est beaucoup plus violente.

404. — Notice sur les effets de la gelée survenue du 15 au 26 mai au Jardin des Plantes de Paris (par M. Pépin). — *Paris, imp. de Cosson* (s. d.). In-8°, 8 p. (Sp. 3023.)

(Extrait de l'*Horticulteur universel*, cahier d'août 1839.)

405. — Enumération des genres de plantes cultivés au Muséum d'histoire naturelle de Paris, suivant l'ordre établi dans l'Ecole de botanique, par A. Brongniart. — *Paris, Fortin-Masson*, 1843. In-12.

— 1850. 2e éd. *Paris, J.-B. Baillère*, In-12, 197 p. (S. 23726.)

406. — Les Serres du Jardin des Plantes de Paris. (*Magasin pittoresque*. 13e année, 1845, n° 9, p. 65-

66. Vue prise dans les serres du Jardin de Paris. Dessin de Freeman.)

407. — Simples Réflexions sur les Ecoles de culture, à propos de 1 million trente-six mille sept cent quatre-vingt-six francs demandés aux Chambres pour le Muséum d'histoire naturelle de Paris. (Signé : V. Paquet.) Extrait du *Journal d'horticulture pratique.* (Numéro du 16 mai 1846. — *Paris, Imp. de Guiraudet et Jouaust (s. d.).* In-8°, 8 p. (Saint-Fargeau. 2327.)

Critique sévère de l'école de culture du Muséum.

408. — Catalogue des arbres et arbrisseaux mis en distribution dans les pépinières du Muséum d'histoire naturelle, en 1852. (Le professeur administrateur chargé de la culture, J. Decaisne.) — *Paris, Imp. de L. Martinet (s. d.).* In-4°, 4 p. sur 3 colonnes. (Sp. 578.)

409. — Nouvelle organisation des jardins de botanique. (Par M. J. Decaisne, professeur de culture au Muséum.) — *Paris, Imp. de E. Duverger (s. d.).* In-8°, 6 p. (Sp. 8036.)

(Extrait de la *Revue horticole*, n° du 1er octobre 1852).

M. Decaisne reproche aux jardins botaniques provinciaux de s'efforcer à imiter le Jardin des Plantes. Il leur propose de tendre à être : *Une école qui réunirait par familles toutes les plantes spontanées de la localité auxquelles viendraient s'ajouter les espèces exotiques les plus remarquables*... ou bien de se borner à former une collection spéciale. Ainsi M. Brongniart réunissait par préférence au Muséum les Cycadées, les Bégoniacées et les Palmiers.

410. — Sur l'Enseignement de la Botanique par M. le Cte Jaubert. Lu à la Société botanique de France, le 23 mars 1855. — *Paris, Imp. de L. Mar-*

tinet, 1855. In-8°, 12 p. et une couverture imprimée servant de titre. (Sp. 9856.)

L'auteur proteste contre la suppression du cours de botanique professé jusqu'à sa mort par Adrien Jussieu au Muséum, et contre son remplacement par une chaire de paléontologie. Il déplore aussi la substitution au cours du même professeur à la Sorbonne de la chaire de physiologie générale créée en faveur de *M. Bernard*, autrement dit Claude Bernard, dont au surplus il ne conteste pas les mérites.

411. — Sur l'Enseignement de la Botanique à Paris (1853-1857). Notes lues à la Société botanique de France par M. le Cte Jaubert, vice-président. — *Paris, Imp. L. Martinet*, 1857. In-8°, 31 p. (Sp. 9854.)

Deux notes dont la première est une réimpression du n° 410. Dans la seconde qui fut lue à la séance du 27 mars 1857, le comte Jaubert proteste contre la création d'une chaire de physique végétale au Muséum qu'il estime devoir faire double emploi avec les autres cours de botanique et de culture. Il tient pour le rétablissement de la chaire de botanique rurale de Jussieu. Cette chaire fut d'ailleurs rétablie un peu plus tard sur l'initiative parlementaire du comte Jaubert.

412. — Sur l'Enseignement de la Botanique. (Note lue à la Société botanique de France, dans la séance du 11 juin 1850 [par le comte Jaubert].) — *Paris, Imp. de S. Raçon* (1858). In-8°, 10 p. (Sp. 9855.)

413. — Description de l'Aquarium du Muséum d'Histoire naturelle de Paris. (Signé : Louis Neumann et J.-L. Soubeiran. Extrait des *Annales de la Société Linnéenne de Maine-et-Loire*, II° volume.) — *Angers, Imp. de Cosnier et Lachèse* (1857). In-8°, 12 p., pl. (Bibliothèque du Muséum.)

Pl. Vue générale de l'Aquarium de Paris et de sa végétation (avec les noms des plantes qui y sont cultivées renvoyant aux numéros de la planche).

414. — L'Escalier des serres au Jardin des Plantes. *Veyssier et J. Lara* del. et sc. (*La Ruche Parisienne*, n° du 23 octobre 1858, p. 832, avec article signé A. N., p. 831-832.)

Ce pittoresque escalier a disparu sous le poids des nouvelles galeries de zoologie.

415. — Le Jardin fruitier du Muséum, ou iconographie de toutes les espèces et variétés d'arbres fruitiers cultivées dans cet établissement, avec leur description, leur histoire, leur synonymie, etc., par J. Decaisne, membre de l'Institut, professeur de culture au muséum d'histoire naturelle. Publié sous les auspices de S. E. M. le ministre de l'agriculture et du commerce. — *Paris, Firmin-Didot, frères*, 1858-1862-1875. 9 vol. in-4°. (4° S. 146.)

C'est une histoire des fruits mais nullement une histoire du jardin fruitier. M. Charles Baltet a fait, en se plaçant au point de vue uniquement pomologique, un rapport sévère de cet ouvrage, qui a paru dans le *Bulletin de la Société d'agriculture de l'Aube*, en 1859 et en 1861. Je ne sais si cette critique a été continuée pour les livraisons publiées postérieurement à 1861.

416. — Observations concernant quelques plantes hybrides qui ont été cultivées au Muséum par M. Ch. Naudin. (Extrait des *Annales des Sciences naturelles*, 4° série, t. IX, cah. 5.) — *Paris, imp. de L. Martinet* (1859). In-8°, 22 p. (Sp. 8084.)

417. — Revue des Cucurbitacées cultivées au Muséum en 1859, par M. Ch. Naudin. (Extrait des *Annales des Sciences naturelles*, 4° série, t. 12, cah. 2.) — *Paris, imp. de L. Martinet* (1860). In-8°. 86 p. (S. 31920.)

418. — Les Jardins botaniques de l'Angleterre comparés à ceux de la France, par M. Charles Martins, prof. d'hist. nat. à la Faculté de médecine de Montpellier, directeur du Jardin des Plantes de la même ville... (Extrait de la *Revue des Deux-Mondes*, livraison du 15 déc. 1868.) — *Paris, imp. de J. Claye*, 1868. In-8°, 32 p. (Sp. 6497.)

La comparaison affligeante du Jardin des Plantes avec les jardins de Kew occupe les pp. 11-26.

419. — Les Conifères. (*Magasin pittoresque*. T. 37, 1869, n° 44, p. 355-358, fig. *Jardin des Plantes de Paris, Sapin envahi par le lierre. — Le Cèdre du Liban. Dessins de Freeman, d'après nature.*)

420. — Considérations sur l'enseignement agricole en général et sur l'enseignement agronomique au Muséum d'histoire naturelle en particulier par M. E. Chevreul. — *Paris. Imp. impériale*, 1869. In-8°, 31 p.

Un décret impérial du 16 mars 1869 instituait un enseignement agronomique au Muséum d'histoire naturelle de Paris en faveur d'élèves choisis parmi ceux qui sortent des Ecoles normales départementales, dans la pensée qu'après deux ans d'études ils seraient aptes à répandre dans les campagnes des notions positives d'agriculture.

IIe section, § Ier. *L'enseignement agronomique peut-il être donné au Muséum sans abaisser la science abstraite ?*

§ II. *L'enseignement agronomique peut-il être donné au Muséum utilement à des élèves sortant des Ecoles normales des départements ?*

421. — Société impériale et centrale d'agriculture de France. Enquête parlementaire. Proposition de M. Barral. L'instruction primaire est-elle dirigée dans un sens favorable à l'agriculture ? — *Paris*,

imp. de Vve Bouchard-Huzard, 1870. In-8°, 2 p. (Sp. 11771 et 8° S. Pièce 5690.)

Jean-Augustin Barral demande la réouverture de l'école agronomique du Muséum.

422. — Aspect des serres du Jardin des Plantes depuis le 6 janvier. Dessin d'après nature de M. Emile Laborne. (*Monde Illustré*, n° du 21 janvier 1871, p. 36.)

423. Notice sur M. Elie Durand et sur l'herbier de l'Amérique du Nord qu'il a donné au Muséum d'histoire naturelle de Paris, par M. Edouard Bureau. (Extrait du *Bulletin de la Société botanique de France*, séance du 27 novembre 1874, tome XXI.) — *Paris, imp. de E. Martinet* (s. d.). In-8°, 6 p. (paginé 325-330.)

424. — Les Arbres historiques de Paris. 1° L'orme de l'Ecole des Sourds-Muets. 3° *Palmier de l'Orangerie* (lisez : *Palmiers de l'Amphithéâtre*). 3° *Palmier de la Nouvelle-Hollande*. 4° Le marronnier du 20 mars. 5° *Le Pin de Jussieu*. 6° *Le premier Acacia planté en Europe*. 7° Les Peupliers de la fontaine Clamart. 8° *Le Cèdre du Liban*. 9° Le saule pleureur du Temple (*Illustration*. N° du 20 mars 1875. Dessin de Godard, p. 196. Texte p. 191.)

425. — Recherches culturales faites au Muséum d'histoire naturelle en 1877, par Saint-André. Influence du poids des semences de pommes de terre sur la multiplication des tubercules. Extrait des *Annales agronomiques* (avril 1878). — *Beauvais, imp. de la Société « l'Indépendant de l'Oise »*, 1885. In-8°, 31 p. (8° S. Pièce. 3632.)

426. — Opinions sur le rôle du Muséum d'Histoire naturelle dans l'enseignement supérieur et sur le recrutement des professeurs-administrateurs de cet établissement, exposées à ses collègues par M. Ed. Bureau, professeur de botanique (classification et familles naturelles), à l'occasion de l'examen des titres des candidats à la chaire de botanique, vacante par le décès de M. Brongniart. — *Paris, imp. de A. Wittersheim* (1879). In-4°, 15 p. (4° S. Pièce. 194.)

En faveur de M. Maxime Cornu.

427. — Plaintes d'un horticulteur sur la triste situation de la section de culture au Muséum d'histoire naturelle. (Par A. Godefroy, mai 1881.) — *Saint-Germain-en-Laye, imp. de D. Bardin*, 1880. In-8°, 47 p. (8° S. Pièce. 2269.)

Epigraphe :
« Nourri dans le sérail, il en sait les détours. »

P. 17. *Le Jardin des Plantes.* (Sévère critique traduite du livre de W. Robinson : *The Parks and Gardens of Paris*, 2e éd. London, 1878, in-8°.)
P. 21. Réponse (à la question : *Pourquoi avez-vous quitté le Muséum ?*) de M. Louis Neumann.
P. 31. Réponse de M. Carrière (chef des pépinières).
P. 46. Conclusions.
Violente attaque contre M. Decaisne.

428. — Les Plantes du Père d'Incarville dans l'herbier du Muséum de Paris, par M. Franchet. (Extrait du *Bull. Soc. Bot. de France*. Tome XXIX. Séance du 13 janvier 1882.) — *Paris, imp. de E. Martinet* (*s. d.*). In-8°, 13 p.

429. — Etude sur un herbier de Boccone, conservé au Muséum de Paris, par M. Ed. Bonnet. (Extrait du

Bull. Soc. Bot. de France. T. XXX, p. 213-221. Séance du 28 juillet 1882.) — *Paris, Imprimeries réunies* (*s. d.*). In-8°, 9 p.

430. — Les nouvelles Serres du Jardin des Plantes. Dessin de Karl Fichot. (*Journal Illustré*, n° du 4 janvier 1885, p. 5. Texte p. 3.)

Vue extérieure.

431. — Paul Maury. La nouvelle Collection de fougères arborescentes du Muséum de Paris. (*Le Naturaliste*, n° du 1er octobre 1887 [2e série, n° 11], p. 161-163, pl.)

Collection envoyée par l'empereur Dom Pedro.

432. — La nouvelle Serre du Muséum, au Jardin des Plantes. (Vue intérieure par S. Hugard. *Illustration*, n° du 27 juillet 1889, p. 69. Texte p. 76.)

433. — Note sur l'herbier dit de Gaston d'Orléans conservé au Muséum de Paris, par M. Edm. Bonnet. (Extrait du *Bulletin de la Société botanique de France*. T. XXXVI. Congrès de botanique tenu à Paris, en août 1889.) — *Paris, imp. de May et Motteroz* (s. d.). In-8°, 6 p.

434. — L'Herbier et les manuscrits d'Albert de Haller, par M. Ed. Bonnet. (Extrait du *Journal de Botanique*, n° du 1er novembre 1889.) — *Paris, J. Mersch* (s. d.). In-8°, 7 p. (Muséum, 100417.)

P. 2. Vignette : *Fac-simile d'un ex-libris de Haller.*

435. — Quelques Notes sur l'horticulture à l'Exposition universelle et dans les Jardins ou établissements publics de Paris (du 31 octobre au 6 novembre 1889), par M. Frédéric Roudier,... — *Montpellier, imp. de C. Boehm*, 1890. In-8°, 40 p. (8°S. Pièce. 5073.)

P. 30. *Le Jardin des Plantes*. Description enthousiaste de la grande serre (jardin d'hiver) nouvellement construite.

436. — Les Mosaïques au Jardin des Plantes de Paris, par J. Gérome, ancien élève de l'Ecole d'Horticulture de Versailles. (Extrait du Journal : *Le Jardin.*) — *Paris, P. Dupont*, 1890. Gr. in-8°, 7 p. sur 2 col., fig. (4° S. Pièce. 829.)

437. — Le Bassin carré, ou carré creux au Jardin des Plantes, par E.-T. Hamy. (*Nature*, n° 1023, p. 86, 7 janvier 1893.)

La publication de l'article correspond à la date à laquelle le carré creux fut comblé.

438. — Les Collections de botanique fossile du Muséum d'histoire naturelle, par M. E. Bureau, professeur de botanique (classification et familles naturelles). — *Paris, Imp. nationale*, 1893. In-fol., 26 p. (Fol. S. Pièce. 95.)

(Extrait du volume commémoratif du *Centenaire de la fondation du Muséum d'histoire naturelle*.)

439. — Les Serres du Muséum d'histoire naturelle en 1892-93. Approvisionnements, appareils de chauffage. (Par M. Maxime Cornu, professeur de culture.) — *Paris, librairies-imprimeries réunies, May et Motteroz, directeurs*, 1893. In-8°, 13 p. et un f. blanc ne portant au recto que l'adresse de l'imprimerie.

« Le lundi 9 janvier 1893, au matin, les serres étaient dépourvues de combustible ; il n'en restait que deux paniers... » « M. le Directeur du Muséum (M. Milne-Edwards) a reproché... au Professeur de culture (M. Cornu) de ne pas *s'être rendu un compte précis* des besoins de son service... » M. Cornu proteste dans cette brochure contre l'accusation de M. Milne-Edwards en prouvant qu'il n'a cessé d'attirer l'attention sur l'insuffisance des crédits et des approvisionnements de charbon, ainsi que sur la mauvaise qualité du combustible et la défectuosité des appareils de chauffage.

440. — J. Poisson. Les nouvelles Plantations au Muséum à la suite du cyclone du 26 juillet 1896. (*Nature.* 25e année, n° 1248, 1er mai 1897, p. 337-338, fig. de Massias : *Allée des marronniers du Muséum, presque entièrement débarrassée des branchages qui couvraient le sol à la suite du cyclone du 26 juillet 1896.*)

441. — Chasses entomologiques dans les serres du Muséum, par M. E.-L. Bouvier, professeur au Muséum. (Extrait du *Bulletin du Muséum d'histoire naturelle.* 1896, n° 1.) — *Paris, Imp. nationale*, 1896. In-8°, 6 p. (8° S. Pièce. 6774.)

442. — Congrès international de Botanique à l'Exposition Universelle de 1900. Paris, 1-10 octobre. (Extrait du *Compte-rendu*, pp. 531-547.) Visites au Muséum d'histoire naturelle. — *Lons-le-Saunier, imp. de L. Declume*, 1900. In-8°, 19 p. (8° S. Pièce. 8432.)

Visite à l'herbier, aux collections de paléontologie végétale et à la Bibliothèque. — Visite aux cultures : carré des couches. Parterres. Pépinières. — Visite aux Serres : Serres réservées plus particulièrement aux plantes utiles des colonies. Serre à multiplication et serre à semis. Jardin d'hiver et Pavillon froid. Groupe des vieilles serres.

443. — Dr C. Gerber,... Coup d'œil sur l'état actuel du Jardin des Plantes de Paris (Muséum d'histoire natu-

relle). — *Marseille, imp. de Barlatier*, 1901. In-8°, 15 p., la couverture imprimée servant de titre. (8° S. Pièce. 8583.)

(Extrait de la *Revue Horticole*, novembre 1900, mars et avril 1901.)

L'œuvre réalisée au Muséum par M. Max Cornu, professeur de culture. Etat du Jardin au moment de sa nomination. Amélioration des parterres ; rétablissement des pépinières ; sauvetage des collections fruitières ; les serres, étude des cultures coloniales, etc.

444. — Note relative aux serres du Muséum, par M. D. Bois. (*Bulletin du Muséum*. Année 1901, n° 4, p. 189-192.)

Liste des floraisons et fructifications intéressantes observées dans les serres du Muséum. --- M. Bois continue cette liste dans les numéros postérieurs du Bulletin.

---

445. — Les anciennes Ménageries royales et la Ménagerie nationale fondée le 14 brumaire an II (4 novembre 1793) ; par le Dr E.-T. Hamy. — *Corbeil, imp. de E. Crété* (*s. d.*). Gr. in-4°, 22 p. (Fol. S. Pièce. 122.)

Discours prononcé à la séance générale du 31e congrès des Sociétés savantes (*Officiel* du 9 avril 1893) et réimprimé dans les *Nouvelles Archives du Muséum*, 3e série, tome V, 1893, p. 1-22.

J'ai vu au Muséum une édition de cette notice se présentant ainsi :

— Le Centenaire du Muséum d'histoire naturelle. Les anciennes Ménageries royales et la ménagerie nationale fondée le 14 brumaire an II (4 novembre 1793) ; par le Dr E.-T. Hamy. — *Paris, Imp. natio-*

nale, 1893. In-8°, 20 p. imprimées seulement sur le recto de chaque feuillet.

446. — Fondation de la Ménagerie du Muséum d'histoire naturelle. (*Magasin pittoresque*, 6e année, 1838, n° 14, p. 106-108.)

Cet article qui est de Jean Reynaud a été réimprimé intégralement par Ét. Geoffroy Saint-Hilaire dans ses *Fragments biographiques*, Paris. 1838, in-8°, p. 143-155. Voir aussi : *Vie, travaux et doctrine scientifique d'Etienne Geoffroy Saint-Hilaire, par son fils Isidore Geoffroy Saint-Hilaire*. Paris, 1847, in-12, p. 44 et suiv.

447. — Mémoire sur la nécessité de joindre une Ménagerie au Jardin national des Plantes de Paris, par Jacques-Bernardin-Henri de Saint-Pierre, intendant du Jardin national des Plantes et de son Cabinet d'histoire naturelle. — *Paris, P.-F. Didot* (*imp. de Didot le jeune*), 1792. In-12, 2 ff. et 63 p. (S. 34121.)

C'est du Bernardin de Saint-Pierre de derrière les fagots, sentimental et attendrissant. Il énumère les cinq animaux qui subsistent de la ménagerie de Versailles à savoir ; Un *Couagga*, un *Bubale*, un *Pigeon huppé de Banda*, un *Rhinocéros* et un *Lyon*. « *Les tuerons-nous, ajoute-t-il, pour en faire des squelettes ? Ce serait leur faire injure.* » Le rhinocéros se noya dans son bassin en juillet 1793 ; il n'entra donc au Jardin des plantes que mort. Deleuze le remplace dans sa liste par la Corinne dont St-Pierre ne parle pas. La note 3 présente un curieux tableau de l'étatdu faubourg Saint-Marceau à cette époque.

448. — Rapport fait à la Société d'histoire naturelle de Paris, sur la nécessité d'établir une ménagerie, par A.-L. Millin, Pinel et Alex. Brongniart (14 décembre 1792, an Ier de la République). — *Paris, Boileau* (*s. d.*). In-8°, 4 p. (Sz. 563.)

Rédigé par Brongniart, à propos du Mémoire de Bernardin de Saint-Pierre. — Daubenton aurait, d'après ce rapport, p. 4, lu, à l'Ecole vétérinaire d'Alfort, un *Mémoire sur les avantages de l'établissement d'une ménagerie au point de vue de l'économie rurale et commerciale.*

M. Tourneux [Bibliographie de l'Histoire de Paris pendant la Révolution, tome III, n° 17637] a vu sur l'ex. de la Bibliothèque du Muséum l'adresse suivante : *Berteau, imp., libraire et papetier, rue Christine, n° 2*, s. d., in-8°, 4 p.

449. — Histoire du Lion de la Ménagerie du Muséum national d'histoire naturelle et de son chien, par G. Toscan. — *Paris, Cuchet*, an III. In-8°, 40 p. (S. 21931.)

Frontispice de Maréchal, gravé par Bovinet, représentant les deux animaux avec cette légende :
« Il faisait toute sa consolation. »

— An III. — *Paris, Cuchet*. In-24, 38 p., pl. en couleur. (Bibliothèque du Muséum.)

On retrouve cette étude sentimentale et bien du goût de l'époque dans l'*Ami de la Nature*, du même auteur, paru en l'an VIII.

450. — Lettre relative aux établissements publics destinés à renfermer des animaux vivans, et connus sous le nom de Ménageries, écrite au C*** par le cit. Lacépède, professeur de zoologie au Muséum national d'histoire naturelle... (*La Décade philosophique, littéraire et politique*, tome 7, an IV, n° 59, 20 frimaire, p. 449-462.)

451. — Histoire naturelle de l'éléphant, précédée d'une notice sur l'arrivée de deux éléphants, mâle et femelle, au Muséum. — *Paris, chez tous les marchands de nouveautés, germinal an VI*. In-8°, 15 p., frontispice (éléphant, eau-forte). (Bibliothèque du Muséum.)

Les deux éléphants dont il est question provenaient de la ménagerie du Stathouder dont les succès des armées républicaines dans les Pays-Bas, en 1794, avaient amené la confiscation au profit de la France. Cette ménagerie était fort riche ; celle de la Convention était bien pauvre ; Hans et Parkie, c'étaient les noms des deux animaux, eurent à Paris un succès auquel seule, la girafe de 1827 atteignit.

Il existe de bonnes monographies des animaux qui vécurent au parc du Grand-Loo ou qui figurèrent dans le cabinet du Stathouder.

La Bibliothèque Nationale en possède une collection qui a été réunie en un volume sous le titre suivant :

Monographies des animaux de la Ménagerie du prince d'Orange, par A. Vosmaer, directeur du Cabinet d'histoire naturelle et de la Ménagerie de S. A. S. — *Amsterdam, P. Meijer*, 1767-1787. In-4°, pl. en couleurs. (S. 2720.)

Chaque monographie a son titre et sa pagination propres, mais les planches sont numérotées de 1 à 21 bis pour les quadrupèdes, de 1 à 8 pour les oiseaux, plus 3 pl. pour les reptiles, dont deux seulement sont numérotées. Le titre des cinq dernières monographies porte en plus : *Traduit par M. Renfner*.

On jugera par cet ouvrage de l'importance de cette ménagerie qui posséda vivants un Phacochère, un Paresseux, un Ichneumon, un Orang de Bornéo, un Gnou, un Agami, des Serpentaires, etc.

452. — G. T. (Toscan.) Du Pouvoir de la musique sur les animaux et du concert donné aux Eléphans. (*La Décade philosophique...* an VI, 4e trimestre, 20 thermidor, p. 257-264 et 321-329.)

Nous n'avons pas cru devoir relever les nombreuses communications relatives au Muséum faites par Toscan à la *Décade*. Elles se trouvent réunies dans l'*Ami de la Nature*, du même.

453. — Histoire des Eléphants de la Ménagerie nationale et Relation de leur voyage à Paris. Avec des remarques intéressantes sur leurs habitudes. (Par

J.-P.-L.-L. Houel.) — *Paris, imp. de Renaudière* (s. d., 1798). In-8°, 15 p., fig. sur bois (très grossière.) *Pariqui* (sic) *la femelle. Hanz le mâle.* (Bibliothèque du Muséum.)

454. — Vertus morales des deux Eléphans, mâle et femelle, nouvellement arrivés à la Ménagerie nationale du Jardin des Plantes, précédées d'un traité sur le genre de ces animaux... tiré du célèbre Buffon... Rédigé par le citoyen V*** (Vignier). — *Paris, Gueffier*, an VI. In-8°, 20 p., fig. sur bois. (Sp. 3978.)

Epigr.

Le plus sot animal, à mon avis,
c'est l'homme.

Despréaux, Sat. VIII.

455. — Vertus morales et Description abrégée des élépants de la ménagerie, suivie de la Liste des animaux vivants du Jardin des Plantes, par le citoyen E.-J.-B. Vignier. Seconde édition. — *Paris, imp. du Quillau*, an VIII. In-8°, 12 p. (Bibliothèque du Muséum.)

Le catalogue Huzard, n° 4020, signale une 3e édition de cet ouvrage, in-8°, 16 p.

456. — Epître aux éléphants de la Ménagerie nationale, par le cit. Vignier, division des Plantes. — *Paris, chez tous les marchands de nouveautés, an VII.* In-8°, 8 p. (Bibliothèque du Muséum.)

P. 3-4, dédicace au cit. Maréchal de la Bibliothèque nationale, dite Mazarine (*sic*).

457. — Description abrégée des éléphants de la Ménagerie nationale, par le c. Vignier. An VII. — (*S. l. n. d.*) In-8°, 11 p. (M. Tourneux, *Bibliographie de l'Histoire de Paris pendant la Révolution*, T. III, n° 17672).

458. — 1er (2e et 3e) cahier de plusieurs genres de treillages exécutés au Jardin national des Plantes à Paris. — *A Paris, chez J. Chéreau, rue St-Jacques, près la fontaine St-Séverin, n° 237. Il tient magasin de papiers peints pour tenture. Déposé à la Bibliothèque nationale.* In-fol. (Carnavalet.)

Chacun des cahiers contient 4 planches. Antérieur à la fondation de l'empire.

459. — Nouveau cahier de baraques construites au Jardin des plantes, à Paris, pour loger différents animaux étrangers (*Grande vignette au titre gravé représentant une fabrique qui existe encore dans la ménagerie*). (Carnavalet.)

N° 1. Baraque pour les moutons d'Espagne et canguroos. N° 3 (*sic*). Baraque pour les bufles et les bouctins. N° 3. Maisonnette rustique tirée du Jardin des Plantes. (C'est la cabane des chèvres et des daims, vis-à-vis le bassin des hippopotames.)
C'est tout ce que je connais de cet album.
A Carnavalet également :

Bergerie du Jardin des Plantes. Normand aîné del. et sc. 3e partie. Pl. 64.

460. — L'Ami de la nature, ou choix d'observations sur divers objets de la nature et de l'art. Suivi d'un catalogue de tous les animaux qui se trouvent actuellement dans la ménagerie, par G. Toscan, bibliothécaire du Muséum d'histoire naturelle. Avec deux gravures. — *Paris, imp. de Crapelet (en vente chez l'auteur, Maradan, et Donnier, libraire au Jardin des plantes)*. An VIII. In-8°, XII-308 p. (S. 21646.)

Recueil d'articles publiés dans la *Décade philosophique*.
La première planche est celle de Maréchal décrite ci-dessus pour l'*Histoire du Lion de la Ménagerie* et de son chien,

histoire réimprimée dans cet ouvrage ; la seconde est une composition qui représente le *Sommeil des plantes*.

La ménagerie possédait alors 37 espèces d'oiseaux dont cinq de proie, plus une autruche et un casoar, cinq lions, 3 ours, 2 loups, 2 éléphants, 4 chameaux et dromadaires, un cerf axis, un cerf de Virginie, un zébu, plusieurs variétés de bœufs, de chèvres et de moutons.

461. — Description abrégée des animaux quadrupèdes de la ménagerie de Tipoo-Saib nouvellement achetés à Londres pour venir enrichir la ménagerie du Muséum d'histoire naturelle. Suivie du récit de la progéniture de la Lionne, que l'on peut regarder comme un phénomène, par E.-J.-B. V*** (Vignier). Ouvrage utile aux étrangers et aux amateurs d'histoire naturelle. — *Paris, imp. de Quillau*, an IX. In-8°, 23 p., fig. (Sp. 1948.)

Mauvaise figure non signée, avec cette légende : *Constantine, lionne de la Ménagerie du Jardin des Plantes accompagnée de ses trois petits mâles nommés Marengo, Jemmapes et Fleurus.*

462. — Phénomène d'histoire naturelle. Récit de la 2e gestation de Constantine, une des lionnes de la ménagerie du Jardin des Plantes. Précédé de la description de tous les quadrupèdes sous la garde du citoyen Félix Cassal. Ouvrage utile aux étrangers et à ceux qui fréquentent le Muséum d'histoire naturelle, la promenade à la mode, ce monument si précieux en tout genre, par E.-J.-B. Vignier, homme de lettres. Nouvelle édition corrigée et augmentée. — *Paris, imp. de Quillau*, an IX. In-8°. 36 p. fig. (Sp. 3297.)

Frontispice : La lionne Constantine et ses lionceaux. P. 27, jolie planche signée *Ph. R. fec.*, avec la légende :

Vois l'Hercule Ouandrou valser avec Omphale,

allusion à la prétendue lubricité de ce singe, et la mention : « Déposé à la Bibliothèque nationale. »

463. — Notice des animaux vivants actuellement à la ménagerie du Muséum national d'histoire naturelle, et une description historique sur la manière de vivre et les habitudes de chacun d'eux. Avec le portrait de la lionne allaitant ses lionceaux. — *Paris, au Muséum, chez Félix, gardien de la Ménagerie, et chez Patris, imprimeur, et Gilbert, libraire,* 1801. In-12, 92 p., pl.

Le dessin de Maréchal gravé par Miger a le mérite de montrer le pittoresque réduit dans lequel vivait la lionne de 1801. — *L'avis* de ce petit ouvrage annonce la publication du grand ouvrage de Cuvier et Lacépède : *La Ménagerie du Muséum.*

464. — Marc et Constantine, Lions amenés d'Afrique et apprivoisés par Félix Cassal leur Gardien, avec leurs petits nés au Muséum d'Histoire naturelle, le 18 Brumaire an 9e. *J. B. Huet Del. C. J. B. Chastelain sculp.* an 11. Déposé à la Bibliothèque Nationale. Gr. in-4°. (B. N. Estampes. Œuvre de J.-B. Huet.)

465. — La Ménagerie du Muséum d'histoire naturelle, ou description et histoire des animaux qui y vivent ou qui y ont vécu, par les citoyens Lacépède et Cuvier. Avec des figures peintes d'après nature par le citoyen Maréchal, peintre du Muséum. Gravés (*sic*), avec l'agrément de l'administration, par le citoyen Miger,... — *Paris, Miger, quai des Miramionnes ; Patris, Gilbert, Grandcher, Dentu,* an X-1801. Gr. in-fol. (S. 227.)

L'introduction est de Lacépède. Tous les articles, sauf ceux de la Bernache d'Egypte et des makis qui sont d'Et. Geoffroy, sont de Cuvier. — L'ouvrage se compose de 31 monographies ayant chacune leur pagination distincte, avec 38 planches.

466. — La Ménagerie du Muséum d'histoire naturelle, ou description et histoire des animaux qui y

vivent et qui y ont vécu ; par les cc. Lacépède, Cuvier et Geoffroy. Avec des figures peintes d'après nature par Maréchal... gravées... par Miger,... —*Paris, Miger, graveur, et A.-A. Renouard, libraire*, an XII-1804. 2 vol. in-12. (S. 11821-11822.)

Le tome II porte l'adresse de l'imprimeur *C.-F. Patris*, et le nom de Geoffroy Saint-Hilaire n'y figure plus. Dans cette édition l'article du Macaque Rhésus a disparu. Par contre on y trouve quatre monographies de plus que dans l'édition in-fol., avec 5 planches dont 3 de de Vailly et 2 de Maréchal.

467. — Notice des animaux vivans de la Ménagerie, leur origine et leur histoire dans cet établissement. — *Paris, Levrault, Schœll et Cie*, an XII-1804. In-12, XII-81 p. et 3 ff. non chiffrés pour la table. (S. 11823.)

468. — Mouvemens de la Ménagerie. Article où l'on fait connaître quelques faits nouveaux relatifs à l'histoire naturelle du Jaguar, du Paca, du Vautour royal, des Chiens-mulets et de l'Agouti. Par E. Geoffroy. (*Ann. du Muséum*, T. IV, 1804, p. 94-104.)

469. — Histoire naturelle des deux éléphans, mâle et femelle, du Muséum de Paris, venus de Hollande en France en l'an VI; ouvrage où l'on trouve des détails sur leur naissance; leur transport de l'Inde en Europe; leur arrivée à Flessingue et au parc du Grand-Loo en Hollande ; leur voyage à Paris ; les premiers temps de leur vie à la Ménagerie du Muséum ; l'influence de la musique sur eux ; sur leurs passions, l'amour, la haine et la vengeance. On y voit ces éléphans boire, prendre leur nourriture, jouir du bain, se donner les premières caresses de l'amour, tenter l'acte de la reproduction ; on y peut observer la naissance d'un jeune éléphant ; la manière dont il tette. Ces animaux y sont aussi représentés dans l'instant du sommeil. Il

y a quelques planches de principes pour dessiner facilement et correctement différentes parties du corps de ce colosse. Le tout est représenté en vingt estampes, dont les dessins ont été faits d'après nature et gravés par J. P. L. L. Houel, peintre-graveur, naturaliste, auteur du « Voyage pittoresque de la Sicile, Lipari et de Malte » ; ancien pensionnaire de l'Académie de France à Rome... — *Paris, l'Auteur ; Pougens, imprimeur-libraire, etc.*, an XII-1803. Gr. in-4°, 122 p. (S. 1440.)

Le titre donne le ton de l'ouvrage. Les planches sont bonnes. — On y trouvera aussi des détails sur les éléphants de la Ménagerie de Versailles.

470. — Collection de mammifères du Muséum d'histoire naturelle classée suivant la méthode de M. Cuvier,... Dessinée d'après nature par Huet fils, Dessinateur du Muséum d'histoire naturelle de Paris, et de la Ménagerie de Sa Majesté l'Impératrice et Reine ; et gravée pr (*sic*) J.-B. Huet, jeune. Accompagnée d'un Texte descriptif et d'un Tableau des Ordres, des Familles et des caractères appartenant à chacune d'elles, — *A Paris, chez Treuttel et Wurtz ; Arthus Bertrand*, an 1808. Gr. in-4°, 60 p., plus 2 ff. pour le titre et le faux-titre ; 55 pl. dont une, représentant les caractères anatomiques, non numérotée. (S. 2740.)

471. — Notice des animaux vivans de la Ménagerie du Muséum d'histoire naturelle. — *Paris, G. Dufour*, 1809. In-12, XVI-66 p. (S. 11824 et 32088.)

Ce petit livre signale à la ménagerie l'existence d'un zèbre femelle d'un naturel doux : « il se laissait monter et on le pansait comme un cheval. »

472. — La Ménagerie impériale. — *Paris, Saintin*, 1812. 4 vol. in-16, 106 pl. (Catalogue Huzard, 4009.)

473. — La Ménagerie royale. — *Paris, Saintin*, 1815. 4 vol. in-16, 106 pl. (Catal. Huzard. 4010.)

Même édition que le n° précédent. Le titre seul a politiquement changé.
Je ne sais ce que c'est que cet ouvrage qui ne figure pas au *Journal de la Librairie*.

474. — Mors adolescentis ab urso devorati. Adjunctæ sunt epistolæ tres græce scriptæ. Auctore L.-J. Leclerc Dupuy. (Parisiis, anno 1813.) — *Parisiis, ex typographia Dominae Huzard*, 1815. In-12, 12 p.

P. 3. « L'auteur ne garantit point la vérité ni l'exactitude du fait qui sert de fondement à cette narration, quoiqu'il ait vu sur les lieux et entendu la foule émue s'entretenir touchant cet événement malheureux vrai ou supposé. »
P. 5. « Ad partes eas Lutetiæ, quâ hortus, dictus olim Regius, expandit sese... »
Pièce tirée à petit nombre. Bibliothèque de M. Paul Lacombe.

475. — Mort subite de l'Eléphant du Jardin du roi. Notice sur cet intéressant animal et sur les deux éléphans mâles avec lesquelles (*sic*) elle a vécu. — Histoire des éléphans blancs de l'Inde et de ces animaux dans leurs (*sic*) pays natal. — *Paris, imp. de L.-P. Setier* (s. d.). In-8°, 8 p. (Sp. 2755.)

Petit placard populaire grossièrement imprimé sur papier à chandelle, avec, en tête, une rudimentaire figure sur bois de l'éléphant.
Il s'agit de Parkie ou Marguerite, l'éléphant femelle du stathouder morte dans la nuit du 14 au 15 mars 1816.

476. — Détails intéressants sur la mort d'un grand Personnage connu de tout Paris. — *Paris, imp. de C. Baudouin* (s. d.). In-8°, 4 p. (Sp. 1983.)

Le titre vise au plaisant, mais la pièce est grave et nulle. — L'acte de décès officiel de la mort de Parkie se présente sous la forme suivante :

Analyse du Gaz trouvé dans l'abdomen de l'Éléphant mort au Muséum d'histoire naturelle, la nuit du 14 au 15 mars. Par M. Vauquelin. (*Mém. du Muséum.* T. III, 1817, p. 279-283.)

477. — Du règne de Louis XVIII. Muséum d'histoire naturelle. Ménagerie du Jardin du Roi. Son Excellence Joseph-Louis-Joachim Lainé étant ministre de l'Intérieur, par les Administrateurs du Muséum... (*suit la liste des professeurs avec l'indication de leur chaire*) Cuvier (Frédéric), garde de la ménagerie, assistés de Molinos (Jacques), architecte du Muséum, le 25 mars 1818, a été posée la première pierre des constructions de ce bâtiment destiné aux animaux féroces. Vautier (Corneille), chargé des constructions. — (*S. l. n. d.*) In-fol. plano. (Bibliothèque du Muséum.)

Curieux placard gravé, tiré à l'envers.

478. — Détails exacts du malheureux événement arrivé au Jardin des Plantes, dans la fosse de l'Ours Martin. — *Paris, imp. de Stahl* (s. d.). In-8°, 4 p. (Sp. 1982.)

Le 8 septembre 1820, un homme s'est jeté volontairement dans la fosse et a été tué par l'animal.

479. — Délibération des animaux. Jugement contre l'Ours Martin, rendu par les animaux de la Ménagerie du Jardin des Plantes, sous la présidence du Lion. Son interrogatoire et ses réponses. — *Paris, imp. de Brasseur aîné* (s. d.). In-4°, 2 p. (Sp. 13481.)

Accident du 8 septembre 1820.

480. — (Suite de vues de la Ménagerie du Jardin des Plantes, par Saunier) *lith. de G. Engelmann.* (Paris,) *chez Ledoyen, rue du Coq-Saint-Honoré, n° 6, et chez Saunier, rue Ménilmontant, n° 22.* 1821-1823. In-4° oblong.

On trouve au cabinet des estampes de la B. N. :

Pl. 6. Vue intérieure de la rotonde au Jardin royal des plantes. Le Bœuf sans cornes.

Pl. 8. Vue de l'orangerie du Jardin royal des plantes prise du côté de la cabane des mérinos et chèvres.

Pl. 9. Vue prise à la ménagerie du Jardin Royal des plantes (Paris). Le Bison dans la cabane de la vallée suisse.

Pl. 10. Vue prise au Jardin royal des Plantes (à Paris). La famille des Axis.

Pl. 11. Vue prise, etc. Les Chamois.

Pl. 12. Vue prise, etc. Les Dromadaires au manège.

C'est tout ce qui existe de cette suite à la B. N., le dépôt légal des autres n'ayant sans doute pas été fait. Mais il en existe aussi trois planches à Carnavalet, comme suit :

Vue du Jardin des Plantes: Pl. III : Le Bouc de Cachemire. La Basse-cour. Le Bouc d'Angora. Le Dromadaire dans la rotonde.

N° 5. Vue prise de la ménagerie du Jardin Royal des Plantes. Le Pont tel qu'il était en 1817. (*Signé* : Saunier. 1821.)

N° 7. Vue de la ménagerie du Jardin Royal des Pantes. La Fosse de l'ours Martin. (*Signé* : Saunier. 1822.)

481. — Ménagerie du Jardin des Plantes. — *Paris, Gide fils* (s. d.). In-16 31 p. (S. 31252.)

Enfantines descriptions d'animaux rangés par ordre alphabétique. N'a rien de commun avec le Muséum. Figure sous le n° 8061 dans le *Journal de la Librairie*, année 1827.

482. — Trois Fables sur la Giraffe (*sic*) par M. Jauffret; avec une lithographie représentant la giraffe, une notice historique sur cet animal, et une traduction en vers latins de la première fable, par M. Adolphe Jauffret. — *Paris, Pichon.-Bèchet ; et Marseille*, 1827. In-8°, 12 p. (Ye. 24524.)

La Girafe est encore à Marseille où sa présence *fait*... une impression d'étonnement.

Lithographie : *Ph. Matheron del.*, *1827. Lith. de Besson à Marseille.*

483. — Sur la Girafe, par M. Geoffroy S.-Hilaire,... — *Paris, imp. de C. Thuau*, 1827. In-8°, 13 p. (Sp. 3875.)

484. — Mémoire sur la Girafe, par M. Mongez, membre de l'Institut. Extrait des *Annales des Sciences naturelles*, journal complémentaire des Annales de chimie... — *Paris, Crochard*, 1827. In-8°, 11 p. (Muséum.)

485. — Notice sur la Girafe. Observations curieuses sur le caractère, les habitudes et l'instinct de ce quadrupède, par M. Louis de Saint-Ange,... — *Paris, Moreau*, 1827. In-8°, 12 p., pl. La Girafe. *Renou Delt. Lith. de Renou. r. d'Enghien, 39.* (Sp. 2970.)

486. — Nouvelle Notice sur la Girafe envoyée au roi de France par le pacha d'Egypte et arrivée à Paris le 30 juin 1827. Observations curieuses sur le caractère, les habitudes et l'instinct de ce quadrupède. Cette notice est augmentée des documents précieux fournis par les Ethiopiens qui ont conduit la girafe dans la capitale. Par M. L. D. Ferlus,... — *Paris, Moreau*, 1827. In-8°, 13 p., pl. La Girafe dessinée d'après nature. *Lith. de Renou, r. d'Enghien, 39.* (Sp. 3125.)

487. — Nouvelle Notice sur la Girafe envoyée au roi de France par le pacha d'Egypte et arrivée le 30 juin 1828. Observations curieuses sur le caractère, l'instinct et les habitudes de ce quadrupède. 3e édition augmentée des documents précieux fournis par les Ethiopiens qui ont conduit la girafe dans la capitale. Par M. L.-D. Ferlus. — *Paris, Martinet, rue du Coq-Saint-Honoré, et chez le conducteur de la girafe*, 1827. In-8°, 13 p., pl. (Sp. 3126.)

Planche identique à celle de l'éd. précédente.
Il n'y a pas de seconde édition, à moins de considérer la

pièce précédente comme la seconde édition de la *Notice sur la Girafe* de Saint-Ange.

488. — Dernière Notice sur la Girafe, contenant la relation de son voyage à Saint-Cloud. Cette notice est enrichie des documents précieux des Ethiopiens et de M. Barthélemy, conducteur et gardien de l'animal. — *Paris, Moreau*, 1827. In-8°, 12 p., pl. lithographiée. (Sp. 2969.)

Diffère entièrement de la brochure précédente, même comme planche. Le voyage de l'animal à Saint-Cloud, où toute la famille royale l'attendait au Trocadéro, ne manque pas de piquant.

489. — Notice sur la girafe nouvellement arrivée à Paris. — *Paris, imp. de G. Doyen* (1827). In-32, 13 p. (Nains. 1242.)

Devrait être accompagné d'une *petite figure découpée* de l'animal. (Voir p. 13.)

Le Journal de la Librairie, année 1827, donne l'adresse : *Paris, imp. de Pinard.*

490. — Lettre de la Girafe au pacha d'Egypte pour lui rendre compte de son voyage à Saint-Cloud, et envoyer les rognures de la censure de France au journal qui s'établit à Alexandrie en Afrique. (Par M. de Salvandy.) — *Paris, A. Sautelet*, 12 juillet 1827. In-8°, 45 p. (Lb^{41}. 621.)

Une seconde édition ne diffère de celle-ci que par la suppression des errata signalés au verso du titre de la première, les fautes ayant été corrigées.

Satire politique qui n'a aucun rapport avec l'histoire du Muséum. Même remarque pour la *Seconde Lettre de la Girafe* du même auteur, que nous ne signalerons pas autrement.

491. — La Girafe. Agée de 2 ans et demi, haute de 8 pieds, envoyée au Roi de France par le Pacha

d'Egypte. Elle est la première amenée vivante en Europe ; elle a été présentée au Roi, le 9 juillet 1827, à Saint-Cloud. — *Montbéliard, de l'Imp. de Deckhère; et à Lyon, au dépôt, chez P. Rivet, Libraire, rue Lainerie, n° 12.* In-fol. (Carnavalet.)

Estampe populaire en couleurs signée *Boulai.* Au dessous une chanson : *La Girafe à la mode. Air : A la façon de Barbari.*

Inutile de dire que nous n'avons pas essayé d'inventorier la surabondante imagerie populaire relative à la girafe de 1827.

492. — Dame Girafe à Paris, aventures et voyage de cette illustre étrangère racontées par elle-même, en réponse au discours de l'ours Martin ; avec le détail des fêtes que lui ont données les pensionnaires du Jardin du Roi. A-propos historique par Charles-François Bertu. Précédé d'une dissertation scientifique par Bufon. A l'usage des visiteurs de la Ménagerie. — *Paris, libraire française et étrangère,* 1827. In-32, 61 p. (S. 25693.)

493. — Discours de la Girafe au chef des six Osages (ou Indiens), prononcé le jour de leur visite au Jardin du Roi. Traduit de l'arabe par Alibassan, interprète de la Girafe. — *Paris, Martinet,* 1827. In-8°, 12 p. (Lk[7] 7474.)

La Girafe avait fait courir tout Paris. Les Indiens à leur tour occupèrent fort les badauds. L'auteur met sans grand esprit ces deux attractions en présence, et y mêle quelques traits satiriques sur les mœurs du temps.

494. — La Girafe et les Osages. — *Paris, Ledoux,* 1827. In-8°, 7 p., pl. La Girafe et les Osages. *Lith. de G. Renou, rue d'Enghien, n° 39.* (Lk[7]. 6647.)

495. — La Girafe, ou Une journée au Jardin du roi,

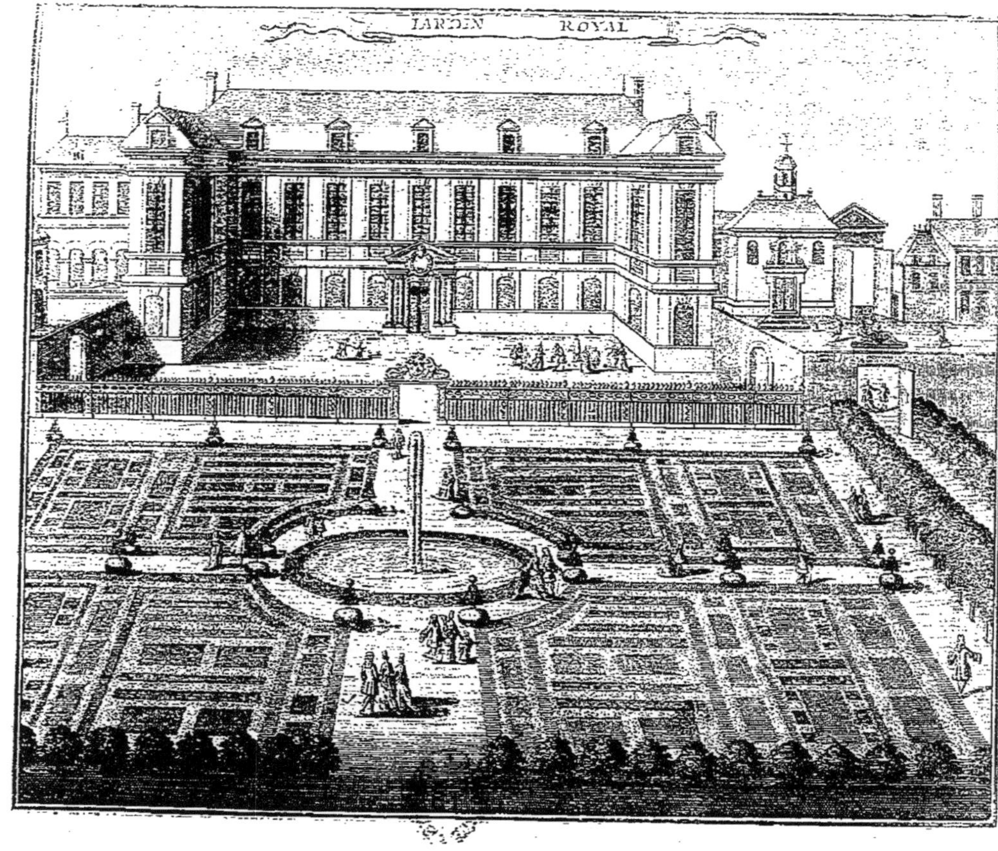

LE JARDIN ROYAL EN 1707, PAR SCOTIN

(Frontispice du « Cours d'opérations de chirurgie » de Dionis)

PL. VII.

tableau-à-propos en vaudevilles, par MM. Théaulon, Th. Anne et Gondelier. Représenté pour la première fois à Paris, le 7 juillet 1827, sur le théâtre du Vaudeville. — *Paris, Barba*, 1827. In-8°, 36 p. (8° Yth. 7960.)

La pièce se passe en effet au Jardin des Plantes ; on y plaisante quelque peu la théorie des analogues, et la girafe apparaît conduite par quatre Arabes lorsque le rideau tombe.

496. — La Girafe ou le Gouvernement des bêtes, divertissement interrompu donné par MM. les Animaux du Jardin du Roi, comme un témoignage de leur reconnaissance envers le pacha d'Egypte, à l'occasion de l'arrivée de la Girafe à la Ménagerie de Paris. — *Paris, Ambr. Dupont*, 1827. In-8°, 29 p. (Yf. 12632.)

Satire politique insignifiante : L'Epervier est ministre des finances, le Lièvre, ministre de la guerre, le Canard, ministre de la marine, etc. La Girafe ne paraît pas, le divertissement étant interrompu par le massacre des dindons du faubourg Saint-Germain par leur alliés les renards.

497. — La Girafe au centre de la Vallée Suisse. — *Paris, imp. de Béraud (s. d.)*. In-12, 2 p.

Paginé 49-50, pour être joint à la *Nouvelle description de ce qu'il y a de remarquable à la Ménagerie et au Cabinet d'histoire naturelle*, etc. Paris, même imprimeur, 1827. In-12. (S. 32145.)

498. — La Girafe. — *Paris, imp. de Sétier, c. des Fontaines, n° 7 (s. d.)*. In-8°, 1 page. (Ye. 55298.)

Petite pièce de 12 vers insignifiants : *C'est de l'acacia qu'elle aime à se nourrir*... finissant ainsi :

Enfin dans tout Paris on aime sa présence,
Et son séjour prédit la paix et l'abondance.

— (*S. d.*). — *Imp. de Sétier, cour des Fontaines. n° 7, à Paris*. In-8°, 1 page. (Ye. 55297.)

Il existe aussi une image populaire racontant l'histoire et l'arrivée à Paris de la Girafe de 1827. Voyez : Garnier. *Histoire de l'imagerie populaire à Chartres.*

499. — Paris and its environs, displayed in a series of 200 picturesque views from original drawings taken under the direction of A. Pugin, esq. The engravings executed under the superintendance of Mr. C. Heath... — *London, Jennings and Chaplin*, 1829-1831. 2 parties en un vol. in-4°.

Chaque partie comporte outre un titre imprimé un second titre gravé.

Au tome II, p. 118 : *Ménagerie du Jardin des Plantes*, avec une fig. en taille douce, *J. Nash del. A. Pugin dir. R. Wallis sc.* London, Robert Jennings and William Chaplin, Cheapside, april 1830.

C'est la ménagerie des animaux féroces.

500. — Petit Atlas pittoresque des quarante-huit quartiers de la ville de Paris, par A.-M. Perrot, ingénieur. — *Paris, E. Garnot*, 1835. In-4°.

12e arr. Quartier du Jardin du roi. Dans l'angle supérieur droit : *Vue du Jardin des Plantes.* C'est la rotonde des grands ruminants, avec la girafe dans son parc.

501. — Extrait d'un Mémoire sur l'Orang-Outang vivant à la Ménagerie par Et. Geoffroy Saint-Hilaire, (*Comptes rendus de l'Acad. des Sciences*, II, 581, 601, III, 1 et 27. *Annales des Sciences naturelles*, 2e série, V, 371, VI, 54 et 59 ; 1836. Voyez aussi : *Revue médicale*, année 1836, III, 268.)

502. — Relation curieuse de l'arrivée à Paris, à la Ménagerie du Jardin des Plantes, de l'Orang-Outang, surnommé Homme sauvage ou Homme des bois. —

Son origine, son éducation et l'heure à laquelle les curieux peuvent le voir. — *Paris, imp. de Chassaignon* (*s. d.*). Placard in-fol. plano (Sp. 171.)

Il s'agit de *Jack*, rapporté de Sumatra par le capitaine Vanderzen, et qui vécut à la ménagerie de mai 1836 à janvier 1837. Un bois grossier représente l'animal jouant avec des enfants qu'accompagnent leurs bonnes. A gauche un monsieur et une dame assis, en grande toilette. Au fond, la girafe.

503. — Musée d'histoire naturelle, Nouvelles acquisitions. (*Magasin pittoresque*, 5e année, 1830, no 43, p. 341-342.)

La plus grande partie des animaux, qui venaient alors enrichir la Ménagerie, avaient été rapportés par M. Dussumier.

504. — [Notice sur le jeune Chimpanzé de la Ménagerie, par M. de Blainville.] (*Moniteur*. No du 24 octobre 1837, p. 2258, colonnes 1 et 2.)

Extrait de l'*Echo du monde savant*, du 21 octobre.

505. — Lettres Parisiennes, par Mme Emile de Girardin. — *Paris, Charpentier*, 1843. In-12, 432 p. (Li3. 152.)

Lettre XXII, 27 octobre 1837, p. 198-200 : *Jacqueline*. (Histoire du chimpanzé du Jardin des Plantes). — Voyez aussi l'édition de 1856, tome Ier, p. 195-198.

506. — Considérations sur l'établissement d'une nouvelle volière au Jardin du roi, adressées à S. M. la reine des Français, par Auguste Déclémy. — *Paris, L. Curmer*, 1841. In-8°, 87 p. (S. 25836.)

Il s'agit ici d'un des desiderata les plus singuliers de la Ménagerie : on ne s'y est jamais préoccupé d'y réunir une collection de Passereaux dignes de l'établissement. Naturellement le projet de notre auteur est grandiose, et si nous l'en avions cru nous aurions des oiseaux-mouches vivant heureux dans les serres-volières du Muséum.

507. — [Envoi d'animaux vivants donnés à la ménagerie du Muséum par le docteur Clot-Bey.] (*Moniteur*. N° du 29 juillet 1843, p. 1953, colonne 2.)

Une girafe était la principale pièce de cet envoi.

508. — Muséum d'histoire naturelle. La Fosse aux ours. (*Magasin pittoresque*. T. II, 1843, n° 39, p. 306-309, 2 fig.)

509. — Promenades de jeunes enfants au Jardin des Plantes. Ouvrage orné de vignettes dessinées par Pauquet, avec explications instructives et amusantes sur tout ce que renferme cet établissement. — *Paris, A. Bédelet* (1843). In-16, 64 p., 8 pl. hors texte sur acier et fig. sur bois dans le texte (S. 33156.)

— (1860). — *Ibid.* In-16, 63 p., pl. (S. 33157.)

Même pl. hors texte qui sont situées ; quelques additions aux fig. dans le texte. Le texte est sans doute de Mme Léonie Bédelet. Voir année 1860 : *Le Buffon du jeune âge*.

510. — Kiosque ou Chaumière du Jardin des Plantes. — Volière ou faisanderie. (*L'Exposition*, journal de l'Industrie et des Arts utiles, par Le Bouteiller, rue de la Bourse, n° 1, à Paris. 1re catég. nos 29 et 33.) In-fol. oblong.

La pl. 33 appartient au n° du 1er août 1844 du journal l'*Exposition*. Elle est accompagnée, p. 8, d'un article sur Tronchon, fabricant de grillage qui fut chargé de cette construction.

511. — Muséum d'histoire naturelle de Paris. Catalogue méthodique de la collection des mammifères,

de la collection des oiseaux et des collections annexes. Par le professeur administrateur M. Isidore Geoffroy Saint-Hilaire,... et les aides-naturalistes MM. Florent Prévost et Pucheran. I. Primates. — *Paris, Gide et Baudry.* 1851. In-8°, XVIII-VII-96 p. (S. 27585.)

A la fin : *Liste des espèces de l'ordre des primates qui ont vécu ou vivent présentement à la Ménagerie du Muséum et de celles qui s'y sont reproduites.*

512. — Jardin des Plantes. Palais des Singes. Plaut fecit. 1853. (*Paris photographié.* Pl. 30. Publié par Goupil et Cie éditeurs. Paris, Londres, Berlin, New-York. Imp. Photographique de H. de Fontenay, Rue Saint-Nicolas d'Antin, 72. Paris.)

C'est la seule pièce de cette série intéressant le Muséum qui existe au département des Estampes.

513. — Rapport fait à la Société zoologique d'acclimatation, au nom de la commission nommée pour étudier l'Hémione acclimaté au Muséum d'histoire naturelle de Paris... M. Richard (du Cantal), rapporteur. Séance du 9 juin 1854. — *Paris, imp. de S. Raçon* (*s. d.*). In-8°, 10 p., pl. de L. Rouyer. (Sp. 8910.)

(Extrait du *Bulletin de la Société Zoologique d'acclimatation*, n° 9, novembre 1854.)

514. — Rapport sur les Yacks transportés du Thibet à Chang-Haï et de ce port à Paris, par les soins de M. de Montigny, consul de France à Chang-Haï. (Commissaires : MM. Allier, Doyère, de Montigny, Richard, le marquis de Vogué, Yvart.) M. Duvernoy, rapporteur. (Extrait du *Bulletin de la Société zoologique d'Acclimatation.* N° 5, juillet 1854.) — *Paris, imp. de S. Raçon* (*s. d.*). In-8°, 23 p., pl. (Sp. 9124.)

515. — Jardin des Plantes. (*Signé* : B. Coudert. — Les Yaks et leurs gardiens chinois.) Paris, Lith.

H. Jennir, r. Sorbonne. 14. — *Rousseau Ed. Paris*, (1855). In-4°, oblong. (B. N. Estampes. Topographie de Paris. In-fol.)

516. — De l'Acclimatation et de la reproduction du Casoar de la Nouvelle-Hollande (Dromaius Novæ-Hollandiæ), par M. Florent Prévost, aide-naturaliste-chargé de la Ménagerie au Muséum... (*Bulletin de la Société zoologique d'Acclimatation*. T. IV, 1857, p. 571-577.)

517. — Les Hémiones au jardin des Plantes, dessin d'après nature par Jattice. (*La Science pour tous*, 1re année, n° 12, 28 février 1856. — Dessin représentant une pelouse, dans le fond la Rotonde.)

518. — Jardin des Plantes. La Ménagerie et la Vallée Suisse en estampes. Dessins d'après nature par Pauquet, lithographiés par Bocquin. Texte illustré de 140 vignettes sur bois. — *Paris, Bédelet* (*imp. Raçon et Cie*), 1857. In-4° oblong, 40 p. et 20 pl.

Il y a des exemplaires dont les planches sont coloriées.

519. — La Vallée Suisse au Jardin des Plantes. Veyssier et I. Lara del. et sc. (*La Ruche Parisienne*, n° du 11 septembre 1858, p. 736, avec article historique, signé A. N., p. 735.)

Le dessin représente la ruine.

520. — Liste des principales espèces de mammifères et d'oiseaux qui se sont reproduites à la Ménagerie du Muséum, de l'année 1830 à 1858, par M. Florent Prévost. (*Bulletin de la Société zoologique d'Acclimatation*. T. VI, année 1859, p. 252-254.)

521. — Une Vue inédite du Jardin des Plantes (près les fosses aux ours). Dessinée et gravée par M. Lara.

(*La Ruche Parisienne*, n° du 24 décembre 1859, p. 137.)

522. — Mémoires de l'Hippopotame. 2e édition. — *Paris, chez tous les libraires (s. d.).* In-32, 194 p., frontispice (*portrait de l'auteur, tenue de ville*), vignette au titre. (Saint-Fargeau. 2335.)

Ce curieux petit livre humoristique appartient bien à la bibliographie du Jardin des Plantes. L'arrivée de l'animal, son mariage (?), la naissance et la mort de ses petits, ses relations avec l'éléphant et la girafe, ses voisins, les projets d'agrandissement du Jardin, y sont racontés ou mentionnés d'une manière amusante. La seconde partie est le récit des promenades de l'hippopotame dans la capitale. C'est une suite de petits tableaux de Paris qui ne sont pas sans agrément.

On lit dans les *Souvenirs et impressions d'un bourgeois du quartier-latin, de mai 1854 à mai 1869, par Henri Dabot, avocat à la cour d'appel de Paris*... (Péronne, 1899, in-8) à la date du 10 avril 1860 :

« Hélas ! trois fois hélas ! le petit hippopotame est mort. Il allait très bien cependant. On parle de convulsions internes causées par les dents ! »

A propos de ce petit livre, je rappelle en passant les *Scènes de la vie privée et publique des animaux*, de Grandville, Balzac, George Sand, Nodier, etc. (Paris, 1852, in-fol. Y². 5001) dont plusieurs épisodes se passent au Jardin des Plantes.

523. — Muséum impérial d'histoire naturelle. Note sur la Ménagerie et sur l'utilité d'une succursale ou annexe aux environs de Paris, par M. Is. Geoffroy Saint-Hilaire,... — *Paris, imp. de L. Martinet* (1860). In-4°, 16 p. (Sp. 12975.)

Remise à la ville du bois de Vincennes, sous condition d'affecter une partie désignée à une succursale du Jardin des Plantes, 20 juin 1860.

524. — Saison de 1860. Le Jardin des Plantes et ses habitants. Abrégé spécial d'histoire naturelle à

l'usage de ceux qui visitent le Muséum, par Henry Perron d'Arc. — *Paris, imp. de Dubuisson*, 1860. In-16. 192 p. (S. 32601.)

525. — Le Buffon du jeune âge. Promenades au Jardin des Plantes, par Elisabeth Müller. Nouvelle édition. — *Paris, A. Bédelet* (1860). In-18, 160 p., fig. (S. 31837.)

P. 38, vue de la grille (de la porte d'Austerlitz) ; p. 41, Loges des animaux féroces ; p. 47 et 49, Fosse aux ours ; p. 60, rotonde des ruminants ; p. 61, palais des singes ; p. 82, cages des perroquets (fauconnerie) ; p. 91, faisanderie, etc... Élizabeth Müller est le pseudonyme de Mme Léonie Bédelet, femme de l'éditeur.

526. — Une Visite au Jardin des Plantes, tirée du livre intitulé : « Trois semaines à Paris », par E. Hocquart. 2e édition, illustrée de 55 gravures. — *Paris, P. Lethielleux; Tournai, H. Casterman*, 1861. In-8° oblong, 1-VIII, 9-168 p., fig. (S. 28554.)

Enfantine histoire naturelle, mais dans le cadre du Jardin des Plantes. La pl. 34, *le Bubale*, montre l'animal parqué près de la ruine.

527. — Acclimatation et domestication des animaux utiles, par M. Isidore Geoffroy Saint-Hilaire, 4e édition, entièrement refondue et considérablement augmentée. — *Paris, librairie agricole de la Maison rustique*, 1861. In-8°, XVI-534 p., fig.

La 1re édition de cet ouvrage est de 1854 ; elle n'atteint pas les proportions de celle-ci que je préfère indiquer. On y trouvera, outre des notes sur les résultats obtenus au Jardin des Plantes dans l'acclimatation des animaux, un chapitre sur *la Ménagerie du Muséum d'histoire naturelle*, p. 504-507, et un autre sur *la succursale du Jardin des Plantes au bois de Vincennes*, p. 517. Voir aussi 1re partie, chap. IV, section 2, p. 102-108.

528. — Nouveaux Eléphants d'Afrique, envoyés au Jardin des Plantes par le vice-roi d'Egypte. (*Monde illustré*, n° du 21 nov. 1863, p. 331-332, fig.)

529. — Embellissements de Paris. La Rivière du Jardin des Plantes. (*Monde Illustré*, n° du 6 août 1864. Dessin de Bertrand, p. 93. Texte, signé J. B., p. 94.)

On chercherait vainement ailleurs une allusion à la date de cette création utile et pittoresque. Le dessin représente la source de la rivière, aujourd'hui aménagée en bassin pour les otaries ; à gauche l'orangerie ; à droite un coin de la maison de Cuvier.

530. — Rapport fait à l'Assemblée des professeurs du Muséum d'histoire naturelle par M. Milne-Edwards, sur une collection zoologique donnée par MM. de Buschental et Lasseau (31 octobre 1864). — *Paris, Imp. impériale*, 1864. In 8°, 6 p. (Sp. 8896.)

Il s'agit d'un lot d'animaux vivants parmi lesquels le tamanoir « que l'on n'avait pas encore vu en France », un lièvre de Patagonie, un Puma, etc., et parmi les oiseaux un Kamichi ; en tout 42 animaux.

531. — Jardin des Plantes. Nouvelle cage construite pour la lionne. (*Monde Illustré*, n° du 21 octobre 1865, dessin de Deroy, p. 268, texte signé M. V., p. 267.)

Il s'agit du pavillon où furent longtemps les vautours, en face des parcs des zèbres, pavillon remplacé aujourd'hui par une construction un peu plus luxueuse mais non plus commode, destinée aux tigres, et occupée par les pumas.

532. — Ernest Menault. Les nouveaux Hôtes du Jardin des Plantes. L'Ours de Bornéo. Le Fourmilier Tamanoir. (*L'Année Illustrée*, n° du 22 octobre 1868, p. 707-710. Dessins de Lançon.)

533. — Le Jardin des Plantes de Paris. Dessin de M. Lancelot. (*L'Année Illustrée*, n° du 4 février 1869, p. 121. Texte d'Ernest Menault, p. 122-123.)

Le dessin de Lancelot représente la mare de la Vallée suisse, aujourd'hui la grande volière.

534. — Note sur un métis d'hémione et de jument, sur l'hémippe ou hémione de Syrie et sur l'onagre d'Abyssinie, par M. Milne-Edwards. (*Nouv. Arch. du Muséum*, 1re série, tome V, 1869. Bulletin, p. 37-41, pl. en couleurs 2, 3, 4.)

Voir à l'année 1879.

535. — Note sur un métis d'hémione et de jument né au Muséum d'histoire naturelle, par M. Alph. Milne-Edwards. (*Bulletin de la Société zoologique d'acclimatation*. 2e série, tome VI, année 1869, p. 180-181.)

536. — Paris. Les jaguars du Jardin des Plantes. D'après nature par Lançon. (*Monde Illustré*, n° du 14 juin 1873, p. 380. Texte p. 374.)

Les premiers jeunes animaux de cette espèce nés à la Ménagerie.

537. — Au Jardin des Plantes. Le Tigre. Dessin de Vierge. (*Monde Illustré*, n° du 26 juillet 1873, p. 52.)

Visite du Shah de Perse Nasser-ed-Din.

538. — Le Jardin des Plantes. Compositions et dessins par A. Adam. Texte par Jules Rostaing. — *Paris, Ducrocq* (s. d., 1873). In-8° oblong, 41 p. sur 2 col., 24 pl. (S. 8556.)

Les lithographies d'Adam représentent pour la plupart les animaux de la ménagerie dans les parcs qu'ils occupent et qu'agrémentent des cabanes rustiques dont beaucoup sont aujourd'hui disparues. Quelques-unes présentent un intérêt topographique plus réel. Voir Pl. 16, cabane des cigognes, des paons et des pélicans (aujourd'hui enfermée dans la grande volière) ; pl. 17, les loges des animaux féroces ; pl. 20, le palais des singes ; pl. 21, la cour intérieure du chenil ; pl. 22, le Cèdre, la Serre tempérée, l'Amphithéâtre, la colonne de Daubenton ; et surtout pl. 23, la vieille ménagerie des reptiles, rendue avec beaucoup de pittoresque et d'exactitude ; la Faisanderie, la Fauconnerie, etc.

539. — Les nouvelles acquisitions du Jardin des Plantes : Les Orangs-Outangs. (*Illustration*, n° du 1er septembre 1877, p. 144. Dessin de G. Perruchot. Texte de Louis Clodion.)

Je signale ici dans le n° du 10 novembre 1877 du même journal, p. 304, de bien jolis croquis de Renouard. *Les singes du Jardin des Plantes.*

540. — Les Marabouts du Jardin des Plantes. (*Illustration*, n° du 24 novembre 1877. Dessin de G. Perruchot, p. 336. Texte par G. de Cherville, p. 335-336.)

541. — E. Oustalet. Les Oiseaux de la Nouvelle-Guinée. (*Nature*. N° du 24 août 1879, p. 199-203, fig.)

P. 202, M. Oustalet signale la présence au Jardin des Plantes de quatre, puis de deux paradisiers petit-Emeraude vivants, deux d'entre eux ayant été vendus au Jardin zoologique de Londres, rapportés par M. Léon Laglaize. Il ne dit rien de leur installation, ni de leur régime. On avait aménagé pour eux dans la volière centrale de la fauconnerie quatre cages fermées par des doubles-fenêtres et chauffées au gaz. Ils y muèrent sans paraître souffrir, et semblaient extrêmement vifs et heureux de vivre

542. — E. Oustalet. L'Oryctérope d'Ethiopie au Jardin des Plantes. (*Nature*, n° du 23 novembre 1878, p. 401-403, fig. de E. Mesplès.)

543. — Note sur le croisement de diverses espèces du genre cheval, et description d'un hybride d'hémione et de Dauw, par M. Huet... (*Nouv. Arch. du Muséum*, 2e série, t. II, 1879, p, 46-52, pl. IV, en couleurs).

Voir à l'année 1869.

544. — La nouvelle Lionne du Jardin des Plantes et son compagnon de cage. (*Illustration*, n° du 10 mai 1879. Dessin de A. Lançon. p. 305. Texte, p. 299.)

545. — E. Oustalet. Les Lions du Jardin des Plantes. (*Nature*, 8e année, n° 349, 7 février 1880, p. 145-146, fig. Les deux lionceaux vivant actuellement au Muséum... D'après nature, par M. Freeman.)

546. — Les petits Enfants chez les gros animaux. Promenades au Jardin des Plantes et au Jardin d'Acclimatation, par A. Des Tilleuls. Illustrations de Emile Duruy. — *Paris*, *Bernardin-Béchet* (1880). Gr. in-4°, 32 p., plus 2 ff. pour le titre et le faux-titre, 12 pl. (Fol. S. 128.)

Le cartonnage de l'éditeur est orné d'une lithographie en couleurs représentant l'éléphant chargé d'enfants du Jardin d'Acclimatation passant avec son cornac devant les loges des animaux féroces du Jardin des Plantes. Pl. 1 : Loges des animaux féroces. Pl. 5 : La fosse aux ours. Les Pl. 2, Zébus, 8, Eléphants, autruches, etc., 12. Otaries, appartiennent à l'iconographie du Jardin d'Acclimatation. Les autres pl. ne sont pas situées.

547. — Les Vautours en captivité. (*Magasin pittoresque*, 49e année, 1881, n° 20, p. 153-154, fig. Les Vautours au Jardin des Plantes. Dessin de Freeman.)

Ces oiseaux occupaient alors la cage des mouflons à manchettes, et sont représentés perchés sur le pont de rochers de la rivière.

548. — Notes sur les naissances de mammifères obtenues en 1881 à la Ménagerie du Muséum d'histoire naturelle. Par M. Huet, aide-naturaliste chargé de la ménagerie. (*Bulletin de la Société d'Acclimatation*, 3e série, tome IX, 1882, p. 162-165.)

549. — Notes sur les naissances d'oiseaux obtenues en 1881 à la Ménagerie du Muséum d'histoire naturelle. Par M. Huet, aide-naturaliste chargé de la ménagerie. (*Bulletin de la Société d'Acclimatation*, 3e série, tome IX, 1882, p, 352-355.)

550. — Au Jardin des Plantes. Les derniers moments de Bankok. D'après nature, par M. Camille Mansion. (*Monde Illustré*, n° du 13 mai 1882, p. 292. Texte p. 294.)

551. — Les nouvelles Acquisitions du Jardin des Plantes. Le Lion de mer. (*Illustration*, n° du 2 septembre 1882. Dessin de A. Lançon, p. 157. Texte, p. 160.)

Le dessin de Lançon donne une vue de la grande mare de la vallée suisse, avec son île et son pont rustique. C'est là qu'avait été logée au milieu des cigognes et des goëlands éjointés la première otarie reçue au Jardin. Ce coin pittoresque est devenu la grande volière actuelle. On trouvera dans le *Bulletin de la Société d'acclimatation*, 4e série, tome V, 1888, p. 367, des détails sur cette immense cage où les hérons et les mouettes volent comme en liberté, où les râles de Cayenne se sont reproduits plusieurs années de suite, la première fois avec une telle prudence que personne ne s'en était aperçu, jusqu'à la naissance des jeunes.

552. — Dr Z... Un Drame dans la fosse aux ours au Jardin des Plantes de Paris. (*Nature*, 12e année, n° 578, 28 juin 1884, p. 49-50, fig.)

Accident du mardi 10 juin 1884. L'homme fut retiré presque sans blessure.

553. — Note sur les naissances, dons et acquisitions de la Ménagerie du Muséum d'histoire naturelle, pendant les mois de septembre, octobre, novembre et décembre 1883 (et janvier-décembre 1884), par M. Huet, aide-naturaliste chargé de la Ménagerie. (*Bulletin de la Société d'Acclimatation*, 4e série, t. Ier, 1884, p. 126-130, 441-444, 914-915, 995-997.)

Chacune de ces notes existe en tirage à part.

554. — Note sur les naissances, dons et acquisitions de la Ménagerie du Muséum d'histoire naturelle, pendant les mois de janvier-décembre 1885, par M. Huet... (*Bulletin de la Société d'Acclimatation*, 4e série, t. II, 1885, p. 344-346, 465-470, 661-664.)

555. — Sur l'antilope Kob du Sénégal, par M. Huet. (*Bulletin de la Société d'Acclimatation*, 4e série, t. II, 1885, p. 145-147.)

556. — Ménagerie des Oiseaux, au Jardin des Plantes, à Paris. Elévation (du côté de l'entrée) et Plans, par M. J. André, architecte, membre de l'Institut. A. Chappuis, sc. Imp. Gravillon, r. Rollin, 3, Paris. — Ménagerie des Oiseaux au Jardin des Plantes, à Paris. Coupes et détails, par M. J. André..., Lebel sc. Imp. Gravillon... (*Revue générale de l'Architecture et des Travaux publics*... dirigée par M. César Daly. Vol. XLIIe de la collection générale... 1885, 4e série. Vol. 12. Pl. 48, 49 et 50.)

Texte par F. Monmory, même vol. colonnes 236-238. La construction dont il s'agit est la nouvelle faisanderie, mal comprise puisque la moitié des cages sont exposées au nord.

557. — Note sur les naissances, dons et acquisitions de la Ménagerie du Muséum d'histoire naturelle pendant les mois de janvier... août 1886,, par M. Huet. (*Bulletin de la Société d'Acclimatation*, 4e série, t. III, 1886, p. 305-307, 566-569.)

558. — Note sur les naissances, dons et acquisitions de la Ménagerie du Muséum d'histoire naturelle, pendant les mois de septembre... décembre 1886 (et de janvier à août 1887), par M. Huet. (*Bulletin de la Société d'Acclimatation*, 4e série, t. IV, 1887, p. 85-88, 593-598.)

559. — Note sur les naissances, dons et acquisitions de la Ménagerie du Muséum d'histoire naturelle pendant les mois d'octobre... décembre 1887 (et pendant les six premiers mois de l'année 1888), par M. Huet. (*Bulletin de la Société d'Acclimatation*, 4e série, t. V, 1888, p. 97-100, 865-868.)

560. — Huet. Naissances, dons et acquisitions de la Ménagerie du Muséum d'histoire naturelle pendant les six derniers mois de l'année 1888. (*Revue des Sciences naturelles appliquées, Bulletin de la Société d'Acclimatation*, 4e série, t. VI, 1889, p. 161-162.)

561. — E. O. (Oustalet.) L'Éléphant du Jardin des Plantes. (*Nature*, 17e année, nº 812, 22 décembre 1888, p. 51-52, fig. La mort de l'Eléphant du Jardin des Plantes. D'après nature, par A.-L. Clément.)

Il s'agit de *Jussia*, l'éléphant femelle de Siam rapportée 26 ans auparavant avec le mâle *Bangkok*, par M. Bocourt.

562. — Observations sur la *Menura Superba* vivant à la Ménagerie du Muséum, par M. Huet,... (*Le Naturaliste*, nº du 15 juin 1889.)

563. — Note sur les naissances obtenues à la Ménagerie du Muséum d'histoire naturelle dans le courant de ces dernières années, par M. P. Huet. (Extrait de la *Revue des Sciences naturelles appliquées*, n°s 18 et 19, 20 septembre et 5 octobre 1890.) — *Paris, au siège social de la Société d'Acclimatation, 41, rue de Lille* (s. d.). In-8°, 20 p. (8° S. Pièce. 5369.)

564. — Histoire d'un Léopard du Jardin des Plantes. (*Nature*, 18e année, n° 886, 24 mai 1890, p. 397-398, fig.)

565. — G. de Cherville. Une Amitié interlope. (*Magasin Pittoresque*, 15 décembre 1890. Dessin de A.-L. Clément.)

Il s'agit de l'affection que l'éléphant femelle Jussia avait vouée à l'hippopotame.

566. — Muséum d'histoire naturelle. La Ménagerie (rapport fait au ministre de l'instruction publique), par M. A. Milne-Edwards. — *Paris, G. Masson*, 1891. In-8°, 46 p. (8° S. Pièce. 8159.)

Cet excellent rapport exprime avec force les besoins de la ménagerie, et les remèdes possibles immédiatement. Il a été réimprimé presque intégralement dans le *Magasin pittoresque* année 1891, p. 158-160, 168-169 et 184-185.

Appendice, p. 31. *Liste des animaux vivant à la ménagerie du Muséum en 1890*. P. 41. *Liste des animaux qui sont morts pendant l'hiver 1890-1891*, etc.

567. — Influence des grands froids sur quelques-uns des animaux de la Ménagerie du Muséum, par M. A. Milne-Edwards. (*Revue des Sciences naturelles appliquées, Bulletin de la Société d'Acclimatation*, 1891, p. 241-245.)

Communication faite à l'Académie des Sciences dans la séance du 26 janvier 1891.

568. — E. Oustalet. Les Chiens de l'île Phu-Quoc au Jardin des Plantes de Paris. (*Nature*, 19e année, 21 novembre 1891, p. 385-387, fig. de A.-L. Clément.)

569. — E. Oustalet. Les Lions du Choa. (*Nature*, 20e année, n° 974, 30 janvier 1892, p. 133-135, fig. Jeunes lions offerts par S. M. Ménélick, roi du Choa, à M. Carnot. D'après une photographie à la poudre-éclair, spécialement exécutée pour *La Nature* à la Ménagerie du Jardin des Plantes de Paris.)

570. — E. Oustalet. Le Chimpanzé du Jardin des Plantes (*Nature*, 20e année, n° 980, 12 mars 1892, p. 231-235, pl. *Edgard*... figuré dans ses différentes attitudes. Dessins d'après nature de M. E. Juillerat.)

571. — E. Oustalet. Les Singes-Araignées au Jardin des Plantes. Les Atèles. (*Nature*, 20e année, n° 988, 7 mai 1892, dessins de Juillerat.)

572. — E. Oustalet. Les Orangs du Jardin des Plantes (*Nature*, 20e année, n° 1002, 13 août 1892, p. 167-171, pl. Attitudes de *Virginie*, l'un des orangs du Muséum... Dessins d'après nature de M. Juillerat.)

573. — E. Oustalet. L'Aptéryx du Jardin des Plantes (*Nature*, 22e année, n° 1090, 21 avril 1894, p. 321-323, fig. de Juillerat dont une représentant la *capture de l'Aptéryx évadé*.)

574. — E. Oustalet. Le jeune Eléphant du Jardin des Plantes. (*Nature*, 23e année, n° 1122, 1er déc. 1894, p. 1-3, fig. Le jeune éléphant [et son gardien Baptiste] d'après une photographie.)

575. — La Panthère blanche récemment acquise par le Jardin des Plantes. (*Illustration*, n° du 5 jan-

15

vier 1895. Dessin de Millot, p. 12. Texte de H. Coupin, p. 16.)

576. — D. Bonnaud. La Panthère blanche. (*La France*, 21 février 1895.)

Compte-rendu drôlatique d'obsèques supposées faites à l'once Djoutah qui, n'étant arrivée au Jardin que fin novembre 1894, venait de mourir.

577. — Henri Coupin. Les Chats de Siam. (*L'Illustration*, n° du 31 août 1895, p. 131. Dessins de Millot.)

578. — Les Antilopes Kobs, par E. Oustalet, ... (Extr. du *Bulletin de la Société d'Acclimatation de France*, année 1896.) — Paris, 41 rue de Lille ; Versailles, imp. de Cerf (s. d.), In-8°, 12 p. (8° S. Pièce. 7388.)

579. — E. F. Le nouvel Hippopotame du Jardin des Plantes. (*Illustration*, n° du 22 août 1896, p. 153. Dessins de Millot, Raymond sc.)

L'animal dont il est question tua le gardien Laudi en septembre 1901.

580. — Victorien Maubry. Au Muséum d'histoire naturelle. La mort de Bichette. (*Magasin pittoresque*, 15 mars 1897, p. 100-101, 3 dessins de C. Mansion.)

Il s'agit de l'hippopotame femelle morte le 3 février 1897.

581. — Louis Denise. Le Semnopithèque Douc. (*Musée des familles*, 1er novembre 1897, p. 272-277. Dessins de Georges Denise. *Les Semnopithèques Douc au Muséum.*)

582. — Louis Denise. Les Eléphants du Jardin des Plantes. (*Musée des familles* 1er septembre 1898, p. 143-151. Dessins de G. Denise : *Saïb et son cornac, Koutch en exercice avec son gardien ; le gardien Defaux faisant la toilette de Toby.*)

C'est l'histoire de tous les éléphants qui ont vécu à la ménagerie depuis la fondation de cet établissement jusqu'en 1898. Un éléphant de la race dite blanche, don de M. Doumer, gouverneur du Tonkin, y est entré depuis.

583. — Perdus au Jardin des Plantes (par Arsène Alexandre). — *Paris, Motteroz* (1898). Petit in-4°, 32 p., fig. (8° Y2. 50777.)

Deux enfants perdus rencontrent le fabuliste qui leur explique les animaux devant lesquels ils passent, puis remet les égarés entre les mains de leurs parents. — Les croquis d'Adolphe Gumery sont amusants et spirituels.

584. — Les Nouvelles Volières du Muséum. Texte et dessins de A.-L. Clément. (*La Nature*, 27e année, n° 1340, 28 janvier 1899, p. 129-130.)

Fig. 1. Vue d'ensemble, d'après une photographie de M. E. Sauvinet, assistant de zoologie, chargé de la ménagerie.

Fig. 2. Elévation, coupe et plan.

Il s'agit des grandes volières à air libre, pour les oiseaux de proie et les cacatoès rosalbins, construites derrière l'ancienne fauconnerie.

585. — Paris pittoresque. La Fosse aux ours au Jardin des Plantes. Dessin de M. Vierge. (*Monde Illustré*, n° du 18 février 1899, p. 130-131.)

586. — L'Actualité. Arrivée d'un Eléphant blanc à Paris. (*L'Eclair*, n° du 26 avril 1899.)

587. — Dans les coulisses du Jardin des Plantes. (*Lectures pour tous.* 2e année, août 1900, p. 973-982. Photographies de M. Paul Gruyer.)

Voici la suite des très intéressantes phototypies qui illustrent cet article : 1. Un pensionnaire dangereux, comment on change les caïmans de bassin au Jardin des Plantes. 2. Un des pensionnaires préférés (crapaud) de M. Bruyère, directeur de la section des serpents au Jardin des Plantes. 3. La rentrée du caïman dans son nouveau domicile (bassin extérieur). 4. Le repas d'un python. 5. Un tour de cou original (Gardien portant un serpent python). 6. Un groupe d'amis : le bouquetin du Jardin des Plantes sur le dos de ses gardiens. 7. Saïb, l'éléphant colosse, et son dentiste. 8. Des convives bien impatients (pélicans. Au fond, la vieille galerie d'anatomie comparée). 9. Une démonstration d'amitié (Otarie embrassant son gardien. Cette figure n'appartient pas à l'iconographie du Jardin des Plantes.) 10. Fais le beau ! Une otarie bien dressée. 11 et 12. Dans la cage aux vautours. — Un hôte dangereux. 13. Une torture nécessaire : Comment on opère un ours d'un ongle incarné. 14. Une victime résignée : Comment on arrache les griffes du lion.

588. — Note sur une Otarie de Californie née à la Ménagerie, par M. E. Sauvinet. (*Bull. du Muséum*, année 1900, n° 7, p. 340-341.)

589. — André Mévil. Deux Muséums. A propos de deux visites aux jardins de Paris et de Londres. (*L'Eclair*, n° du 22 juillet 1901.)

Comparaison de la Ménagerie du Muséum avec celle de Regent Park.

---

590. — Notice historique sur la Ménagerie des reptiles du Muséum d'histoire naturelle, et observations qui y ont été recueillies, par le docteur Aug. Duméril. (*Arch. du Muséum*, tome VII, 1854-1855, p. 193-320.)

But de la Notice. Mouvement de la Ménagerie. Système de

chauffage. Reptiles qui ont vécu à la Ménagerie. Faits pathologiques, etc.

On trouvera des vues de l'ancienne Ménagerie des reptiles dans l'*Illustration*, n° du 17 avril 1847, p. 221, et dans l'ouvrage de A. Adam et Jules Rostaing, *Le Jardin des Plantes*, pl. 23.

591. — Lettres de M. Auguste Duméril, professeur d'erpétologie et d'ichthyologie, relatives au catalogue des poissons de la collection du Muséum d'histoire naturelle de Paris, et au catalogue de la Ménagerie des Reptiles, lues devant l'Assemblée de MM. les professeurs-administrateurs. Suivies de notes sur la Ménagerie des Reptiles. (*Arch. du Muséum*, t. X, 1858-1861, p. 429-460.)

Le titre courant porte : *Deuxième Notice sur la Ménagerie des Reptiles*. Presque tout le travail en effet, p. 432 à 460, est consacré à cette partie.

592. — Troisième Notice sur la Ménagerie des Reptiles du Muséum d'histoire naturelle, par M. Aug. Duméril. (*Nouv. Arch. du Muséum*, 1re série, t. I, 1865. Bulletin, p. 31-46.)

593. — Quatrième Notice sur la Ménagerie des Reptiles du Muséum d'histoire naturelle, par M. Aug. Duméril. (*Nouv. Arch. du Muséum*. 1re série, t. V, 1869. Bulletin, p. 47-60.)

594. — Lettre sur la première éducation de vers à soie du ricin faite en France, adressée à M. Is. Geoffroy Saint-Hilaire, par M. Milne-Edwards. (Jardin des Plantes, ce 3 octobre 1854.) — *Paris, imp. de S. Raçon* (s. d.). In-8°, 4 p. (Sp. 6588.)

(Extrait du *Bulletin de la Société zoologique d'acclimatation*, n° 8, oct. 1854. — Il s'agit du *Bombyx Cynthia*.)

595. — Note sur l'éducation d'un ver à soie sauvage du Japon (Bombyx Yama-Maï), élevé avec des

feuilles de chêne, à la Ménagerie des Reptiles, par les soins de M. Vallée. Par M. A. Duméril. (*Bulletin de la Société zoologique d'Acclimatation.* T. VIII, année 1861, p. 321-322.)

596. — Le grrrand Serpent de la rue Lacépède ; récit avec complainte, par Gringoire. — *Paris, imp. de Beaule*, 1858. In-8°, 8 p. (Saint-Fargeau, 2334.)

P. 8. « Le serpent, dont l'apparition récente avait mis en émoi la population parisienne, vient d'être tué dans un jardin de la maison n° 17 de la rue Lacépède.

« C'était tout simplement une couleuvre à collet blanc... Il porte 82 centimètres de longueur sur 6 de circonférence au centre. »

597. — Educations de diverses espèces de vers à soie faites à la Ménagerie des reptiles du Muséum d'histoire naturelle, par A. Vallée. (Extrait du *Bulletin de la Société impériale d'acclimatation*, n° de mars 1860.) — *Paris, imp. de L. Martinet* (s. d.). In-8°, 7 p. (Sp. 5550.)

598. — Reproduction dans la Ménagerie des Reptiles au Muséum d'histoire naturelle, des Axolotls, Batraciens urodèles à branchies persistantes, de Mexico (Siredon Mexicanus, vel Humboldtii), qui n'avaient encore jamais été vus vivants en Europe ; par M. Aug. Duméril (17 avril 1865). — *Paris, Gauthier-Villars* (s. d.). In-4°, 3 p. (4° S. Pièce. 625.)

599. — Nouvelles observations sur les Axolotls, Batraciens urodèles de Mexico (*Siredon mexicanus vel Humboldtii*) nés dans la Ménagerie des Reptiles au Muséum d'histoire naturelle, et qui y subissent des métamorphoses ; par M. Aug. Duméril (6 novembre 1865). — *Paris, Gauthier-Villars*, (s. d.). In-4°, 3 p. (4° S. Pièce. 626.)

600. — Observations sur la reproduction, dans la Ménagerie des Reptiles du Muséum d'histoire naturelle, des Axolotls, batraciens urodèles à branchies extérieures du Mexique ; sur leur développement et sur leurs métamorphoses, par M. le professeur Aug. Duméril. (*Nouv. Arch. du Muséum.* 1re série, tome II, 1866, p. 265-292, pl. 10 [en couleurs], fig. dans le texte.)

601. — Observations faites à la Ménagerie du Muséum d'histoire naturelle sur la reproduction des Axolotls, batraciens urodèles à branchies extérieures, et sur les métamorphoses qu'ils y ont subies, par M. le professeur A. Duméril. Extrait du « *Bulletin de la Société impériale d'acclimatation* », no de février 1866. — *Paris, imp. de Martinet*, 1866. In-8o, 11 p., fig. (Sp. 8097.)

602. — Note sur les Axolotls nés à la ménagerie des reptiles du Muséum d'histoire naturelle de Paris et rapportés vivants à Toulouse, par le docteur N. Joly, avril 1868. (Extr. des *Mémoires de l'Académie des Sc., inscriptions et belles-lettres de Toulouse.* 6e série. T. VI.) — *Toulouse, imp. de Douladoure, Rouget fr., et Delahaut, successeurs,* (1868). In-8o, 8 p. (Sp. 7259.)

Le docteur Joly fut un des plus fougueux partisans de l'hétérogénie, et des plus déterminés adversaires de Pasteur.

603. — Institut impérial de France. Académie des Sciences. Extrait des *Comptes-rendus des séances de l'Académie des Sciences*, t. LXX, séance du 11 avril 1870. Création d'une race blanche d'Axolotls à la Ménagerie des Reptiles du Muséum d'histoire naturelle, et remarques sur la transformation de ces Batraciens, par M. Aug. Duméril. — *Paris, Gauthier-Villars* (s. d.). In-4o, 4 p. (4° S. Pièce. 1128.)

604. — P. L. La nouvelle Galerie des Reptiles au Jardin des Plantes. (*Illustration*, n° du 23 mai 1874, p. 334, fig. p. 340 : 1. Les nouvelles constructions du Jardin des Plantes. Pavillon des Reptiles ; vue extérieure. 2. Salle des reptiles venimeux. 3. Salle des amphibies.)

605. — Le Jardin des Plantes. Les nouvelles constructions destinées aux Reptiles. Composition et dessin de M. Alexandre de Bar. (*Journal Illustré*, n° du 12 juillet 1874, p. 221.)

Vue extérieure. — Galerie des amphibies.

606. — Paris. Le nouveau Palais des reptiles au Jardin des Plantes. Dessin de M. Scott. (*Monde Illustré*, n° du 24 octobre 1874, p. 257. Texte de W. de Fonvielle, p. 262.)

Vue intérieure. — Galerie des amphibies.

607. — Nouvelle Ménagerie des Reptiles au Muséum d'histoire naturelle. (*Nature*, 2° année, n° 74, 31 octobre 1874, p. 338-340, avec une figure représentant la *galerie des reptiles nuisibles*, et n° 75, 7 nov. 1874, p. 358-362.)

608. — Nouvelle Ménagerie des reptiles, au Jardin des Plantes, à Paris. Elévation principale et Plan. Par M. J. André, architecte. J. de Garron, sc. Imp. Laurent, r. St-Jacques, 71, Paris. — Nouvelle Ménagerie, etc. Coupe longitudinale et Plans... Maurage sc. Imp. Lamoureux, r. de Lacépède, 38, Paris. — Nouvelle Ménagerie, etc. Coupe transversale... Maurage sc. Imp. Laurent... — Nouvelle Ménagerie... Détails de la façade principale... Bury sc. Imp. Lamoureux... — Nouvelle Ménagerie... Porte de la façade principale... Lebel sc. Imp. Lamoureux... (*Revue générale de l'architecture et des Travaux*

publics. Vol. XXXIIIe de la collection générale... 1876. 4e série. Vol. III. Pl. 42-43, 44-45, 46, 47, 48.)

Texte de J. André, col. 200-207.

609. — Nouvelle Ménagerie des Reptiles... Salle du Bassin des grands Sauriens. Par M. J. André, archte. Boisset sc. Imp. Laurent... — Nouvelle Ménagerie... Bassin des petits amphibies... J. de Garron sc. Imp. Laurent... (*Revue générale de l'Architecture et des Travaux publics...* Vol. XXXIVe de la collection générale... 1877. 4e série. Vol. IV. Pl. 8-9 et 10.)

Texte : Bassins de la nouvelle ménagerie des Reptiles, au Jardin des Plantes, à Paris, par P. Vauthier, col. 15-17.

610. — Nouvelle Ménagerie des Reptiles... Détails divers intérieurs (Salle d'exposition des petits reptiles, vue en perspective des vitrines. — Salle d'exposition des grands serpents ; vue du côté des vitrines, etc.). Par M. J. André,... Lebel sc. Imp. Lamoureux... (*Revue générale de l'Architecture et des Travaux publics...* 1878. 4e série. Vol. 5. Pl. 54-55.)

Texte, col. 209.

611. — Nouvelle Ménagerie des Reptiles... Vue perspective (côté du charmeur de serpent) Par M. J. André,... Maurage sc. Imp. Laurent... — Nouvelle Ménagerie, etc. Détails de construction... Boisset sc. Imp. Laurent... (*Revue générale de l'Architecture et des Travaux publics...* Vol. XXXVIe de la collection générale... 1879. 4e série. Vol. 6. Pl. 45 et 46.)

Texte, col. 236.

612. — De quelques Tortues vivant à la ménagerie des reptiles du Jardin des Plantes, à Paris (*Magasin pittoresque*, juillet 1878, p. 228-230. Dessin de Freeman.)

612 bis. — Sur la ponte et le développement du *Pleurodeles Walthü*. Mich. observés à la Ménagerie des reptiles du Muséum d'histoire naturelle, par M. Léon Vaillant. (*Bull. Soc. Accl.*, mai 1880, p. 226-228.)

613. — Léon Vaillant. Les Proptoptères au Muséum d'histoire naturelle de Paris (*Nature*. 16e année, n° 796, 1er sept. 1888, p. 209-211, fig. de E. Juillerat.)

614. — E. Juillerat. Le Phrynosome du Jardin des Plantes. (*Magasin pittoresque*, 15 octobre 1890, p. 325. Dessin de E. Juillerat.)

615. — Recherches biologiques faites à la ménagerie des Reptiles (1er article). Contribution à l'étude de l'alimentation chez les ophidiens, par M. Léon Vaillant. (*Nouvelles Archives du Muséum*, 3e série, tome IV. 1892, p. 221-233.)

616. — Vaillant. Sur les monstruosités du Cyprin doré de la Chine et la reproduction au Muséum de la variété dite Télescope. (*Bull. Soc. Accl.*, 5 juin 1893.)

617. — Dr Z... Le Scorpion de la Ménagerie du Muséum. (*Nature*. 23e année, n° 1128, 12 janvier 1895 p. 109-110, fig. de A.-L, Clément.)

618. — Muséum d'histoire naturelle. Guide à la ménagerie des reptiles. Extrait des Conférences complémentaires du cours d'herpétologie (par Léon Vaillant. Juillet 1897). — *Paris, laboratoire d'herpétologie, 25, rue Cuvier* (s. d.) In-8°, XV-159 p. (8° S. 9664.)

L'histoire et la description de la ménagerie des reptiles occupent les pp. I-XV. La couverture représente dans un encadrement de feuillage et de reptiles les médaillons d'ailleurs médiocres de Lacépède, des deux Duméril et de M. Vaillant. Excellent plan des monuments en face du titre et une jolie vue de sa façade, en tête de chapitre devant la préface.

619. — Les Poissons au Muséum, par Ferdinand Merlet. (*La Pêche moderne*, 2e année no 4, 15 janvier 1898, p. 27-30.)

Clichés photographiques de Bertin. Sortie d'une conférence à la ménagerie des poissons et reptiles. — Façade de la ménagerie des poissons et reptiles. — Galerie des Aquariums et des Vasques.

---

620. — Plans, coupes et élévations des plus belles maisons et des hôtels construits à Paris et dans les environs. Publiés par J.-Ch. Krafft, architecte, et N. Ransonnette, graveur... — *A Paris, chez les deux associés ; imp. de Clousier* (s. d.). In-fol., 120 pl. en 20 livraisons.

18e cahier, pl. 107. *Amphithéâtre de Chimie et démonstration anatomique restoré par Molinos et Le Grand architectes.* Pl. 108 : *Serre chaude au Jardin National pour les plantes étrangères et botaniques, bâtie par Molinos et Le Grand Architectes.*

Dans *Choix des plus jolies maisons de Paris et de ses environs, édifices et monuments publics, Nouvelle édition.. Par J.-Ch. Krafft et Thiollet, architectes...* Paris, Bance, 1849, in-fol., ouvrage absolument différent du précédent, on trouve, pl. 137 : *Élévation de la grande serre chaude du Jardin des Plantes. Krafft del. Adam S.*

La serre chaude dont il est ici question est l'orangerie.

621. — Notice des principaux objets d'histoire naturelle conservés dans les galeries du Muséum du Jardin des Plantes de Paris, à l'usage des personnes qui les visitent. On y a joint quelques réflexions sur la vie et les ouvrages du comte de Buffon. (Par Jaume Saint-Hilaire.) Se vend chez Donnier, libraire au Jardin des Plantes. — *Paris, imp. de Comminges aîné*, an IX. In-12, 216 p. (S. 21645.)

622. — Catalogue des Mammifères du Muséum national d'histoire naturelle, par Etienne Geoffroy Saint-Hilaire. — (*S. l.* 1803.) In-8o.

Ouvrage non entièrement terminé condamné au pilon par l'auteur. Quelques exemplaires sans titre ont été distribués aux naturalistes avec lesquels Geoffroy Saint-Hilaire était en relation. Voyez pour l'histoire de ce livre : *Vie, travaux et doctrine scientifique d'Etienne Geoffroy Saint-Hilaire, par son fils Isidore Geoffroy Saint-Hilaire,*... Paris, 1847, in-12, chap. IV, § II, p. 114-118.

623. — (Suite de monuments de Paris numérotée 1-82.) *A Paris, chez Esnault, Md d'Estampes, boulevard Montmartre, Terrasse Frascati, n° 7, près la Rue de Richelieu. Déposée à la Bibliothèque Impl°.* (Août 1806.) In-fol. (B. N. Département des Estampes.)

N° 48. Musée du Jardin des Plantes. Vue du cabinet d'histoire naturelle prise du Jardin. On remarque derrière la maison des Orphelins. *Garbizza Del. Chapuis sc.*

N° 49. Vue du Jardin des Plantes regardant la grande serre. L'Amphithéâtre, la maison de M. de Buffon (*sic*) et plus loin le Panthéon. *Garbizza del. Chappuis sculp.*

N° 62. Vue générale du Jardin des Plantes prise entre les deux grandes allées qui conduisent au pont d'Austerlitz, le dos tourné au cabinet d'Histoire naturelle (le tout en vue d'oiseau). *Garbizza del. Chappuis sculp.*

Chaque pièce porte l'adresse du marchand d'estampes comme ci-dessus.

624. — Vue du Jardin des Plantes. Prise de la Grille du Bord de l'Eau. — Vue du Jardin des Plantes prise du Cabinet d'Histoire Naturelle. *A Paris, chez J. Chéreau, Rue St-Jacques, n° 237. Aux deux colonnes.* Gr. format. (Carnavalet.)

La 2e planche porte en plus : *Déposé à la Bibliothèque Impériale.*

Ces deux estampes populaires grossièrement enluminées semblent avoir été copiées sur les dessins de Garbizza.

625. — Sur l'accroissement des collections des mammifères et des oiseaux du Muséum d'Histoire naturelle. Par M. Geoffroy Saint-Hilaire. (*Ann. du Muséum.* T. XIII, 1809, p. 87-88.)

626. — Vue du Jardin du Roi. *A Paris, chez Lenoir Pillot, Rue St-Jacques, n° 6, au St nom de Marie.*

Au 1er plan, le bassin ; au fond, le cabinet.
Estampe populaire grossièrement enluminée, des premières années de la Restauration.

627. — Vue de la nouvelle Galerie du Cabinet d'Histoire Naturelle au Jardin du Roi. Courvoisier del. Fortier sculpt. — *A Paris, chez Basset, rue St-Jacques, 64.* In-fol. (Carnavalet.)

Vue en perspective sur la grande cour remplie de carosses et de visiteurs ; au fond l'ancienne orangerie et le labyrinthe. Epoque de la Restauration. Le graveur Fortier est mort en 1835, mais cette planche est antérieure à cette date.
Il existe de cette pièce une réduction en imagerie populaire grossièrement enluminée, sans nom d'auteur avec la même adresse d'éditeurs. (Carnavalet.)

628. — Vue du Jardin du roi Prise du Pont qui est en face. — *A Paris, chez Basset, rue St-Jacques, n° 64.* In-8° oblong. (Carnavalet.)

Estampe populaire grossièrement enluminée.

629. — Tableau méthodique des espèces minérales. 2e partie contenant la Distribution méthodique des espèces minérales, extraite du Tableau cristallographique publié par M. Hauy en 1809, leur Synonymies Française, Allemande, Italienne, Espagnole et Anglaise... auxquelles on a joint la Description abrégée de la Collection de Minéraux du Muséum d'Histoire naturelle... Par J.-A.-H. Lucas, adjoint à son père, Garde des galeries du Muséum... Imprimé avec l'approbation de l'Assemblée administrative des professeurs du Muséum... — *Paris, d'Hautel,* 1813. In-8°, XLVII-587 p., plus 2 ff. pour le titre et le faux-titre. (S. 20004.)

P. IX-XIII : Disposition de la collection de minéraux du Muséum d'histoire naturelle.

La 1re partie a été publiée en 1806.

630. — Le nouveau Conducteur Parisien, ou Plan de Paris sur grand-jésus, ornée de 14 planches en taille-douce... Précédé d'une instruction imprimée...— *Paris. J. Moronval*, 1817. Petit in-18, 72 p. (Lk^7. 6129.)

Les pl. ne sont pas numérotées. La 4e de l'ex. de la B. N. est intitulée : *Jardin du Roi.* C'est une vue du cabinet.

631. — 60 Vues des plus beaux palais, monumens et églises de Paris, cathédrales et châteaux de la France, gravées par Couché fils et dessinées sous sa direction, avec leur explication tirée des meilleurs auteurs par M. Lagier de Vaugelas. — *A Paris, publié par Vilquin* (s. d.). In-8°.

Outre le titre imprimé il y a un frontispice gravé, avec encadrement de monuments parisiens, au nom de l'éditeur *Fatout, boulevard des Capucines.* Enfin les gravures portent : *Publié par Vallardi à Paris.*

Le n° 24 de cette collection représente le *Cabinet d'histoire naturelle.* Cette même gravure existe à la B. N. (Estampes, Topographie de Paris, in-fol.) avec quelque différence dans la légende, mais avec le même numéro de classement ; elle est datée. En haut : *Cabinet d'histoire naturelle.* Sous le cadre : *Couché fils sculp. 1818. Publié par Vilquin* (au lieu de Vallardi) *à Paris.*

632. — Vue du Cabinet d'Histoire Naturelle. (En bas à gauche : *Legrand Sculpt.* (Vers 1820.) Petit format.

633. — Jardin des Plantes. *Fortier Sc.* (Estampe de tout petit format. Le cabinet vu de l'allée des tilleuls. A droite l'ancienne orangerie.)

634. — Vue du Cabinet d'histoire naturel (*sic*). Côté du Jardin du Roi. (Vues de Paris. 25. *A Paris, chez Vve Turgis, rue St-Sacques, n° 16.* Déposé.) In-4°.

635. — Nouveau Plan routier de la ville de Paris en 1825, orné de ses principaux monuments. — *Paris, Le Roi*, mai 1825. Gr. in-fol. plié et cartonné, in-8°. (Bibl. Nat. Section des cartes et plans.)

Dans la bordure, en haut, 2e vue à gauche : *Vue du Cabinet d'histoire naturelle.*

636. — Nouveau Plan routier de la ville de Paris revu et corrigé en 1829. Orné de ses principaux monuments. *Paris, chez Le Roi, libraire, Rue Nve des Petits-Champs, n° 22, et chez les principaux libraires et marchands de nouveautés.* Gr. in-fol. (Bibl. Nat. Section des cartes et plans.)

Dans la bordure en haut et à gauche : *Vue du Cabinet d'histoire naturelle.*

Il existe également une petite vue de la façade du Cabinet dans le *Manuel complet du voyageur dans Paris*, par Lebrun, Paris, Roret, 1828, in-18. Planche 2.

637. — La Baleine. *V. Adam inv. et del.* Imp. lith. de Lemercier. *Paris.* n° 2. Publié par Giraldon, Bovinet et Cie, 26, passage Vivienne à Paris. London, 1st january 1830, published by M. Lean, 26, Hay Market. (Carnavalet.)

638. — Habitations des personnages célèbres, etc. (*En bas du cadre :*) Fourcroy (de) chimiste. Au Jardin des Plantes de Paris. *Régnier del. Champin lith.* Lith. de Thierry Frères. Paris. — Baron Cuvier, membre de l'Institut. A Paris, Jardin des Plantes. *Régnier del. Champin lith.* Lith. de Engelmann.

La suite d'estampes dans laquelle figurent ces deux pièces a paru en 1831, sous le titre gravé suivant : *Habitations des personnages les plus célèbres de France, depuis 1790 jusqu'à nos jours. Dessinées d'après nature par Augte Régnier, et lithographiées par Champin.*

639. — Le vrai Guide et Conducteur parisien... Nouvelle édition... par MM. Richard et ***. — *Paris,*

chez l'Auteur et Editeur, rue de la Bibliothèque, 1832. In-18, 352-48 p. (Lk[7]. 6177.)

P. 312, petite gravure en taille-douce hors texte : *Cabinet d'histoire naturelle.*

640. — Colonne élevée à la mémoire de Daubenton, dans le Jardin des Plantes, à Paris. (*Magasin pittoresque.* T. II, 1834, n° 16, p. 128.)

Cette planche est accompagnée d'un extrait des *Eloges historiques* de Cuvier : *Daubenton, naturaliste.*

641. — Jardin du Roi. Cabinet d'Histoire naturelle. Hédouin del. Durau sculpt. Publié par Vallardi, à Paris, et à Londres, chez Colnaghi. (*Album Parisien. Cent vues gravées au burin, par MM. Dureau et Couché fils, et description... des principaux monumens et Sites, par A. M. Perrot.* Paris, Leroi, 1836. In-8°, oblong. Pl. n° 58 et texte p. 95-96. (Lk[7]. 6217.)

Vue prise à la hauteur de la rampe des deux serres ; on voit à droite l'ancienne orangerie et la serre des arbrisseaux. Au-dessus, le labyrinthe et son kiosque.

Cette planche a figuré antérieurement, avec le n° 46, dans une suite d'estampes de tout petit format parue sous le titre de *Vues de Paris.*

642. — Muséum d'histoire naturelle. Serres chaudes galerie de minéralogie, etc., etc., par Ch. Rohault fils, architecte du Muséum, ancien élève de l'Ecole polytechnique. — *Paris, chez l'Auteur et chez les principaux libraires ; imp. de Firmin-Didot frères et Cie,* 1837. Gr. in-fol., 8 p. sur 2 colonnes, 14 pl. (V. 78.)

— 1844 — *Ibid.* Gr. in-fol., 8 p., 14 pl. (V. 79.)

P. 9, non chiffrée : Désignation des planches. Frontispice. Vue extérieure des serres.

Pl. I. Plan général du Muséum (avec légende).
II. Vues intérieures des serres.
III. Plan du premier étage et du rez-de-chaussée des serres chaudes.

PL. VIII.

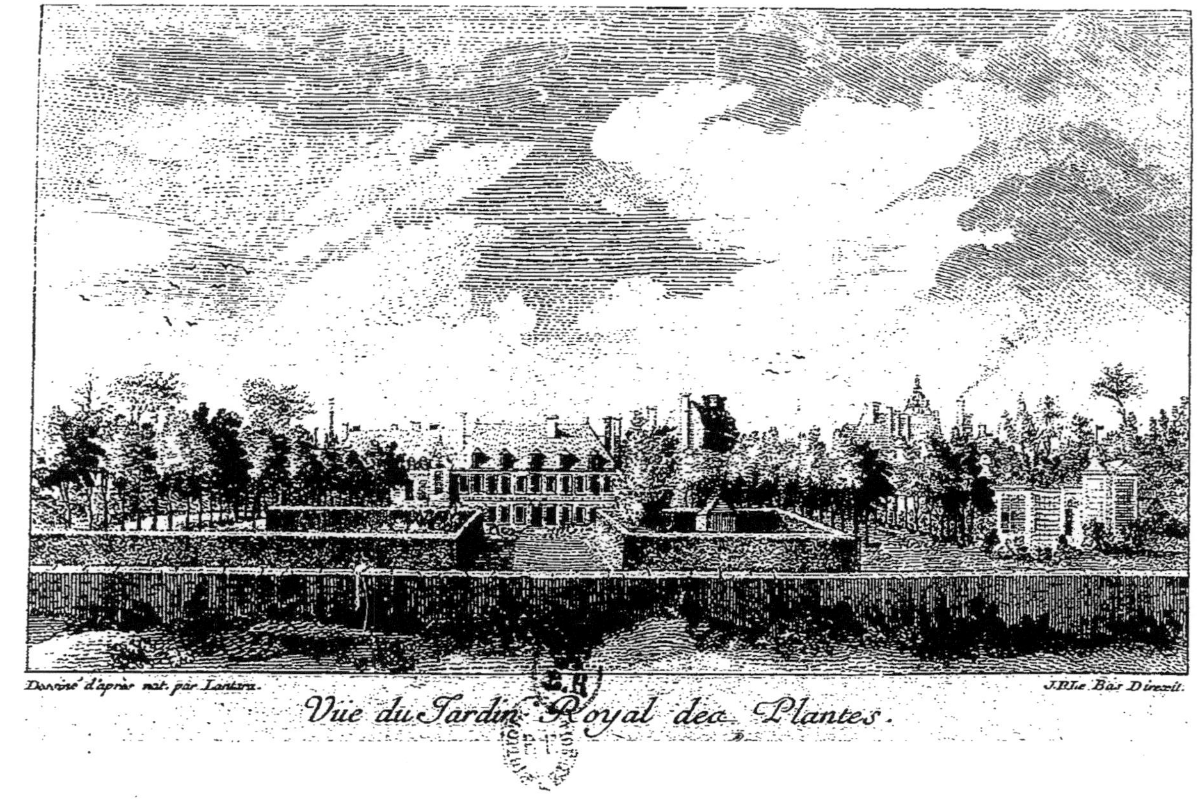

Dessiné d'après nat. par Lantara. J.B.Le Bas Direxit.

Vue du Jardin Royal des Plantes.

IV. Plan du premier étage et des combles.
V. Elévations et coupes des serres.
VI. Plan détaillé des serres à une échelle double.
VII. Plans détaillés des combles.
VIII. Fragments de coupes sur les grands Pavillons et vestibules.
IX. Assemblages des fers et grands Pavillons.
X. Parallèle de quelques serres anglaises à la même échelle que les serres du Muséum.
XI. Vue intérieure de la galerie de minéralogie et de géologie.
XII. Plan, coupes et élévations de la galerie.
XIII. Plans, coupes et élévations du bâtiment des singes.
XIV. Plans, coupe et élévation du réservoir.

L'édition de 1844 est identique à la première.

Je signale ici deux estampes du musée Carnavalet dont j'ignore la provenance :

Vue intérieure de la Galerie de Minéralogie. (*Signée* : Ed. Renard.)

Emile Lecomte. Serrurerie. Serre chaude du Jardin du Roi. 1839.

643. — Vue du Jardin des Plantes. Cabinet de Minéralogie. (Dans le bas de l'encadrement : Volière, Cabinet d'histoire naturelle, Ménagerie.) — Vue du Jardin des Plantes, côté de l'Amphithéâtre et de l'Orangerie. (Dans l'encadrement en haut : vue des nouvelles serres. En bas : Faisanderie, Rotonde, Singerie.) *Arnout père inv. Arnout père et fils lith.* (*Paris et ses souvenirs.* A Paris, chez Veith et Hauser, boul. des Italiens, 11. Lith. Formentin et Cie. Rue des Sts-Pères, 16. [Album in-8° oblong publié en 1839.] Planches n° 11 et 12.)

644. — Ch. d'Argé. Jardin des Plantes. Peintures de la galerie géologique. (*Moniteur*, n° du 13 mai 1852, p. 739, colonne 3.)

Panorama de la Baie de la Madeleine, etc., par Biard, peintre attaché à l'expédition polaire de la corvette *La Recherche*, en 1839.

645. — Vue du Jardin des Plantes. *Gavard del. rue du marché St-Honoré, 4.* Salathé sc. — A Paris chez Fatout, éditeur, boulevart des Capucines, 3. (*Diagraphe et Pantographe Gavard.* Pl. 19). (Carnavalet.)

Le dessin représente, à gauche, les Galeries de minéralogie et de botanique ; à droite, les grandes serres. Il est donc postérieur à 1837. D'autre part, nous avons une planche de Salathé qui porte à la B. N. la date du dépôt 1855.

646. — Muséum d'histoire naturelle de Paris. Galerie de Minéralogie et de Géologie. Description des collections. Classement et distribution des minéraux, roches, terrains et fossiles. Indication des objets les plus précieux. Précédés d'une Notice historique sur l'origine et les développements successifs des collections jusqu'à ce jour, etc. Par M. J.-A. Hugard, aide de Minéralogie au Muséum. — *Paris, l'Auteur*, 1855. In-18, 190 p. (S. 28698.)

647. — Paris et ses monuments, 1857. *Danlos aîné Editeur, quai Malaquais, n° 7, Paris. Imp. F. Chardon aîné, r. Hautefeuille, 30, Paris.* In. fol. oblong.

Dans l'angle supérieur droit de l'encadrement : *Jardin des Plantes.* Au premier plan, les parterres, au fond, le Cabinet, à droite, les grandes serres, à gauche, les Galeries de minéralogie, de géologie et de botanique.

648. — L'Hôpital de la Pitié et le Jardin des Plantes. (*La Ruche Parisienne,* n° du 25 décembre 1858.)

Entrée sur la rue Linné.

649. — L'Ancien Paris. 300 eaux-fortes de Martial (Adolphe-Martial Potémont). — Paris, Cadart, 1864. In-fol.

Pl. n° 290. Jardin des Plantes. Pavillon habité par Georges Cuvier. Pavillon habité par Fourcroy. Fronton de l'Amphithéâtre.

Dans le *Paris historique* de Charles Nodier, Paris, Postel, 1837-1840, 4 vol. in-8° et un atlas gr. in-8°, une jolie estampes, *Régnier Del. Champin Lith.*, représente aussi la maison de Cuvier. (Lk⁷. 6230.)

650. — A propos du *Glyptodon clavipes* du Muséum d'histoire naturelle de Paris. (Signé Edouard Merlieux, 5 octobre 1865.) — *Paris, imp. de E. Thunot* (s. d.). In-8°, 3 p. (8° S. Pièce. 1221.)

M. E. Merlieux revendique pour son père l'honneur d'avoir reconstruit le squelette du *glyptodon*, ce travail ayant été attribué à Georges Pouchet par V. Meunier, dans l'*Opinion Nationale* du 26 septembre.

651. — Les nouveaux Laboratoires du Muséum d'histoire naturelle, par Gaston Tissandier. (*Nature*, 1re année, n° 1, 7 juin 1873, p. 5-7. Fig., p. 5, *Laboratoire de physiologie végétale au Muséum d'histoire naturelle.* P. 7, *Les Nouveaux laboratoires du Muséum. Plan du rez-de-chaussée.*)

652. — (Collection de photographies.) *E. Ladray Phot. Passage des Princes, Paris* (Vers 1875). Format album.

M. P. Delcourt m'a communiqué les nos suivants de cette série : n° 1783. Ménagerie des bêtes féroces. Jardin des Plantes. (Vue en perspective du côté de la singerie.) n° 1784. Cage des singes. n° 1785. Amphithéâtre. n° 1786. Ménagerie des reptiles. (Vue en perspective du côté de l'entrée.)

653. — La Collection anthropologique au Muséum d'histoire Naturelle. (*Nature*, 3e année, tome IV, n° 92, 6 mars 1875, p. 214-215, et n° 104, 29 mai 1875, p. 408-410, fig.)

654. — Reconstruction au Muséum de l'Eléphant fossile de Durfort, Gard. (*Illustration*, n° du 30 septembre 1876. Dessin et texte p. 224.)

655. — Dr Z. Les nouveaux Laboratoires du muséum de Paris. Erpétologie et Ichthyologie. (*Nature*,

tome VII, n° 186, 23 déc. 1876, p. 54-55.) Mammalogie et ornithologie. (*Ibid.*, n° 193, 10 février 1877, p. 162-164.) Malacologie. (*Ibid.*, n° 207, 19 mai 1877, p. 392-395.)

656. — Le Musée du Jardin des Plantes restauré. Dessin de Karl Fichot. (*Journal illustré*, n° du 25 avril 1880, p. 136. Texte p. 131.)

Galeries de zoologie. Façade, vue de face.

657. — La Préparation d'une baleine au Jardin des Plantes. (*Illustration*, n° du 11 février 1882, p. 88-89. Texte p. 100.)

Ce dessin montre la façade du Laboratoire d'anatomie comparée, au fond de la cour, 55, rue de Buffon.

658. — Le nouveau Musée Zoologique du Jardin des Plantes. Dessin de M. G. Guiaud. (*Journal Illustré*, n° du 27 août 1882, p. 280. Texte p. 275.)

Façade en perspective.

659. — Les nouvelles Galeries de Zoologie au Jardin des Plantes. H. Toussaint del. (*Illustration*, n° du 23 septembre 1882, p. 196. Texte p. 208.)

660. — Jardin des Plantes. Guides des trois musées. 1° Géologie, Minéralogie, Botanique. 2° Anatomie comparée, Anthropologie. 3° Zoologie. (Par O. Bertrand, 2 novembre 1882.) — *Paris*, *L. Baudot* (s. d.). In-12, 96 p. (8° S. 3156.)

M. O. Bertrand annonce sur la couverture de ce guide un ouvrage plus considérable dont le 1er fascicule : *Géologie. Minéralogie*, devait coûter 8 francs, et qui n'a pas paru, que je sache.

661. — Muséum d'histoire naturelle, au Jardin des Plantes, à Paris. Plan. Par M. J. André, archte. Lebel sc. Imp. Gravillon, r. Rollin, 3, Paris. — Mu-

séum, etc. Grande galerie intre. Vue perspective... Bordet sc. Etc. — Muséum, etc. Grande galerie intérieure. Détails... Bordet, sc. Etc. (*Revue générale de l'Architecture et des Travaux publics*... dirigée par M. César Daly... Vol. XL de la collection générale... 1883. 4e série. Vol. 10. Pl. 58, 59 et 60-61.)

Texte : *Le Nouveau Muséum zoologique au Jardin des Plantes*, par F. Monmory, colonnes 16-22.

Nous ferons remarquer que le plan général, pl. 58, comporte, outre les nouvelles galeries de Zoologie, les Galeries de Minéralogie et de botanique, à droite ; au fond l'ancien cabinet ; à gauche la suite des serres jusqu'au Jardin d'hiver inclus. Sur ce plan une grande serre est prévue sur l'emplacement de la rampe qui conduit aux buttes.

662. — Muséum d'histoire naturelle, au Jardin des Plantes, à Paris. Façade principale. Par M. André, archte. Lebel sc. Imp. Gravillon, r. Rollin, 3, Paris. — Muséum, etc. Détail de la Façade (entrée)... Bordet sc. Etc. — Muséum, etc. Détails de la façade (avec le motif central)... Bordet sc. Etc — Muséum, etc. Coupe longitudinale... J. de Garron sc. (*Revue générale de l'Architecture et des Travaux publics*... Vol. XLIe de la collection générale... 1884. 4e série. Vol. II. Pl. 30, 31-32, 33-34 et 35.)

Texte : Le Nouveau Muséum d'histoire naturelle, par F. Monmory, col. 163-167.

663. — Muséum d'histoire naturelle, au Jardin des Plantes, à Paris. Grand Escalier (Ensemble). Par M. J. André, architecte, membre de l'Institut. J. de Garron, sc. Imp. R. Tanneur, r. de Lacépède, 38, Paris. — Muséum, etc. Grand Escalier (Plans et Détails)... Ch. Bruck sc. Etc. — Muséum, etc. Grand Escalier (Départ)... A. Szretter, sc. Imp. Gravillon, r. Rollin, 3, Paris. — Muséum, etc. Grand Escalier (Détails)... A. Szretter sc. Etc. (*Revue générale de l'Architecture et des Travaux publics*... Vol. XLIIe

de la collection générale... 1885. 4e série. Vol. 12. Pl. 63, 64, 65, 66.)

Texte : *Le Nouveau Muséum d'histoire naturelle...*, par F. Monmory, colonnes 248-251.

664. — La Maison de M. Chevreul, au Jardin des Plantes, où a eu lieu récemment la démonstration des étudiants. (*Monde Illustré*, n° du 10 janvier 1885, p. 21. Texte p. 23.)

Centenaire de M. Chevreul.

665. — Muséum d'histoire naturelle. Nouvelle Galerie de paléontologie. (Note lue à l'Académie des Sciences, dans la séance du 9 mars 1885, par M. Albert Gaudry,...) — *Paris, Gauthier-Villars*, 1881. In-8°, 9 p. (8° S. Pièce. 3475.)

Il s'agit de la galerie provisoire en bois établie dans la cour de la Baleine.

666. — Dr P. Fischer. La nouvelle Galerie paléontologique du Muséum d'histoire naturelle de Paris. (*Nature*, XIIIe année, n° 615, 14 mars 1885, p. 231-234. Fig. 1, p. 232 : *Plan de la nouvelle galerie*. Fig. 2, p. 233 : *La nouvelle galerie... Squelette du grand éléphant fossile de Durfort.* — N° 618, 4 avril 1885. p. 279-282, fig. — N° 622, 2 mai 1885, p. 343-346, fig.)

667. — G. Capus. La nouvelle Galerie paléontologique du Muséum d'histoire naturelle. (*Magasin pittoresque*, septembre 1885, p 283-285. Dessin de A.-L. Clément : *Nouvelle galerie paléontologique du Muséum d'histoire naturelle. 1885. — L'Elephas meridionalis, le Megatherium Cuvieri, etc.*)

668. — Le centième Anniversaire de la naissance de M. Chevreul. Entrée et intérieur du Muséum pendant la cérémonie du 31 août. Dessin de M. Mouliginier. — La maison de M. Chevreul au Jardin des

Plantes. Dessin de M. Dosso. (*Monde Illustré*, nº du 11 sept. 1886, p. 156. Texte p. 158.)

Même journal, nº du 28 août 1886 : M. Chevreul, centenaire le 31 août 1886, faisant son cours de chimie à l'amphithéâtre du Muséum. D'après nature, par M. Marc Aurèle.

669. — Habitation de Lamarck au Jardin des Plantes. Dessin de A. Deroy. (*Lamarck, par un groupe de transformistes ses disciples.* Paris, imp. de Wattier, 1887. In-8º, 31 p. (Ln[27]. 37364.)

Cette habitation n'est autre que la maison de Buffon. État moderne.

670. — Edmond Perrier. Le Laboratoire maritime du Muséum d'histoire naturelle. (*Nature*, 16ᵉ année, n 794, 18 août 1888, p. 186-188, Fig. 1, p. 188 : *Le Laboratoire maritime du Muséum d'histoire naturelle, à Saint-Vaast (Manche). Plan d'ensemble de l'établissement.* Fig. 2, même page : *Détail des bâtiments de la première cour.*)

671. — La Maison habitée par M. Chevreul au Muséum. (*Illustration*. nº du 13 avril 1889, p. 292. Texte p. 304.)

Dans le même nº, portrait de M. Chevreul, sa chambre mortuaire, etc.

672. — Paris. Le nouveau Muséum du Jardin des Plantes, inauguré le 22 juillet. Galeries de zoologie. Dessin de M. J. Hugard. (*Monde Illustré*, nº du 3 août 1889, p. 68.)

673. — Gaston Tissandier. Nouvelles Galeries de zoologie du Muséum d'histoire naturelle. (*Nature*, 17ᵉ année, nº 854, 12 octobre 1889, p. 311-314. Fig. 1, p. 312 : *Façade des nouveaux bâtiments du Muséum d'histoire naturelle de Paris.* Fig. 2, p. 313 : *La nouvelle Galerie de zoologie au Muséum... D'après une photographie spécialement exécutée pour* la Nature.)

674. — Inventaire général des richesses d'art de la France. Paris. Monuments civils. Tome II (n° 6, p. 93-327). Le Jardin des Plantes et le Muséum d'histoire (par Henri Jouin). — Vélins conservés à la Bibliothèque du Jardin des Plantes (par Henri Stein). — *Paris, E. Plon, Nourrit et Cie*, 1889. Gr. in-8°.

La monographie du Jardin des plantes a sa pagination particulière, de 1 à 232, concurremment avec la pagination générale du volume indiquée plus haut. Elle est accompagnée d'un plan avec légende indiquant la date de construction des édifices. Les œuvres d'art que possède le Muséum sont décrites avec soin dans ce travail, et l'inventaire des vélins, dressé par M. Stein, est le seul qui existe de cette admirable collection.

675. — Guide dans la collection de météorites du Muséum d'histoire naturelle. — *Paris, G. Masson*, 1889. In-8°, 50 p.

Par M. Stanislas Meunier.
P. 29. *Catalogue de la collection du Muséum au 15 avril 1889.*

675 *bis*. — Les Collections d'herpétologie et d'ichtyologie au Muséum d'histoire naturelle. Leçon d'ouverture, année scolaire 1889-1890, par M. L. Vaillant. Extrait de la « *Revue scientifique* ». — *Paris, 111, boul. St-Germain*, 1890. In-8°, 30 p.

676. — L'Eléphant de Durfort, par M. Albert Gaudry, professeur de paléontologie. — *Paris, Imp. nationale*, 1893. In-fol., 25 p., pl. (Fol. S. Pièce 94.)

Extrait du *Volume commémoratif du centenaire de la fondation du Muséum d'histoire naturelle.*
La grande photographie de Sohier, reproduite par le procédé G. Pilarski, constitue un document topographique important ; elle représente l'intérieur du baraquement élevé dans la cour de la baleine pour servir de galerie provisoire de paléontologie.

677. — Notice historique sur la collection de mé-

téorites du Muséum d'histoire naturelle, par M. Stanislas Meunier, professeur de géologie. — *Paris, Imp. nationale*, 1893. Gr. in-4°, 52 p., pl. (Fol. V. 3043.)

(Extrait du *Volume commémoratif du Centenaire de la fondation du Muséum d'histoire naturelle.*)

678. — Nubiens. Haut-relief pour la décoration du nouveau palais du Muséum. M. E. Barrias, sculpteur. (*La Décoration ancienne et moderne.* André Daly fils et Cie, éditeurs. Héliotypie Deniau, Paris. 2e année [1893]. 71. Motifs d'architecture et de sculpture, pl. 26.)

679. — Gaston Tissandier. L'Exposition des actualités géologiques au Muséum d'histoire naturelle de Paris. (*Nature.* 21e année, n° 1045, 10 juin 1893, p. 26-27.)

680. — J. Poisson. La Bille d'Acajou-cedra du Jardin des Plantes. (*Nature.* 22e année, 27 janvier 1894, p. 129-130, fig. de G. Massias.)

681. — Dr Z. La Galerie des produits végétaux au Muséum d'histoire naturelle. (*Nature.* 22e année, n° 1075, 6 janvier 1894, p. 81-83, fig. de G. Massias.)

682. — Gaston Tissandier. Les Actualités géologiques au Muséum. (*Nature.* 22e année, n° 1102, 14 juillet 1894, p. 97-98. fig. représentant la salle d'exposition, d'après une photographie.)

683. — Thiébault-Sisson. Le Bas-Relief du nouveau Muséum. (*Magasin pittoresque.* 1er septembre 1894, p. 273-274. Fig. *Le Bas-Relief du nouveau Muséum par Barrias. Gravé par Deloche.*)

684. — Henri Coupin. Le Laboratoire maritime de Saint-Vaast-de-La-Hougue. (*Nature.* 22e année, n° 1117, 27 octobre 1894, p. 343-346, fig.)

Fig. 1 : Un coin de l'aquarium du laboratoire. Fig. 2 : Petite drague et engin pour la pêche aux crabes. Fig. 3 : Laboratoire de Saint-Vaast, vu du haut du fort de Tatihou. Fig. 4 : Scène de pêche pélagique.

685. — Nouvelle Galerie du Muséum. Dessin de P. Merwart. (*Paris, promenades dans les vingt arrondissements, par Alexis Martin. Ve arrondissement.* 2e édition, p. 2. 1894.)

Vue intérieure du grand hall.

686. — Le Laboratoire maritime du Muséum de Paris, par A.-E. Malard. Extrait du *Naturaliste* du 1er septembre 1895. — *Paris, les fils d'Emile Deyrolle* (s. d.). In-8°, 13 p., fig. (8° S. Pièce. 6736.)

Figures : Laboratoires et Aquariums, p. 6 ; Plan du Laboratoire, p. 7 ; Château-d'eau, p. 8 ; Salle des collections, p. 11.

Toutes ces figures, sauf le plan, sont des reproductions photographiques.

687. — X. Les Travaux de taxidermie au Muséum (L'*Illustration*. n° du 7 septembre 1895, p. 200-202. Nombreux clichés photographiques.)

688. — Gey. Le Megatherium Cuvieri. (*Magasin pittoresque*, 15 octobre 1895, p. 344. Fig. *Le Megatherium* [gravure sur bois, Ch. Palis sc.]. *D'après un cliché de M. Boule, du Muséum.*)

689. — Collection de Minéralogie du Muséum d'histoire naturelle. Guide du visiteur. (Par M. A. Lacroix.) — *Paris, laboratoire de minéralogie, 61, rue de Buffon*, 1896. In-8°, 67 p. plan de la collection. (8° S. 8988.)

Titre rouge et noir.

— 1900, 2e éd. — *Ibid.* In-8°, 112 p., même plan. (8° S. 10668.)

690. — Note sur une boîte en laque japonaise, portant le monogramme de Linné, et donnée par M. H. Deyrolle au Muséum d'histoire naturelle, par M. E.-T. Hamy. Extrait du *Bulletin du Muséum d'histoire naturelle*. 1896, n° 4. — (*Paris*), *Imp. nationale*, juin 1896. In-8°, 2 p. (8° V. Pièce. 11086.)

691. — Victorien Maubry. Le Muséum d'histoire naturelle. Les nouvelles Galeries. (*Magasin Pittoresque*. 1er janvier 1897, p. 11-12. Dessin : *Le Muséum d'histoire naturelle. Les nouvelles galeries. Vue prise du Jardin.*)

Galeries d'anatomie comparée.

692. — Albert Savarus. La Piscifacture sur les côtes françaises. Laboratoire maritime de l'île de Tatihou près Saint-Vaast-la-Hougue, Manche. (*Magasin pittoresque*, 1er mars 1897, p. 75-77. 2 clichés photographiques : Laboratoire maritime de Tatihou. L'Aquarium, vue extérieure. — Château d'eau et entrée des bâtiments. — 2 gravures sur bois par Fleuret : Aquarium, vue intérieure. — Salle de travail au Laboratoire.)

693. — Le Laboratoire des Catacombes, par M. Armand Viré. Extrait du « Bulletin du Muséum d'histoire naturelle. » 1897, n° 4, p. 135. — *Paris, Imp. nationale*, 1897. In-8°, 8 p. (8° S. Pièce. 7476.)

Contient un historique des catacombes du Muséum ; un souvenir des recherches scientifiques commencées par Héricart de Thury, au commencement du siècle ; enfin quelques détails sur l'organisation du nouveau laboratoire obscur et sur les recherches qu'on se propose d'y faire.

694. — Un Laboratoire souterrain, par Armand Viré. (*La Nature*, 25e année, 1897, n° 1263, p. 161-163.)

695. — E. Oustalet. Les Actualités géologiques, au

Muséum (*Magasin Pittoresque*, 15 juillet et 1er août 1897, p. 234-235 et 247-248.)

696. — De l'Organisation de la nouvelle galerie d'anatomie comparée au Muséum de Paris, par H. Filhol. (*Revue générale internationale scientifique, littéraire et artistique* », 2e année, 1897, n° 16, p. 1-20.)

697. — Le nouveau Bâtiment du Muséum du Jardin des Plantes. Dessin de Moréno. Gravure de Méaulle. (*Journal Illustré*, n° du 10 octobre 1897, p. 324. Texte p. 323.)

Façade d'entrée de la nouvelle galerie d'anatomie comparée.

698. — Cercle de l'Union Artistique, 5, rue Boissy d'Anglas. Exposition particulière de M. F. Cormon. Décoration d'une salle du Muséum. Catalogue. — (*Paris*), *imp. de Vve A. Valeur* (*s. d.*). In-8°, 3 p.

Cette salle est l'amphithéâtre d'Anatomie comparée, de Paléontologie et d'Anthropologie situé dans les nouvelles galeries inaugurées le 21 juillet 1898. L'exposition a eu lieu en décembre 1897.

699. — Paul Vitry. La Sculpture Décorative aux Nouvelles Galeries du Muséum. (*Art et Décoration* ; n° de décembre 1897, p. 176-183.)

Cet excellent article est accompagné des fig. suivantes : *Frise des oiseaux de proie. Maquette du condor* (c'est vautour fauve qu'il faudrait écrire). — *Détail de la façade sur le jardin.* — *Pavillon d'entrée. Dessin de M. Dutert.* — *Chapiteaux aux Lions* (d'après les dessins de M. Dutert. Par Valton). — *Frise de coquillages.* — *Balcon aux Iris* (1er étage). — *Rampe aux Iris* (2e étage). D'après l'exécution. — *Détail du balcon aux Iris.* Maquette de M. Bonin. — *Chapiteau du Crabe* (vestibule). — *Entrée principale.* — *Balcon aux Iris* (2e étage). D'après l'exécution. — Vautour liant une gazelle (Frise des oiseaux).

700. — Muséum d'histoire naturelle. Chaire de Géologie : M. Stanislas Meunier, professeur. Guide dans la collection des Météorites, avec le catalogue des chutes représentées au Muséum. — *Paris, Imp. nationale,* 1890. In-8°, VIII-110 p., fig. (8°. S. 9881.)

701. — Stanislas Meunier. La Collection de Météorites du Muséum d'histoire naturelle. (*Le Monde Moderne.* Février 1898, p. 189-200. fig.)

P. 191, dessin de J. Bideault : *Le meuble qui contient la collection de météorites dans la galerie de géologie au Muséum d'histoire naturelle.*

702. — G. Xert (Ph. Glangeaud). Les nouvelles Galeries du Muséum. Organisation générale. I. Galerie d'anthropologie. II. Galerie de Paléontologie. III. Galerie d'anatomie comparée. (*Nature.* 26e année, n° 1297, 9 avril 1898, p. 295-298, et n° 1298, 16 avril 1898, p. 307-311, fig.)

Fig. 1 : Élévation des nouvelles galeries. 2 : Plan. 3. Façade. — (2e article). Fig. 1 : Vue d'une extrémité de la galerie de Paléontologie. 2 : Montage du *Mégathérium.* 3 : Vue de la galerie de Paléontologie prise en entrant. 4 : Vue d'ensemble des deux galeries d'Anthropologie (balcon) et de Paléontologie.

703. — Ph. Glangeaud. Les nouvelles Galeries du Muséum. Organisation générale. (*Illustration,* n° du 23 avril 1898, p. 287-288. Clichés photographiques : Vue extérieure des nouvelles galeries du Muséum, Vue intérieure de la galerie de Paléontologie, phg. V. Michel.)

704. — M. Seurat. Les nouvelles Galeries du Muséum d'histoire naturelle à Paris. (*Génie civil,* tome XXXIII, 18e année, n° 3, 21 mai 1898, p. 37-40.)

Figures dans le texte : Fig. 1 (p. 36). Vue de la façade principale. — Fig. 2. Vue générale de l'édifice prise de la place Valhubert. — Fig. 3. Origine de l'escalier accédant au premier étage. — Fig. 4. Console supportant les galeries en encorbellement du 1er étage. — Fig. 5. Vue des galeries du premier étage. — Fig. 7. Vue des galeries du rez-de chaussée.

Hors texte : Planche III (du recueil) : Les nouvelles galeries, etc. Fig. 1. Façade principale. — Fig. 2. Coupe transversale. — Fig. 3. Plan du 1er étage. — Fig. 4. Plan du rez-de-chaussée.

Article exclusivement architectural.

705. — Les nouvelles Galeries du Muséum. (*Anthropologie*, tome IX, n° 3, mai-juin 1898, p. 319-335.)

La galerie de paléontologie, par Albert Gaudry. — La galerie d'anatomie comparée, par Auguste Petit. — La galerie d'anthropologie, par R. Verneau.

Les 5 gravures qui illustrent cet article sont celles de la revue *La Nature*, signalées plus haut, n° 702.

706. — Edmond Franck. Les nouvelles Galeries du Muséum. (*Illustration*, n° du 9 juillet 1898, p. 22-23, clichés photographiques : L'Anatomie comparée. La vitrine des reptiles. La Galerie d'anthropologie, extrémité ouest, etc.)

707. — Albert Gaudry. Le Nouveau Musée de paléontologie. (*Revue des Deux-Mondes*, tome CXLIX, n° du 15 oct. 1898, p. 779-824.)

Bel article donnant l'histoire de la chaire de paléontologie, et un aperçu de la disposition des collections qui est comme un brillant et spirituel résumé de l'état de cette science.

708. — Essays on Museums ; and other subjects connected with natural history ; by sir William Henry Flower,... correspondent of the Institute of France, etc. — *London, Macmillan*, 1898. In-8°. XV-394 p., fig. (8° S. 10031.)

Les essais sur les Musées occupent les pp. 1-94. Dans le 2e de ces essais l'auteur développe l'idée qu'il se fait d'un musée d'histoire naturelle moderne. Il compare [pp. 42 et sq.] les quatre nouveaux Muséums de Londres, Paris, Vienne et Berlin. Les nouvelles galeries de zoologie représentent selon lui l'apothéose de ce qu'on entendait jadis par Muséum. Il lui reproche de n'avoir ni salles de réserve, ni salles de travail, ni laboratoires. Mais on pourrait remédier à ce défaut en utilisant pour élever des constructions destinées à recevoir cet aménagement l'emplacement des anciennes galeries. Il craint qu'on emploie cette place à étendre encore les galeries publiques déjà démesurément vastes.

709. — Le Muséum du Jardin des Plantes. (Cliché photographique, avec légende, dans : *Le Panorama. Paris instantané*. Paris, L.-H. May ; L. Baschet, 1898. In-fol. oblong.)

710. — La nouvelle Galerie de paléontologie du Muséum d'histoire naturelle, par A. Thévenin, préparateur au laboratoire de paléontologie. — *Autun, Dejussieu*, 1899, In-8°, 23 p. (8° S. Pièce. 8005.)

(Extrait des *Procès-verbaux de la Société d'histoire naturelle d'Autun.*)

711. — E. F. Les Gorilles du Muséum. (*Illustration*, n° du 17 mars 1900, p. 171. Clichés photographiques.)

Taxidermie.

712. — Entrée des nouvelles Galeries de Paléontologie et d'Anatomie au Muséum. — Le grand Hall de la Galerie de zoologie, au Muséum. Phot. A. Lainé. (*Paris-Atlas*. Texte par Fernand Bournon,... Paris, Larousse, 1900, In-fol. P. 48 et 49. Lk^7. 32798.)

713. — A. L. Clément. La nouvelle Salle d'entomologie appliquée au Muséum d'histoire naturelle. (*Nature*. 29e année n° 1466, 29 juin 1901, p. 71-74. fig. de Clément.)

Fig. 1 : Vue de la salle prise de la porte ouest. 2 : Vue de la salle prise vers le milieu. 3. Plan.

713 *bis*. — La Statue de Chevreul dans le Jardin du Muséum. (*Illustration*, n° du 13 juillet 1901. Cliché photographique, p. 28.)

Voir aussi : *Monde illustré*, n° du 20 juillet 1901, p. 51.

---

714. — Mémoire sur l'utilité de l'établissement d'une bibliothèque au Jardin des Plantes, par G. Toscan. — *A Paris, chez les directeurs de l'imprimerie du Cercle social*, 1793, l'an II de la République. In-12, 24 p. (Bibliothèque du Muséum.)

715. — Bibliothèque du Muséum d'histoire naturelle de Paris. Liste des dons faits à la Bibliothèque du Muséum d'histoire naturelle, pendant l'année 1834. — *Paris, imp. de J. Didot l'aîné* (s. d.). In-4°, 6 p.

— *Id.* Pendant l'année 1855. — *Paris, imp. de Fain*, (s. d.). In-4°, 9 p.

716. — Le Département des Estampes à la Bibliothèque Nationale. Notice historique, suivie d'un catalogue des Estampes exposées dans les salles de ce département, par le vte Henri Delaborde, conservateur... — *Paris, E. Plon*, 1875. In-16, 442 p. (Q. 7494.)

Au paragraphe IV de la notice historique, p. 51-54, l'auteur effleure l'histoire des vélins de Nic. Robert et des dessins du P. Plumier, de l'entrée de la plus grande partie des uns au Muséum, en vertu du Décret du 10 juin 1793, et de l'acquisition par voie d'échange de la collection du P. Plumier.

717. — H. Stein. Vélins conservés à la Bibliothèque du Jardin des Plantes. (Voyez le n° 674 : *Inventaire*

général des richesses d'art de la France. Paris, Monuments civils, T. II, p. 119.)

718. — Sur une Collection de portraits des professeurs du Muséum formée à la Bibliothèque, par M. Deniker. (*Bulletin du Muséum*, 1895, n° 3, p. 75-76.)

719. — Dessins inédits de Piron provenant du voyage de d'Entrecasteaux, présentés par M. E.-T. Hamy. (*Bulletin du Muséum d'histoire naturelle*. 1895, p. 195.)

Il a été rédigé trois relations du voyage de d'Entrecasteaux. L'histoire naturelle du voyage qui seule intéresse notre travail se trouve dans : *Relation du Voyage à la recherche de La Pérouse pendant les années 1791, 1792, Ie et IIe de la République Française, par le chev. de La Billardière.* Paris, an VIII. 2 vol. in-8° avec atlas in-fol.

720. — Les Peintures de Michel Garnier au Muséum d'histoire naturelle, par M. E.-T. Hamy. (*Bull. du Muséum d'histoire naturelle*, 1898, n° 8, p. 336-344.)

Garnier, embarqué comme dessinateur de l'expédition du capitaine Baudin, sur le *Naturaliste*, fut obligé par la maladie à se réfugier à l'Ile-de-France où il resta plusieurs années. Revenu à Paris il cherche à vendre sa collection de peintures qui se compose « de 200 et quelques fruits peints à l'huile » au Muséum d'histoire naturelle. On lui en refuse d'abord 30.000 francs en 1812, puis 15.000 francs en 1819, malgré un rapport favorable de Jussieu, Desfontaines et Van Spaendonck. Garnier mourut bientôt après et son œuvre vint échouer chez les revendeurs où le Muséum est allé en reprendre la plus grande partie.

A la suite de la note de M. Hamy le conseil municipal de Saint-Cloud, ville natale de Michel Garnier, a décidé de donner le nom de cet artiste à l'une des rues de la ville.

721. — Jean Le Roy de La Boissière et Daniel

Rabel, peintres d'histoire naturelle du commencement du XVIIe siècle, par le Dr E.-T. Hamy. (*Nouv. Arch. du Muséum*, 4e série, t. III, 1901, 1er fascicule, p. 1-20.)

A propos d'un recueil de vélins daté 1610 acquis pour le Muséum par M. Deniker.

---

722. — Annales du Muséum d'histoire naturelle, par les professeurs de cet établissement. Ouvrage orné de gravures. — *Paris, chez les frères Levrault* (puis successivement *chez F. Schœll, chez Tourneisen et chez G. Dufour*), an XI (1802)-1813, 20 vol. in-4°. (S. 2617-2636.)

Annales du Muséum... Tome XXI, contenant la Table des auteurs qui ont inséré des articles dans les 20 volumes, avec leur énoncé. Suivie d'une table générale et analytique des matières par ordre alphabétique... — *Paris, G. Dufour*, 1827. In-4°, 2 ff. de titre et 178 p. (S. 2637.)

723. — Mémoires du Muséum d'histoire naturelle, par les professeurs de cet établissement. Ouvrage orné de gravures. — *Paris, chez G. Dufour*, (puis *chez A. Belin.*) 1815-1832. 20 vol in-4°. (S. 2638-2657.)

T. XX, p. 345-370 : Table générale raisonnée et alphabétique des matières contenues dans les 20 volumes « des Mémoires du Muséum... »

724. — Nouvelles Annales du Muséum d'histoire naturelle, ou Recueil de mémoires publiés par les professeurs de cet établissement et par d'autres naturalistes, sur l'histoire naturelle, l'anatomie et la chimie. Ouvrage orné de gravures. — *Paris, Roret*, 1832-1835. 4 vol. in-4°. (S. 2658-2661.)

725. — Archives du Muséum d'histoire naturelle publiées par les professeurs-administrateurs de cet établissement. *Paris*, *Gide*, 1839-1858-1861. 10 vol. in-4°. (S. 2662-2671.)

726. — Nouvelles Archives du Muséum d'histoire naturelle, publiées par les professeurs-administrateurs de cet établissement. — *Paris*. In-4°. (4° S. 163.)

1e-3e séries 1865-1898. 30 vol. 4e série en cours de publication.

(1e série) 1865-1874. (*Paris*,) *Edité par L. Guérin. Dépôt et vente chez T. Morgan*. 10 vol.

2e série. 1878-1887-1888. *Paris*, *G. Masson*, *éditeur*. 10 vol.

Tome X, 1887-1888, p. I-XXIV : Table générale des « Archives » et « Nouvelles Archives du Muséum... » 1839 à 1888.

3e série. 1888-1898. *Ibid*. 10 vol.

Tome X, 1898, p. XV-XXIII : Table générale de la 3e série des « Nouvelles Archives du Muséum »... 1889 à 1898.

Indépendamment de la valeur scientifique exceptionnelle de cette publication, elle offre un grand intérêt par les rapports nombreux qu'elle contient sur l'accroissement des collections, la correspondance des voyageurs, les articles biographiques et autres pièces ayant un caractère historique que nous avons d'ailleurs dépouillées en grande partie.

Depuis 1865, cette partie historique se présente sous la forme d'un Bulletin ayant une pagination spéciale, en chiffres romains à partir de la 2e série des Nouvelles Archives.

727. — Muséum d'histoire. Bulletin du Muséum d'histoire naturelle. — *Paris*, *Imp. nationale*. In-8° (8° S. 9167.)

Publication en cours. Elle a commencé en janvier 1895. M. Milne-Edwards indique dans le n° 1 les raisons qui ont présidé à sa création et son but. « *Cette feuille apprendra au public ce qui se fait dans notre établissement... elle sera, en quelque sorte, la traduction de la vie scientifique du Muséum.* » Le *Bulletin* est en effet le véritable *livre de raison* du Jardin des Plantes. Tout ce qui s'y passe y est consigné à sa date. Ce sera plus tard le plus précieux répertoire historique de la maison.

728. — P. Dehérain. Le Bulletin du Muséum d'histoire naturelle. (*Nature*. 23e année, no 1140, 6 avril 1895, p. 294-295.)

Histoire de cette publication.

Table des Auteurs

Les chiffres renvoient aux numéros des articles.

Acarie-Baron. 320. — Adam (A.). 538. — Adam (V). 637. — Alexandre (Arsène). 583. — Allais. 305. — Allard (Général Nelzir). 255, 259. — André (J.), 556, 608-611, 661-663. — Andrews (John). 143. — Anne (Th.). 495. — Appert. 318. — Argé (Ch. d'). 644. — Arnout (J.). 342, 347, 643. — Auber. 306. — Aubert, grav. 3, 4. — Aubertin. 305. — Augé de Lassus, 275.

Babel. 126. — Bachaumont. 137. — Bacot et Denoroy. 187 bis, 188. — Bapst (G.). 178, 181. — Bar (A. de). 36, 605. — Barante (de). 208. — Barral (J.-A.). 421. — Barrot (de la Lozère), 188 bis. — Barthélemy et Méry. 314. — Bataille. 147. — Bayot (A.). 325. — Beaucé. 345. — Becquerel (Henri). 119, 277. — Bédelet (Léonie). 509, 525. — Belœuf. 6, 316. — Benett (L.). 364. — Benzenberg (J.-F.). 297. — Bérard (E.). 361. — Bérigny (de). 206. — Bernard (P.). 6, 326. — Berthoud, graveur. 319. — Berthoud (S.-Henry). 244. — Bertrand. 529. — Bertrand (O.). 660. — Bertu (Ch.-Fr.). 492. — Besson. 233. — Bideault (J.). 701. — Bijggé (Thomas). 290. — Blainville. 504. — Blanchard. 270. — Blanchet (J.-Adrien). 37. — Blondel. 112. — Bœttel. 358. — Boileau (Nicolas). 69. — Bois (D.). 444. — Boitard. 5. — Bonamy. 123. — Boniface Le Flaneur, 306. — Bonnaud (D.). 576. — Bonnet (Edm.). 86, 149, 429, 433, 434. — Bord (Cl.). 376. — Bosc (Louis). 168. — Bosse (Abr.). 1, 32, 33, 34, 67. — Bouillaud, 231. — Bourgeois (Léon). 280. — Bournon (Fernand). 712. — Boutique (Alex.). 379. — Bouvard (Charles). 29, 51. — Bouvard de Fourqueux (Michel). 34, 53. — Bouvier (E.-L.), 441. — Braquemond, 360. — Bretez (Louis). 117. — Brevans (A. de). 367. — Brice (Germain). 71, 82, 93. — Broc (François). 264. — Brongniart (A,). 405, 448. — Broussonnet. 173. — Bruhl. 2. — Buffon. 120, 126. — Bulet. 112. — Bureau (Edouard). 277, 423, 426, 438. — Burguet (Henry). 339.

Callet. 195. — Cap (Paul-Antoine). 7, 343. — Capus (G.). 667. — Castellane (Maréchal de). 252. — Cathelineau (G.). 3, 4. — Céran-Lemonnier. 316. — Champin, 332, 638, 649. — Chéreau (Dr Achille). 52. — Chéreau (J.). 458. — Cherville (G. de). 540. 565. — Chesnel (A de). 122. — Chevotet. 112. — Chevreul (E.). 257, 258, 259, 269, 420. — Clavel d'Haurimonts. 166. — Clément (A.-L.). 374, 381, 561, 565, 568, 584, 667, 713. — Clodion (Louis). 539. — Cognel (François). 148. — Coigné (A.). 187. — Coindre

(Gaston). 378. — Colet (Louise). 356. — Collignon. 6. — Collin (E.). 3, 4. — Contgen (F.). 2. — Cordier (L.). 211, 239. — Cormon (F.). 698. — Corne (Hyacinthe-Marie-Augustin). 245. — Cornu (Maxime). 439. — Couailhac (L.). 6, 326. — Creuzé-Latouche. 172. — Couché fils. 631. — Coudert (P.). 515. — Coupin (Henri). 575, 577, 684. — Courvoisier. 627. — Cramouzaud (Eug.). 351. — Curmer (Léon). 241. — Cuvier (Georges), 201, 465, 466.

Dabot (Henri). 522. — Dangeau. 96. — Danty d'Isnard. 99. — Daubenton (Jean-Marie). 2, 126. — Daubigny. 6, 329, 363. — David. 189. — David (Jules). 5. — Decaisne (J.). 408, 409, 415. — Déclémy (Aug.). 506. — Dehérain (B.). 728. — Delaborde (Henri). 716. — Deleuze (Jos.-Ph.-Fr.). 3, 4, 309, 310. — Delille (Abbé). 144. — Deloche. 683. — Delondre (Augustin). 269. — Demours. 139. — Deniker (J.). 41, 80, 718. — Denise (Georges). 581, 582. — Denise (Louis). 581. 582. — Denys de Montfort (P.). 199. — Depasse (A.). 327. — Deroy. 340, 531. — Descourtilz (Th.). 6. — Desfontaines. 385, 391. — Deshayes. 270. — Deslys (Charles), 345. — Despois (Eug.). 151. — Des Tilleuls (A.). 546. — Dézallier d'Argenville. 124, 126, 140. — Dionis (Pierre). 74, 88. — Dodart. 67. — Donné (Dr Al.). 322. — Dosso (M). 668. — Drouet. 1, 387. — Droz (Gustave). 364. — Drumont (Edouard). 378. — Dubois (des Vosges). 190, 191. — Duflos (Cl.). 67. — Dufour (F). 367. — Duméril (Aug.). 7, 590, 591, 592, 593, 595, 598, 601, 603. — Dumon (S.). 226. — Dumouriez (Général). 289. — Dupain (S.). 123. — Dupoty (Auguste). 250, 253. — Dupuy (Paul). 186. — Durdent (J.-R.). 301. — Duruy (Emile). 546. — Dusillion. 355. — Dutert. 699. — Duval (Ernest). 379. — Duvernoy, 249, 514.

Egron (A.). 298. — Emy (H.). 6. — Enault (Louis). 353. — Esquiros Alph.). 240. — Evelyn (John). 30, 56, 80. — Expilly. 132.

Fagon. 62, 63, 87. — Faugère A.-P.). 60. — Faujas-Saint-Fonds. 171. — Favard. 193, 194. — Favé (Colonel). 257, 259. — Favre (Jules). 5. — Féart. 6. — Félibien. 109. — Ferlus (L.-D.). 486, 487. — Fichot (Karl). 430, 656. — Filhol (H.). 696. — Filleux (H.). 303. — Fischer (Gotthelf). 2. — Fischer (P.). 666. — Flourens. 239. — Flower (William Henry). 708. — Fontenelle. 73, 92, 118. — Fortier, graveur. 627, 633. — Foulquier. 363. — Fournel (Victor). 370. — Fraipont (G.) 375. — Français. 5. — Franchet. 428. — Franck. (Edmond). 706. — Freeman. 406, 419, 547, 612. — Frémy (Ed.). 273, 274.

Galignani. 352. — Gama e Castro (J. da). 368. — Gannal (Dr.). 69. — Gapieux. 2. — Garnier (Jean-Jacques). 163. — Garbizza. 623. — Gaucher (Charles-Etienne). 286, 287, 288. — Gaudry (Albert). 271, 665, 676, 705, 707. — Gautier (Théophile). 313. — Gautier d'Agoty. 131, 131 *bis*. — Gavarni. 6. — Gavois. 62, 63. — Geoffroy-Saint-Hilaire (Et.). 153, 211, 212, 465, 466, 467, 483, 501. 622, 625. — Geoffroy-Saint-Hilaire (Isidore). 154, 511, 523, 527,

— Georges (Jenny). 358. — Gerbaud (Jules). 379. — Gerlier. 268. — Gérôme (J.). 436. — Gervais, 6. — Gey. 688. — Gibele. 392, 393. — Girardet (Karl). 5,335. — Girardin (Mme Emile de). 505. — Glangeaud (Ph.). 702, 703. — Godefroy (A.). 427. — Goncourt (Edm. et Jules de). 362. — Gondelier. 495. — Gosse (Isidore 8. de). 334. — Gourdon de Genouillac. 77. — Grandville (J.-J.). 5,335. — Grant (Emily). 337. — Granville (A.-B.). 303. — Gras (Auguste), 129. — Grégoire. 179. — Gringoire. 596. — Gruyer (Paul). 587. — Guérin. 294, 301. — Guérin (Léon). 336. — Guiaud (G.). 658. — Guiffrey (Jules). 65, 72, 75, 182. — Guigard. 22. — Guillon (Adolphe). 373. — Gumery (Adolphe). 583.

Haller (Albert de). 22. — Hamy (Dr. E.-T). 7, 8, 35, 38, 39, 42, 43, 44, 47, 48, 49, 57, 80, 83, 125, 152, 202, 277, 382, 437, 455, 690, 720, 721. — Harvey. 6. — Hédouin. 641. — Henry (A.) 337. — Héroard (Jean). 15. — Hilair (J.-B.). 382. — Himely. 5,335. — Hocquart (E.). 526. — Houel (J.-P.-L.-L.). 453, 469. — Huard (L.). 374. — Huet, père. 543, 548, 549, 553, 554, 555, 557, 558, 559, 560, 562. — Huet (J.-B.). 464, 470. — Huet (N.). 305. — Huet (P.). 563. — Hugard (J.-A.). 646, 672. — Hugard (S.). 432. — Hugo (Victor). 239, 369. — Humbert-Bazile. 121.

Jacottet (J.). 325, 330, 357. — Jacque (Charles). 6. — Jaillot. 138. — Jal. 42, 64. — Janin (Jules). 5. — Jattice. 517. — Jaubert (Cte), 209, 218, 410, 411, 412. — Jauffret (L.-Fr.). 286, 287, 288, 482. — Jaume Saint-Hilaire. 621. — Jayr (H.-P.). 237. — Joanne (Adolphe). 358. — Joly (N.). 602. — Jombert. 66. — Joncquet (Denis). 61, 62, 63. — Josz (Virgile). 166. — Jouaust (D.). 268. — Jouin (Henry), 674. — Juillerat (E.). 570, 572, 613. 614. — Jussieu (Ant.-Laur.). 1,134, 192, 211. — Jussieu (Antoine de). 62, 63, 97, 103, 111. — Jussieu (Bernard de). 129.

Koch (Ch.-Paul de). 328. — Koeck. 2. — Krafft (J.-Ch.). 186, 620.

Labaume. 230. — La Brosse (Guy de). 13, 14, 15, 16, 17, 18, 19, 20, 21, 22, 23, 25, 26, 27, 30, 31, 32, 33. — Lacépède. 450, 465, 466. — Lacroix (A.). 277, 689. — La Garenne (Paul de). 324. — Lakanal. 176. — Laly. 358. — Lamarck. 157, 158, 170. — Lancelot. 358, 363, 533. — Lançon (A.). 532, 536, 544, 551. — Lantara. 128. — Laplace (marquis de), 219. — Lara (J.). 414, 519, 521, — Lasne (Michel). 22. — Latour (Amédée). 254. — La Tremblaye (L. de). 346. — Lebas (J.-P.). 128. — Lebreton. 77. — Lebrun. 159, 161, 162. — Le Brun. 62. — Leclérc (Emile). 379. — Leclerc (Sébastien) 66, 67. — Leclerc-Dupuy (L.-J.). 474. — Lecomte (Emile). 642. — Lefébure (Louis). 399, 403. — Lefeuve. 112. — Legrand. 632. — Le Maguet (P.-E.). 49. — Lemaistre (Alexis). 377. — Lemaoût (Emm.). 6,7. — Lenoir (Alexandre). 182. — Lepagelet. 396. — L'Espée (De). 229, 238. — Lestiboudois. 235. — Leullier. 6. — Liadières. 215. — Linguet. 127. — Lister (Martin). 81. — Lucas (Claude). 117. — Lucas (J.-A.-H.). 629.

Mansion (Camille). 550, — Mangin (Arthur). 363. — Marcou (Jules). 266. — Maréchal. 449, 460, 463, 465. — Marilier (L.). 60. — Marlès (J. de). 319. — Marolles (abbé de). 70. — Marville. 5, 335. — Marvy (Louis). 6. — Marthold (Jules de). 379. — Martial (Potémont). 649. — Martins (Charles). 418. — Massias (G.). 440, 680, 681. — Matheron (Ph.). 482. — Maubry (Victorien). 580, 691. — Maury (Paul). 431. — Mazade d'Avèze. 304. 304 bis. — Menault (Ernest). 532. — Mercier (Sébastien). 150. — Mercier et Dulaure fils. 379. — Mérian (Mathieu). 12. — Merlet (Ferdinand). 617. — Merlieux (Edouard). 650. — Merwart (P.). 685. — Mesplès (E.). 542. — Meunier (Stanislas). 675, 677, 700, 701. — Meunier (Victor). 262, 263, 267. — Mévil (André). 282, 589. — Meyer (A.). 77. — Meyer (Fréd.-Jean-Laurent). 289. — Miel. 310. — Miger. 463, 464, 465. — Millin (A.-L.). 448. — Millot, 575, 577, 579. — Milne-Edwards (Alphonse). 273, 276, 277, 278, 279, 280, 281, 530, 534, 535, 566. 567. — Milne-Edwards (Henri). 270, 594. — Molinos. 477. — Mongez. 484. — Monmory (F.). 556, 661-663. — Monnet. 286, 287, 288. — Montalivet. 221. — Montader (A.). 372. — Morel. 383. — Moréno. 697. — Morin (Louis). 62, 63. — Morrain. 116. — Moulignier. 668. — Müller (C.). 301. — Musset (Alfred de). 356.

Nadault de Buffon (Henri), 120, 121. — Nac (P.). 372. — Nash (J.). 499. — Naudin (Ch.). 416, 417. — Née. 147. — Nicolle. 401. — Normand aîné. 459.

Omont (Henri). 279. — Oustalet (E.). 541, 542, 545, 561, 568-574, 578.

Palaiseau. 301. — Palis (Ch.). 688. — Paquet (V.). 407. — Patin (Guy). 46. — Pauquet. 518. — Pelet (de la Lozère). 214, 217. — Pelez (Raymond). 6. — Pépin. 404. — Pérelle. 76, 378. — Perrault (Claude). 66. — Perrier (Edmond). 277, 282, 380, 670. — Perron d'Arc (Henry). 514. — Perrot (A.-M.). 358, 500. — Perrottet. 400. — Perruchot (G.). 539, 540. — Petit. 147. — Petit (Auguste). 705. — Petit (S.). 225. — Piganiol de La Force. 123. — Pinkerton (J.). 296. — Poisson (J.). 680, — Pommier (Amédée). 359. — Pouchet, 360. — Pourret. 149. — Prévost (Florent). 516, 520. — Prudhomme (L.). 295. — Pujoulx (J.-B.). 294.

Quesneville (Dr.). 256. — Quévanne. 398. — Queverdo (Olympe). 301.

Régnier. 301, 638, 649. — Reichardt (J.-F.). 291. — Renard (Ed.). 642. — Renou. 485, 486, 487, 494. — Renouard. 539. — Reynaud (Jean), 153, 446. — Richard (du Cantal). 343, 513. — Rivière (A.). 242. — Rivière (Ch.). 354, 355. — Robert (Hubert). 382. — Robert (Nicolas). 67. — Robin (Jean et Vespasien). 9, 10, 11. — Robinson (W.), 365, 427. — Roehn. 294. — Rohault (Ch.). 642. — Rostaing (Jules). 538. — Roucher. 285. — Roudier (Fréd.). 435. — Rousseau (Louis), 316. — Roussel. 98. — Rousselet (G.). 62. — Roze (Ernest). 40. — Ryckebusch. 268.

Sage. 164, 165. — Saillet (Alex. de). 323. — Saint-André. 425. Saint-Ange (Louis de). 485. — Saint-Edme (B.). 317. — Saint-Juirs. 375. — Saint-Pierre (Bernardin de). 447. — Saint-Victor (J.-B. de). 299. — Salathé. 348, 645. — Salles (Isidore). 334. — Salvandy (de). 223, 227, 228, 232, 234, 236. — Sanderson (John). 321. — Sarrut (G.). 317. — Saunier, dessinateur, 480. — Saunier (Charles). 379. — Sauval. 108. — Sauvinet (E.). 508. — Savarus (Albert). 692. — Scalberge (Frédéric). 7, 30, 40. — Schwartz. 301. Scotin (J.-B.). 88. — Scott. 606. — Sédillez. 180. — Seurat (M.). 704. — Sève (de). 126. — Sherard (Guillaume). 73. — Silvestre (Israel). 58. — Siméon (vicomte). 220, — Small (John). 56. — Sornique. 126. — Soubeiran (J.-L.). 413. — Soullier (Charles). 332. — Stein (Henri). 674, 717. — Straus-Durckheim (H.). 224. — Sulens (Paul). 376.

Taine (Hippolyte). 243. — Tamizey de Larroque. 45. — Tavernier (Melchior). 24. — Testard (Alph.). 318, 319. — Texier (Edmond). 338. — Théaulon. 495. — Thévenin (A). 710, — Thibaudeau. 183. — Thiébault-Sisson. 683. — Thiers. 205, 207, 218. — Thiéry. 145. — Thouin (André). 155, 168, 384, 386, 387, 388, 389, 390, 395. — Thouin (Gust.). 284, 308. — Timbal-Lagrave. 149. — Tirpenne, 324. — Tissandier (Gaston). 651. 673, 679, 682. — Toscan (G.). 449, 452, 460, 714. — Tournefort. 73. 78, 79, 85. — Toussaint (H.). 659. — Toussenel. 333. — Trécourt (Ad.). 341. — Troche. 251.

Vaillant (Léon). 612 bis, 613, 615, 616, 618, 675 bis. — Vaillant (Sébastien). 100, 110. — Vallée (A), 595, 597. — Vallet (Pierre). 10. — Vallot (Ant.). 62. — Vauquelin. 476. — Vauthier. 609. — Vautier. 54. — Veidaux (André). 379. — Verdier. 166. — Vermeulen. 78. — Verneau (R.). 705. — Verniquet. 283, 292. — Veyssier. 414, 519. — Viel. 137. — Vierge. 537, 585. — Vigneul. 6. — Vignier (E.-J.-B.). 454, 455, 456, 457, 461, 462. — Villemin (Eugène). 331. — Viot. 397. — Viré (Armand). 693, 694. — Vitry (Paul). 699. — Vitu (Auguste). 372.

Walter (Ch.). 350. — Warton (Simon). 73. — Wexelberg. 394.

Xert (G.). 702,

Table des principales matières

Affiches de cours. 106, 107, 130, 192. — Aides-naturalistes (Liste des). 274. — Amphithéâtre. 3, 4, 5. 6, 7, 146 bis, 186, 301, 305, 320, 326, 328, 374, 382, 538, 620. — Anatomie. 48, 49, 67, 68, 69, 74, 75, 223, 249. — Anatomie comparée (amphithéâtre d'). 5. —(Cabinet d'). 5, 201, 335. — (Cours d'). 377. — (Nouvelles galeries d'). 280, 379, 691, 696-699, 702-706, 712. — Animaux féroces (Loges des). 3, 4, 5, 320, 335, 372, 374, 477, 499, 538. — Anthropologie. 48, 49, 280, 653, 660, 702, 703, 704, 705, 706. — Aptéryx. 573. — Aquarium (serre). 413. — Art (Richesses d'). 674. — Axolotls, 598-603.

Bacot et Denoroy. 187 bis, 188, 188 bis, 189. — Barrias (Haut-relief de). 678, 683. — Bassins. 72, 382. — Biard. 644. — Bombardement de 1870. 269, 270, 422. — Bosc. 285. — Botanique (galeries de). *Voir* : Minéralogie. — Botanique fossile. 277, 438. — Boucherie, 5. — Bouillon (Demoiselles). 141. — Bouvard, 42, 52, 54, 55. — Bravard (collection de fossiles de l'Auvergne de M.). 236. — Brémant (Jean). 8, 72, 81, 82, 83. — Buffon. 120, 121, 122, 153, 345. — (Maison de). 5. 373, 374, 669. — Butte (Petite), 379, 380. *Voyez aussi :* Labyrinthes. — Butte aux lièvres. 363.

Cabinet (ancien). 116, 124, 126, 132, 135, 140, 145, 150. — Café (Pavillon). 6. — Café (Plante). 96. — Canne à sucre. 390. — Carré creux. 382, 437. — Cèdre du Liban. 5, 6, 301, 320, 325, 364, 382, 392, 397, 419, 424, 538. — Chenils. 5. 6, 7, 538. — Chevreul (Maison et centenaire de). 664, 668, 671, 713 bis. — Chimpanzé. 504, 505, 570. — Chirac, 102, 105. — Chirurgie. 88. — Clot-Bey, 507. — Collections. 274. — Collège de France. 163, 173. — Colombier. 305. — Conifères. 419. — Cornu (Maxime). 426, 443. — Coypeau (Butte). 12, 24. — Crapaud accoucheur. 139. — Cureau de La Chambre (Portrait de). 8, 47, 48, 49. — Cuvier (Georges). 204. — (Maison de). 5, 373, 374, 377-380, 638, 649. — Cyclone de 1896. 440.

Daubenton (Jean-Marie). 2, 126. 200. — (Son tombeau). 3, 4, 5, 301, 320, 363, 373, 374, 377, 378, 398, 538, 640. — Davisson. 46, 56, 57. — Dessin (Cours de). 377. — Dionis. 48, 49. — Droguier. 67. — Du Fay. 118, 119, 277. — Dussumier. 503. — Duverney. 69, 92.

Ecole (Anciennne). 78, 382. — Ecole des Mines. 164, 165. — Ecole normale de l'an III. 186. — Eléphant (Anatomie d'un). 69. — Eléphant de Durfort. 277, 654, 660, 676. — Eléphants, 286, 287, 288, 451, 452, 453, 454, 455, 456, 457, 469, 475, 476, 528, 560, 561, 565, 574, 580, 582, 586. — Eléphants mangés pendant le siège de Paris. 268. — Emeraude du pape Jules II. 8, 202. — Enfant au bélier. 182. — Entomologie appliquée. 713. — Entrées du Jardin. 147, 378, 379, 648. — Escalier des serres 414. — Etang carré, 379. — Etudiants du jardin en 1641 (Liste des). 32.

Fagon. 62, 63, 64, 79, 81, 94, 101, 102, 104. — Faisanderie. 325, 510, 538. — Faisanderie (nouvelle). 556. — Fauconnerie, 6, 326, 380, 538. — Faujas-Saint-Fond, 171, 191. — Fontaine-Cuvier, 5, 6, 7. — Fosse aux ours. 5, 6, 320, 335, 372, 375, 377, 480, 585. — (Accidents arrivés dans la). 474, 478, 479, 508, 552. — Fourcroy (Maison de). 638, 649.

Galeries. *Voir* : Anatomie comparée ; Anthropologie ; Géologie ; Histoire naturelle ; Minéralogie ; Paléontologie ; Zoologie. — Garnier (Michel), 8, 720. — Gelée de 1839. 404. — Geoffroy-Saint-Hilaire (Et.). 153, 154. — Géologie (galerie de). 644, 646, 679, 682, 695. — Girafe, 5. 320, 325, 482-498. — Gohory (Jacques). 7.

Hémiones (et hybrides). 513, 516, 534, 535, 543. — Herbiers. 149, 423, 428, 429, 433, 434. — Héroard (Jean). 8, 37, 38. — Herpétologie et ichtyologie, 674 bis. — Hippopotame, 522, 565, 579. — Histoire naturelle (anciennes galeries d'), 3, 4, 5, 6, 7, 240, 245, 294, 295, 297, 305, 335, 373, 382, 621-623, 625-627, 631-636, 639, 641.

Inventaires et catalogues. 273. — Jacquemond (Victor). 279. — Jardin anglais. 305 — Jardin d'hiver. 372, 435. — Jardin des plantes rares (Petit). 72. — Jardin des semis. 382, 387. — Jardin fruitier. 415. — Jussieu (Bernard de). 86, 136.

Laboratoire des catacombes. 693. 694. — Laboratoire maritime de Saint-Vaast. 670, 684, 686, 692. — Laboratoires. 263, 377, 651, 655, 657. — La Brosse (Guy de). 8, 9, 22, 35, 42, 43, 51, 55, 279. — Labyrinthes. 6, 7, 115, 127, 301, 305, 325, 328, 382, 396, 398. — Lamarck. 157, 158, 170, 171, 277, 669. — Lartet (Collection d'ossements fossiles de M.). 228, 236. — Lasne (Michel). 8, 22, 39. — Le Monnier. 130. — Le Roy de La Boissière (Jean). 721. — Limaçons (génération des). 92. — Linné. 8, 129, 168, 690. — Lions. 449, 461, 462, 463, 464, 531, 544, 545, 569. — Louis XIV. 62, 66. — Louis XV. 97. — Luxembourg (pépinière du). 210.

Magny (hôtel de). 146. — Mandragore. 22. — Marchand. 72. — Marie-Antoinette. 120. — Marronniers (Allée des). 440. — Megatherium Cuvieri. 688. — Ménagerie. 137, 153, 154, 240, 244, 566. — Menure-Lyre. 562. — Météorites. 277, 675, 677, 700, 701. — Mille. 145, 194. — Minéralogie (Galeries de). 205, 213, 218, 240, 277, 319, 326. 629, 642, 644, 646, 689. — Molinos. 195. — Morin (Pierre). 8, 35, 63. — Morin (René). 63, 71. — Mosaïques. 436. — Musset (Alfred de). 212, 356. — Nicole (Pierre). 71.

Oiseaux de Paradis. 541. — Orang-Outang. 501, 502, 539, 572. — Orangerie. 3, 4, 5, 78, 301, 305, 320, 379, 394, 401, 480, 538, 620. — Orangerie (ancienne). 382. — Otaries. 379, 380. 551, 588. — Oudry (tableaux d'). 182. — Ouragan de 1803. 388.

Paléontologie. 271, 280. — (Galeries de). 377, 665, 666, 667, 702, 703, 704, 705, 707, 710, 712. — Parterres. 30, 65, 382. — Pavillons (Grands). 642. *Voyez aussi :* Serres. — Perrault (Claude). 69. — Pin Laricio. 373. 424. — Piron (Dessins de). 719.— Plans, 1, 2, 3, 4, 5, 6, 7, 30, 40, 41, 93, 94, 98, 117, 123, 133, 138, 283, 284, 294, 297, 303, 309, 316, 337, 350, 358, 367, 374, 630, 642. —

Plantes cultivées au jardin (Catalogues de). 30, 32, 33, 34, 59, 62, 73, 383, 391, 391 bis. — Plume d'aigle du Traité de Paris. 252. — Poésies. 623, 6, 144, 166, 304, 304 bis, 313, 314, 317, 332, 356, 359, 369. — Portes d'entrée du Jardin. 75, 320. — Produits végétaux (Galerie des). 681. — Professeurs. 274, 277, 334, 718. — Projets d'embellissement. 137, 284, 292, 308, 351, 355. 361. — Puits et manège. 2, 5, 335.

Rabel (Daniel). 721. — Raisins précoces. 81. — Reproductions d'animaux et d'oiseaux obtenues au Jardin. 511 520, 548, 549, 553, 554, 557, 558, 559, 560, 563. — Reptiles (ménagerie des). 335, 374, 380, 538, 604-611, 618. — Réservoir. 6, 375, 642. — Rivière. 529. — Robin (Jean et Vespasien). 9, 10, 44, 45. — Robinia de Vespasien Robin. 374, 424. — Roissy (Collection de coquilles de M. Félix de). 228, 236. — Roland (Madame). 285. — Romans, nouvelles, 115, 127, 356, 362. — Rotonde. 3, 4, 5, 320, 326, 374, 480, 500. — Rousseau (Jean-Jacques). 134.

Saint-Victor (Religieux de). 120, 142. — Saintard. 82, 83. — Sensitive. 31. — Serre tempérée. *Voyez :* Orangerie. — Serres. 3-7, 237, 295, 305, 319, 320, 335, 336, 363, 374, 300, 382, 406, 422, 430, 432, 439, 441, 642. — Sexe des fleurs. 100. — Singerie. 5, 206-208, 218, 320, 325, 326, 328, 335, 336, 374, 380, 538, 642. — Singes (Ancien pavillon des). 5. — Stathouder (ménagerie du). 451.

Tamanoir. 530, 532. — Taxidermie. 377, 687, 711. — Thouin (André). 120, 121, 122, 155. — Tipoo-Saïb (ménagerie de). 461. — Tournefort. 8, 80, 81, 82, 86, 93. — Treillages. 458. — Tuby (J.-B.). 8. — Turenne, 182.

Vaillant (Sébastien). 100, 110. — Vallée Suisse (Pièce d'eau de la). 360, 363, 533, 551. — Vallot. 46, 60, 61, 62. — Vautier. 51, 53, 55. — Vautours. 547. — Vauvray (Hôtel de). 112. — Vélins. 674, 716, 717. — Verdier. 146, 166, 198. — Verniquet, 121. — Vers à soie. 594, 595, 597. — Vincennes (Annexe de). 523, 527. — Volières des oiseaux de proie (nouvelles). 584. — Volière des passereaux, 6, 506. — Volière (grande). 380, 551. — Voyages scientifiques. 274. — Voyageurs (Enseignement pour les). 276, 278. — Vues du Jardin. 58, 66, 299, 309, 319, 324, 352, 393, 623, 624, 626, 628, 643, 645, 647. — Vues générales. 5, 6, 58, 62, 76, 77, 78, 88, 28, 147, 301, 330, 332, 335, 340, 342, 346, 347,348,354,357,378.

Yack, 514, 515.

Zoologie (Cours de). 377. — (Nouvelles Galeries de). 274, 374, 380 656, 658, 659, 661-663, 672, 673, 685, 708, 712.

IMPRIMERIE F. DEVERDUN, BUZANÇAIS (INDRE)

www.ingramcontent.com/pod-product-compliance
Ingram Content Group UK Ltd.
Pitfield, Milton Keynes, MK11 3LW, UK
UKHW012017240726
13965UKWH00002B/422